高职高专课改创新教材

微生物与免疫学基础

主编

黄静芳　黄加忠　孙中文

编者

（以姓氏笔画为序）

王　勤　苏州大学医学部
孙中文　苏州卫生职业技术学院
陈　晓　苏州卫生职业技术学院
易丽娴　苏州卫生职业技术学院
胡生梅　襄樊职业技术学院
徐卫东　苏州市立医院
黄加忠　淮阴卫生高等职业技术学校
黄静芳　苏州卫生职业技术学院

江苏大学出版社
JIANGSU UNIVERSITY PRESS

图书在版编目(CIP)数据

微生物与免疫学基础 / 黄静芳,黄加忠,孙中文主编. —镇江:江苏大学出版社,2012.2
ISBN 978-7-81130-304-9

Ⅰ.①微… Ⅱ.①黄…②黄…③孙… Ⅲ.①医药学:微生物学—高等职业教育—教材②医药学:免疫学—高等职业教育—教材 Ⅳ.①R37②R392

中国版本图书馆 CIP 数据核字(2012)第 014954 号

微生物与免疫学基础

主　　编/黄静芳　黄加忠　孙中文
责任编辑/常　钰
出版发行/江苏大学出版社
地　　址/江苏省镇江市梦溪园巷 30 号(邮编:212003)
电　　话/0511-84443089
传　　真/0511-84446464
排　　版/镇江文苑制版印刷有限责任公司
印　　刷/扬中市印刷有限公司
经　　销/江苏省新华书店
开　　本/787 mm×1 092 mm　1/16
印　　张/12
字　　数/300 千字
版　　次/2012 年 2 月第 1 版　2012 年 2 月第 1 次印刷
书　　号/ISBN 978-7-81130-304-9
定　　价/32.00 元

如有印装质量问题请与本社发行部联系(电话:0511-84440882)

前　言

　　《微生物与免疫学基础》是医学检验技术及相关专业必修的主干课程,本教材根据教育部高等职业教育有关文件精神及教学的实际需要组织编写。

　　本教材在编写过程中,坚持理论知识"必要、实用"的原则,针对职业岗位所需的知识和能力结构,认真遴选教材内容,突出知识的应用,以满足"岗位需要、社会需要"。同时结合高职高专教材的特点和人才培养目标以及人才培养方案、课程标准的要求,对各章节内容进行了精心设计与安排,以满足学生的"学习需要"。

　　本教材编写力求必要性、实用性、科学性及新颖性,全书共分三个篇章。第一篇为微生物学基础,主要介绍和人类有关的微生物的种类与特点,细菌的生物学性状及细菌学检验的基本知识,为适应药物制剂技术专业学生学习的需要特别添加了放线菌和真菌两个章节;第二篇为免疫学基础,主要介绍免疫学基本理论知识,使学生了解临床常见的免疫现象和某些免疫性疾病的发生机制、预防和治疗;第三篇为细菌检验基本技术,编写了具体的实训项目内容,包括目的要求、器材和试剂、步骤与方法,结合就业岗位的基本技能要求,将知识与实践应用相结合,做到"教、学、做"一体化,在加强学生的动手能力的同时,为学生后续课程的学习和发展打下基础。

　　本教材编写组在编写过程中尽心尽力、力求完美,但限于我们的学术水平和编写能力,书中定有不妥之处。我们真诚希望广大师生在使用过程中提出宝贵意见和建议,以便今后进一步修订和完善。

黄静芳

2011 年 10 月

目　　录

第一篇　微生物学基础

绪论 ……………………………………………………………………………… 1

第一章　细菌的形态和结构 ……………………………………………………… 8
　　第一节　细菌的大小与形态 ……………………………………………… 8
　　第二节　细菌的结构 ……………………………………………………… 10
　　第三节　细菌 L 型 ………………………………………………………… 16

第二章　细菌形态学检查 ………………………………………………………… 19
　　第一节　显微镜 …………………………………………………………… 19
　　第二节　不染色标本的检查 ……………………………………………… 20
　　第三节　染色标本的检查 ………………………………………………… 20

第三章　细菌的生理 ……………………………………………………………… 24
　　第一节　细菌的化学组成和物理性状 …………………………………… 24
　　第二节　细菌的营养与生长繁殖 ………………………………………… 25
　　第三节　细菌的新陈代谢 ………………………………………………… 28

第四章　细菌的培养与分离技术 ………………………………………………… 31
　　第一节　培养基 …………………………………………………………… 31
　　第二节　细菌的人工培养 ………………………………………………… 34

第五章　细菌的生物化学试验 …………………………………………………… 38
　　第一节　碳水化合物代谢试验 …………………………………………… 38
　　第二节　蛋白质和氨基酸代谢试验 ……………………………………… 41
　　第三节　碳源利用试验 …………………………………………………… 43
　　第四节　酶类试验 ………………………………………………………… 44
　　第五节　其他试验 ………………………………………………………… 45

第六章　细菌的分布 ……………………………………………………………… 49
　　第一节　细菌在自然界的分布 …………………………………………… 49
　　第二节　细菌在人体的分布 ……………………………………………… 50

第七章　外界因素对细菌的影响 ·· 53
　　第一节　物理因素对细菌的影响 ·· 53
　　第二节　化学因素对细菌的影响 ·· 55
　　第三节　生物因素对细菌的影响 ·· 57

第八章　细菌对抗菌药物敏感试验 ·· 59
　　第一节　需氧菌及兼性厌氧菌的药物敏感试验 ······························ 59
　　第二节　厌氧菌的药物敏感试验 ·· 63
　　第三节　结核分枝杆菌的药物敏感试验 ··· 64

第九章　细菌的遗传与变异 ·· 65
　　第一节　细菌的变异现象 ··· 65
　　第二节　细菌遗传变异的物质基础 ··· 66
　　第三节　细菌变异的机制 ··· 67
　　第四节　细菌遗传变异研究的实际意义 ··· 68

第十章　细菌的感染 ··· 70
　　第一节　细菌的致病性 ·· 70
　　第二节　医院感染 ·· 74

第十一章　细菌的分类与命名 ··· 78
　　第一节　细菌的分类系统和命名 ·· 78
　　第二节　细菌的分类方法 ··· 79

第十二章　放线菌 ··· 81
　　第一节　放线菌的生物学特性 ··· 81
　　第二节　放线菌的用途与危害 ··· 83

第十三章　真菌 ··· 86
　　第一节　真菌的生物学特性 ·· 86
　　第二节　真菌与环境 ··· 89
　　第三节　几类常见的真菌 ··· 92
　　第四节　真菌与人类疾病 ··· 94

第十四章　动物实验 ··· 96
　　第一节　实验动物的分类与选择 ·· 96
　　第二节　实验动物的接种途径和方法 ·· 96
　　第三节　动物采血法 ··· 98

第二篇　免疫学基础

第十五章　免疫学概述 ································· 100
　　第一节　免疫的概念及功能 ························· 100
　　第二节　免疫类型 ······························· 101

第十六章　抗原 ··································· 102
　　第一节　抗原的免疫原性 ························· 102
　　第二节　抗原的特异性 ··························· 103
　　第三节　抗原的分类 ····························· 105
　　第四节　医学上重要的抗原 ······················· 105

第十七章　免疫球蛋白与抗体 ······················· 108
　　第一节　免疫球蛋白的结构 ······················· 108
　　第二节　抗体的生物学功能 ······················· 110
　　第三节　免疫球蛋白的生物学特性 ··················· 111

第十八章　补体系统 ······························· 113
　　第一节　补体系统的组成与性质 ··················· 113
　　第二节　补体系统的活化与调控 ··················· 114
　　第三节　补体系统的生物学活性 ··················· 117

第十九章　免疫系统 ······························· 119
　　第一节　免疫器官 ······························· 119
　　第二节　免疫细胞 ······························· 121
　　第三节　免疫分子 ······························· 125

第二十章　主要组织相容性复合体 ··················· 129
　　第一节　概述 ··································· 129
　　第二节　HLA 基因复合体 ························· 129
　　第三节　HLA 的分子结构、分布与功能 ··············· 130
　　第四节　MHC 在医学上的意义 ····················· 133

第二十一章　免疫应答 ····························· 135
　　第一节　概述 ··································· 135
　　第二节　T 细胞介导的免疫应答 ··················· 136
　　第三节　B 细胞介导的免疫应答 ··················· 139
　　第四节　免疫调节 ······························· 141
　　第五节　免疫耐受 ······························· 143

第二十二章　抗感染免疫 …………………………………………… 146

第二十三章　超敏反应 ……………………………………………… 151
　　第一节　Ⅰ型超敏反应 ………………………………………… 151
　　第二节　Ⅱ型超敏反应 ………………………………………… 153
　　第三节　Ⅲ型超敏反应 ………………………………………… 154
　　第四节　Ⅳ型超敏反应 ………………………………………… 156

第二十四章　免疫学防治 …………………………………………… 158
　　第一节　免疫预防 ……………………………………………… 158
　　第二节　免疫治疗 ……………………………………………… 160

第三篇　细菌检验基本技术

《微生物与免疫学基础》实验室规则及紧急处理办法 …………… 162
实训一　细菌形态结构的检查 ……………………………………… 164
实训二　革兰染色 …………………………………………………… 165
实训三　基础培养基制备技术 ……………………………………… 167
实训四　生化培养基制备技术 ……………………………………… 170
实训五　细菌的接种技术 …………………………………………… 172
实训六　细菌的生长现象及生化接种试验 ………………………… 174
实训七　生化反应结果观察 ………………………………………… 176
实训八　细菌的分布试验 …………………………………………… 179
实训九　外界因素对细菌的影响 …………………………………… 180
实训十　纸片扩散法药敏试验 ……………………………………… 182

参考文献 ……………………………………………………………… 184

第一篇 微生物学基础

绪 论

学习目标
- 掌握微生物的概念
- 掌握微生物的种类
- 了解微生物学发展简史

一、微生物与微生物学

微生物(microorganism)是指存在于自然界的一大群体形微小、结构简单、肉眼不能直接看见,必须借助光学显微镜或电子显微镜放大数百倍、数千倍,甚至数万倍才能观察到的微小生物。

微生物除具有一般生物的生命活动(如新陈代谢、生长繁殖和遗传变异等)的共性外,还有其自身的特点:① 多以独立生活的单细胞或细胞群体的形式存在,细胞无明显分化,一般能自行进行其全部生命活动过程;② 新陈代谢能力旺盛,生长繁殖速度快;③ 适应能力强,易变异;④ 种类多、分布广、数量大。

(一)微生物的分类

微生物的种类繁多,在数十万种以上。按其有无细胞基本结构、分化程度和化学组成等不同,可分为三大类型。

1. 非细胞型微生物 非细胞型微生物是最小的一类微生物。无典型的细胞结构,无产生能量的酶系统,只能在活细胞内生长增殖。核酸类型为 DNA 或 RNA,两者不同时存在。病毒属于非细胞型微生物。

2. 原核细胞型微生物 这类微生物的原始核呈环状裸露 DNA 团块结构,无核膜、核仁。细胞器很不完善,只有核糖体。DNA 和 RNA 同时存在。属于这类微生物的有细菌、支原体、衣原体、立克次体、螺旋体和放线菌。

3. 真核细胞型微生物 细胞核分化程度高,有核膜和核仁,细胞器完整。真菌属此类。

微生物在自然界的分布极为广泛。江河、湖泊、海洋、土壤、矿层、空气中等都有数量不等、种类不一的微生物存在。其中以土壤中的微生物最多,例如 1 克肥沃土壤中可有几亿到几十亿个微生物。在人类、动物和植物的体表,以及与外界相通的呼吸道、消化道等腔道中,亦有大量的微生物存在。

(二)微生物与人类的关系

绝大多数微生物对人类和动、植物是有益的,而且有些是必需的。自然界中 N、C、S 等

— 1 —

元素的循环要依靠有关的微生物的代谢活动来完成。例如土壤中的微生物能将死亡动、植物的有机氮化物转化为无机氮化物，以供植物生长的需要，而植物又为人类和动物所食用。此外，空气中的大量游离氮，也只有靠固氮菌等作用后才能被植物吸收。因此，没有微生物，植物就不能进行代谢，人类和动物也将难以生存。

在农业方面，可以应用微生物制造菌肥、植物生长激素等，也可以利用微生物感染昆虫这一自然现象来杀死害虫。例如苏云金杆菌能在一些农作物害虫的肠腔中生长繁殖并分泌毒素，导致寄生昆虫的死亡。人类开辟了以菌造肥、以菌催长、以菌防病、以菌治病等农业增产新途径，用微生物为人类创造物质财富。

在工业方面，微生物在食品、皮革、纺织、石油、化工、冶金等行业的应用日趋广泛。例如采用盐酸水解法生产 1 吨味精需要小麦 30 吨，现改用微生物发酵法只需薯粉 3 吨。既降低生产成本，又大大节约粮食。又如在炼油工业中，利用多种能以石油为原料的微生物进行石油脱蜡，可以提高石油的质量和产量。

在医药工业方面，有许多抗生素是微生物的代谢产物，也可选用微生物来制造一些维生素、辅酶、ATP 等药物。

此外，在污水处理方面，利用微生物降解有机磷、氰化物等亦有良好效果。

近年来，随着分子生物学的发展，微生物在基因工程技术中的作用更加凸显。不仅提供了必不可少的多种工具酶和载体系统，而且可人为地定向创建有益的工程菌新品种，能在不污染自然环境的前提下制造出多样、大量的人类必需品。

正常情况下，寄生在人类和动物口、鼻、咽部和消化道中的微生物是无害的，有的还能拮抗病原微生物。再则，定植在肠道中的大肠埃希菌等还能向宿主提供必需的硫胺素、核黄素、烟酸、维生素 B_{12}、维生素 K 和多种氨基酸等营养物质。又如牛、羊等反刍动物的胃中因有分解纤维素的微生物定植，才能利用草饲料作为营养物质。

有少数微生物能引起人类和动物、植物患病，这些具有致病性的微生物称为病原微生物。它们可以引起人类的伤寒、痢疾、结核、破伤风、麻疹、脊髓灰质炎、肝炎、艾滋病（AIDS）等；动物中的鸡霍乱、鸭瘟、牛炭疽、猪气喘等，以及农作物的水稻白叶枯病、小麦赤霉病、大豆病毒病等。有些微生物，在正常情况下不致病，只是在特定情况下导致疾病，这类微生物称为条件致病微生物。例如一般大肠埃希菌在肠道不致病，在泌尿道或腹腔中就会引起感染。此外，有些微生物的破坏性还表现在使工业产品、农副产品和生活用品被腐蚀和霉烂等。

（三）微生物学

微生物学（microbiology）是生命科学的一个重要分支，是研究微生物的类型、分布、形态、结构、代谢、生长繁殖、遗传、进化，以及与人类、动物、植物等相互关系的一门学科。微生物学工作者的任务是将对人类有益的微生物用于生产实际，对人类有害的微生物予以改造、控制和消灭，使微生物学朝人类需要的方向发展。

随着研究范围的日益广泛和深入，微生物学又形成了许多分支。着重研究微生物学基础的有普通微生物学、微生物分类学、微生物生理学、微生物生态学、微生物遗传学、分子微生物学等。按研究对象分为细菌学、病毒学、真菌学等。在应用领域中，分为农业微生物学、工业微生物学、医学微生物学、诊断微生物学、兽医微生物学、食品微生物学、海洋微生物学、石油微生物学、土壤微生物学等。新近又有一门由细胞生物学与微生物学融合的细胞微生物学(cellularmicrobiology)的新分支学科形成。该学科是用病原体来研究细胞生物学问题，这一分支的发展将大大促进对病原微生物致病机制的研究。这些分支学科的相互交叉，将促进整个微生物学不断向全面和纵深发展。

医学微生物学(medical microbiology)是微生物学的一个分支，是一门基础医学课程，主要研究与医学有关病原微生物的生物学特性、致病和免疫机制，以及特异性诊断、防治措施，以控制和消灭感染性疾病和与之有关的免疫损伤等疾病，达到保障和提高人类健康水平的目的。

根据医学微生物学的系统性和教学上的循序渐进原则，本教材主要介绍了微生物的基本特性、病原微生物和宿主机体的相互关系，以及微生物学检查方法和防治原则。按分类原则，支原体、衣原体、立克次体、螺旋体和放线菌应列入细菌篇中，但为便于教学，将它们分在专章中单独阐述。

在医学微生物学研究领域，国内外虽都取得不小成绩，但距离控制和消灭传染病的目标尚存在颇大差距。目前，由病原微生物引起的多种传染病仍严重威胁人类的健康。据世界卫生组织(WHO)报道，近年全球平均每年有1700多万人死于传染病。新病原体的不断出现，造成新的(新现，emerging)传染病；原流行病原体因变异、耐药等重新流行，导致再现(re-emerging)传染病为病死的主要原因。最近十几年发生的来源于畜禽病原体感染人类事件，引起了微生物学研究领域的高度关注。例如1996年日本爆发的大肠埃希菌O157：H7食物中毒，发病1万余人，死亡11例；1997年我国香港有18人被H5N1型禽流感病毒感染，死亡4人；1998年英国有十多万头牛患牛海绵状脑病(疯牛病，BSE)，死亡十万余头牛，至少有10名青年因进食患病牛肉而死于不典型的克-雅病。

迄今仍有一些感染性疾病的病原体还未被发现，有些病原体的致病和免疫机制有待阐明，不少疾病尚缺乏有效防治措施。因此，医学微生物学今后要继续加强对病原微生物的致病因子及其致病机制和免疫机制的研究，研制完全、有效的疫苗；运用分子生物学技术和免疫学技术等新手段，创建特异、灵敏、快速、简便的诊断方法；深入研究微生物的耐药机制，探讨防止和逆转耐药性措施，并积极开发抗细菌、真菌和病毒的新型药物等。只有多学科交叉和综合研究，才能使医学微生物学不断发展和完善，达到控制和消灭危害人类健康的感染性疾病这一宏伟目标。

二、医学微生物学发展简史

医学微生物学的发展过程大致可分为三个时期。

(一)微生物学经验时期

古代人类虽未观察到具体的微生物，但早已将微生物知识用于工农业生产和疾病防治之中。公元前两千多年前的夏禹时代，就有仪狄做酒的记载。北魏(386—543年)贾思勰《齐民要术》一书中，详细记载了制醋的方法。那时已知道豆类的发酵过程，从而制成了酱。民间常用的盐腌、糖渍、烟熏、风干等保存食物的方法，实际上都是防止食物因微生物生长繁殖而腐烂变质的有效措施。

11世纪时，北宋末年的刘真人就有肺痨由虫引起之说。意大利学者Fracastoro(1483—1553年)认为传染病的传播有直接、间接和通过空气等数种途径。奥地利学者Plenciz(1705—1786年)主张传染病的病因是活的物体，每种传染病由独特的活物体所引起。18

世纪清乾隆年间,我国师道南在《天愚集》鼠死行篇中写道:"东死鼠,西死鼠,人见死鼠如见虎,鼠死不几日,人死如圻堵,昼死人莫问数,日色惨淡愁云护,三人行未十步路,忽死两人横截路……"生动地描述了当时鼠疫猖獗流行的可怕凄惨景况,同时也正确地指出了鼠疫的流行环节。

在预防医学方面,我国自古以来就有将水煮沸后饮用的习惯。明李时珍《本草纲目》中指出,对病人的衣服蒸过再穿就不会感染到疾病,表明已有消毒的记载。

古代人早已认识到天花是一种烈性传染病,一旦与患者接触,几乎都将受染,且死亡率极高。但已康复者去护理天花病人,则不会再得天花。这种免得瘟疫的现象,是"免疫"一词的最早概念。我国祖先在这个现象的启发下,开创了预防天花的人痘接种法。大量古书表明,我国在明隆庆年间(1567—1572 年),已经广泛使用人痘,并先后传至俄国、朝鲜、日本、土耳其、英国等国家。人痘接种预防天花是我国在预防医学上的一大贡献。

(二) 微生物学实验时期

1. 微生物的发现

首先观察到微生物的是荷兰人列文虎克(Antony van Leeuwenhoek,1632—1723 年),他于 1676 年用自磨镜片,创制了一架能放大 266 倍的原始显微镜,检查了污水、齿垢、粪便等标本,发现许多肉眼看不见的微小生物,并正确地描述了微生物的形态有球形、杆状和螺旋样等,为微生物的存在提供了科学依据。

19 世纪 60 年代,欧洲一些国家中占重要经济地位的酿酒和蚕丝工业分别发生酒味变酸和蚕病流行,这促进了欧洲人对微生物的研究。法国科学家巴斯德(Louis Pasteur,1822—1895 年)首先用实验证明有机物质发酵和腐败是由微生物引起的,而酒类变质是因污染了杂菌所致,从而推翻了当时盛行的"自然发生说"。巴斯德的研究,开始了微生物的生理学时代。人们认识到不同微生物间不仅有形态学上的差异,在生理学特性方面亦有所不同,进一步肯定了微生物在自然界中所起的重要作用。自此,微生物学成为一门独立学科。

巴斯德为防止酒类发酵变质创用的加温处理法,就是至今仍沿用于酒类和牛奶消毒的巴氏消毒法。在巴斯德的影响下,英国外科医生李斯特(Joseph Lister,1827—1912 年)创用石炭酸喷洒手术室和煮沸手术用具,以防止术后感染,为防腐、消毒,以及无菌操作奠定了基础。

微生物学的另一奠基人是德国学者郭霍(Robert Koch,1843—1910 年)。他创用固体培养基,将细菌从环境或病人排泄物等标本中分离成为纯培养物,利于对各种细菌的特性分别研究。他还创用了染色方法和实验动物感染,为发现多种传染病的病原菌提供实验手段。在 19 世纪的最后 20 年中,许多传染病的病原菌如炭疽芽胞杆菌、伤寒沙门菌、结核分枝杆菌、霍乱弧菌、白喉棒状杆菌、葡萄球菌、破伤风梭菌、脑膜炎奈瑟菌、鼠疫耶尔森菌、肉毒梭菌、痢疾志贺菌等,由郭霍和在他带动下的一大批学者相继发现并分离培养成功。

郭霍根据对炭疽芽胞杆菌的研究,提出了著名的郭霍法则(Koch's postulates,1884 年)。该法则认为:① 特殊的病原菌应在同一种疾病中查见,在健康人中不存在;② 该特殊病原菌能被分离培养获得纯种;③ 该纯培养物接种至易感动物,能产生同样病症;④ 自人工感染的实验动物体内能重新分离得该病原菌纯培养物。郭霍法则在鉴定一种新病原体时确有重要的指导意义,但应注意到一些特殊情况。例如表面看似很健康,实则是带菌者;有的病原体如麻风分枝杆菌迄今尚未能在体外人工培养成功;有的病原体尚未发现有易感动物等。另一方面,随着科学技术的不断发展,新病原体的确定尚可通过免疫学方法检测患者血清中的特异性抗体,以及分子生物学技术鉴定靶组织中的特异性基因等。

1892 年俄国学者伊凡诺夫斯基(Iwanovsky,1864—1920 年)发现了第一个病毒即烟草花叶病病毒。1897 年 Loeffler 和 Frosch 发现动物口蹄疫病毒。对人致病的病毒首先被证实的是黄热病病毒。细菌病毒(噬菌体)则分别由 Twort(1915 年)和 d'Herelle(1917 年)发现。随后相继分离出许多人类和动物、植物致病性病毒。

2. 免疫学的兴起

18 世纪末,英国琴纳(Edward Jenner,1749—1823 年)创用牛痘预防天花,为预防医学开辟了广阔途径。随后,巴斯德研制鸡霍乱、炭疽和狂犬病疫苗成功。

德国 Behring 在 1891 年用含白喉抗毒素的动物免疫血清成功地治愈一名白喉女孩,此为第一个被动免疫治疗的病例。自此科学家们不断从血清中寻找杀菌、抗毒物质,促进了血清学的发展。

免疫化学的研究,始自 Landsteiner(1910 年)用偶氮蛋白人工抗原研究抗原、抗体反应的特异性化学基团。Tiselius 和 Kabat(1938 年)等创建血清蛋白电泳技术,证明抗体活性存在于血清的丙种球蛋白部分;其后又建立了分离、纯化抗体球蛋白方法,对抗体的理化性质有了进一步的了解。

人们对感染免疫现象本质的认识始于 19 世纪末。当时有两种不同的学术观点。一派是以俄国梅契尼可夫(E. Metchnikoff,1845—1916 年)为首的吞噬细胞学说,另一派是以德国艾利希(Paul Ehrlich,1854—1915 年)为代表的体液抗体学说,两派长期争论不休。不久,Wright 在血清中发现了调理素抗体,并证明吞噬细胞的作用在体液抗体的参与下可大为增强,两种免疫因素是相辅相成的。从而统一了两学说间的矛盾,使人们对免疫机制有了一个较全面的认识。

澳大利亚学者 Burnet 以生物学和分子遗传学的发展为基础,在艾利希侧链学说和 Jerne 等天然抗体选择学说以及人工耐受诱导成功的启发下,于 1958 年提出了关于抗体生成的克隆选择学说。该学说的基本观点是将机体的免疫现象建立在生物学的基础上,它不仅阐明了抗体产生机制,同时也可对抗原的识别、免疫记忆形成、自身耐受建立和自身免疫发生等重要免疫生物学现象作出解答。这样,免疫学跨越了感染免疫的范畴,逐渐形成生物医学(biomedicine)中的一门新学科。

3. 化学疗剂和抗生素的发明

首先合成化学疗剂的是艾利希。他在 1910 年合成治疗梅毒的砷凡纳明(编号 606),后又合成新砷凡纳明(编号 914),开创了微生物性疾病的化学治疗时代。1935 年 Domagk 发现百浪多息(protosil)可以治疗致病性球菌感染。此后,一系列磺胺药物相继被合成,并广泛应用于感染性疾病的治疗中。

1929 年 Fleming 发现青霉菌产生的青霉素能抑制金黄色葡萄球菌的生长。直到 1940 年,Florey 等将青霉菌的培养液予以提纯,才获得可供临床使用的青霉素纯品。青霉素的发现,掀起了微生物学家们寻找、发掘抗生素的热潮,于是链霉素、氯霉素、金霉素、土霉素、红霉素等相继被发现,使许多由细菌引起的感染和传染病得到控制和治愈,为人类健康作出了巨大贡献。

（三）现代微生物学时期

近 30 年来，随着化学、物理学、生物化学、遗传学、细胞生物学、免疫学和分子生物学等学科的进展，电子显微镜技术、细胞培养、组织化学、标记技术、核酸杂交、色谱技术和电子计算机等新技术的建立和改进，微生物学得到极为迅速的发展。

1. 新病原微生物的发现

自 1973 年以来，新发现的病原微生物已有 30 多种。其中主要的有军团菌，幽门螺杆菌，霍乱弧菌 O139 血清群，大肠埃希菌 O157:H7 血清型，肺炎衣原体，伯氏疏螺旋体，人类免疫缺陷病毒，人类疱疹病毒 6、7、8 型，丙、丁、戊、己、庚型肝炎病毒，汉坦病毒，轮状病毒等。

1967—1971 年间，美国植物学家 Diener 等从马铃薯纺锤形块茎病中发现一种不具有蛋白质组分的 RNA 致病因子，称为类病毒（viroid），后来在研究类病毒时发现另一种引起苜蓿等植物病害的拟病毒（virusoid）。1983 年有关国际会议将这些微生物统称为亚病毒（subvirus）。

1982 年，美国科学家 Prusiner 从感染羊搔痒病（scrapie）的鼠脑中分离出一种称为朊粒（prion）的传染性蛋白因子。该因子只含蛋白质，无核酸组分，引起海绵状脑病，是一种慢性进行性致死性中枢神经系统疾病。朊粒所致疾病，动物中除羊搔痒病外，有牛海绵状脑病（俗称疯牛病），貂传染性脑炎等；人类中有库鲁（kuru）病、克-雅病（Creutzfeldt-Jakob disease，CJD）、格斯综合征（Gerstmann's syndrome，GSS）、致死性家族失眠症（fatal familial insomnia，FFI）等。Prion 曾译为朊病毒，但有学者认为其生物学性状与寻常病毒差异太大，不宜列入病毒范畴，因而其确切生物学位置待定。

2. 致病机制

近年来，随着分子生物学技术的介入，对病原微生物致病机制的认识可深入到分子水平和基因水平。迄今对一些主要病原菌的外毒素、内毒素、侵袭性蛋白、黏附素等病毒的结构蛋白和非结构蛋白等组成和功能，以及相应的编码基因和调控基因得以阐明，它们与宿主间的相互关系亦得到进一步明确。这些都有助于为诊断和防治微生物感染性疾病设计更有效的措施提供新的科学依据。

20 世纪 90 年代，和人类基因组计划相呼应，病原微生物的基因组计划已提上议事日程。病毒基因组的结构和功能分析早已处于领先地位。截至 1998 年 9 月，已有 572 株病毒进行了全基因测序，其中与人类有关的病毒占 76 株，已完成原核微生物基因组测序工作的有 20 种，其中属医学微生物的有流感嗜血杆菌、幽门螺杆菌、结核分枝杆菌、大肠埃希菌、肺炎支原体、生殖器支原体、苍白密螺旋体和伯氏疏螺旋体。病原微生物基因组序列测定的重大意义，除更好地了解其致病机制和与宿主的相互关系外，尚能发现更灵敏、特异的致病分子标记作为诊断、分型等依据；为临床筛选有效药物和开发疫苗提供资料；为人类相关基因功能的认识和探讨人类遗传性疾病机制提供参考等。

3. 诊断技术

细菌的鉴定和分类，过去以表型方法为主，现在侧重于基因型方法来分析待检菌的遗传学特征。后者包括 DNA 的 G + C mol% 测定、DNA × DNA 杂交、DNA × rDNA 杂交、16S rRNA 寡核苷酸序列分析、氨基酸序列分析、质粒分析、基因转移和重组、基因探针、多聚酶链反应（PCR）、限制性片段长度多态性（RFLP）分析等。这些分子生物学技术在微生物分类、新种鉴定和流行病学中尤为重要。例如现已普遍为学术界接受的将生物分成真核生物、真细菌和古细菌(archaeobacteria)三个域(domain),就是 Woese 等用 16S rRNA 寡核苷酸序列分析技术,获得了大量原核生物和真核生物的序列谱后创立的。

临床微生物学检验中,快速诊断方法发展较快,免疫荧光、放射核素和酶联(ELISA)三大标记技术中,以 ELISA 快速测定微生物抗原技术较为普遍。放射核素标记因有辐射危害,已逐渐为地高辛、光敏生物素等非放射性物质标记所替代。

细菌检验中的微量化和自动化,也是微生物学诊断中的发展方向。经过多年的研究和不断改进,常规的临床细菌学诊断已可由商品化成套供应的系列试剂盒,来替代各检验部门自行配制试剂、手工操作。

4. 防治措施

针对灭活全菌体疫苗接种后普遍存在一定的不良反应和减毒活疫苗株不易获得的状况,对一些病原微生物与免疫防御有关的组分,通过分子生物学技术分离或克隆化无害载体制备新型疫苗。近年来肺炎链球菌荚膜多糖疫苗、脑膜炎奈瑟菌荚膜多糖疫苗、百日咳血凝素组分疫苗、铜绿假单胞菌外膜蛋白疫苗、伤寒沙门菌 Ty2la 疫苗、乙型肝炎基因工程疫苗等相继问世。1993 年 Ulmer 等开创的核酸疫苗被誉为疫苗学的新纪元,具有广阔的发展前景。

多种抗生素的发现对细菌性感染的防治起着极大作用,但不少病原菌的单元和多重耐药株不断出现,给治疗带来很大困难。即使有科研人员不断对老药修饰改造和新抗菌药物的研制,仍不能逆转耐药性这一根本问题。抗病毒和真菌药物,也很少有突破性进展。近年来,应用生物工程技术生产大批量干扰素、白介素-2 等细胞因子,在试治某些病毒性疾病中,取得一定效果。在治疗由肠道菌群失调造成的消化功能紊乱患者中,微生态制剂有一定疗效。

思考题

1. 微生物是如何分类的? 原核细胞型微生物有哪些?
2. 简述微生物的特点。

（黄静芳）

第一章　细菌的形态和结构

学习目标
- 掌握细菌的基本形态和大小
- 掌握细菌的基本结构和特殊结构及其意义
- 了解 L 型细菌的相关特点

细菌(bacterium)是属原核生物界(prokaryote)的一种单细胞微生物,有广义和狭义两种范畴。广义上泛指各类原核细胞型微生物,包括细菌、放线菌、支原体、衣原体、立克次体、螺旋体。狭义上则专指其中数量最大、种类最多、具有典型代表性的细菌,这是本章讨论的对象。它们形体微小,结构简单,具有细胞壁和原始核质,无核仁和核膜,除核糖体外无其他细胞器。

了解细菌的形态和结构对研究细菌的生理活动、致病性和免疫性,以及鉴别细菌、诊断疾病和防治细菌性感染等均有重要的理论和实际意义。

第一节　细菌的大小与形态

一、细菌的大小

观察细菌最常用的仪器是光学显微镜。其大小可以用测微尺在显微镜下进行测量,一般以微米(μm)为单位。不同种类的细菌大小不一,同一种细菌的大小也因菌龄和环境因素的影响而有差异。

二、细菌的形态

细菌按其外形,主要有球菌、杆菌和螺形菌三大类。(见图1-1)

(一)球菌

多数球菌(coccus)直径在 1 μm 左右,外观呈圆球形或近似球形。由于繁殖时细菌分裂平面不同和分裂后菌体之间相互粘附程度不一,可形成不同的排列方式,这对一些球菌的鉴别颇有意义。(见图1-2)

1. 双球菌(diplococcus)　在一个平面上分裂,分裂后两个菌体成对排列,如脑膜炎奈瑟菌、肺炎链球菌。

2. 链球菌(streptococcus)　在一个平面上分裂,分裂后多个菌体粘连成链状,如乙型溶血性链球菌。

3. 葡萄球菌(staphylococcus) 在多个不规则的平面上分裂,分裂后菌体无一定规则地粘连在一起似葡萄串状,如金黄色葡萄球菌。

4. 四联球菌(tetrads) 在两个互相垂直的平面上分裂,分裂后四个菌体粘附在一起呈正方形,如四联加夫基菌。

5. 八叠球菌(sarcina) 在三个互相垂直的平面上分裂,分裂后八个菌体粘附成包裹状立方体,如藤黄八叠球菌。

各类球菌在标本或培养物中除上述的典型排列方式外,还可有分散的单个菌体存在。

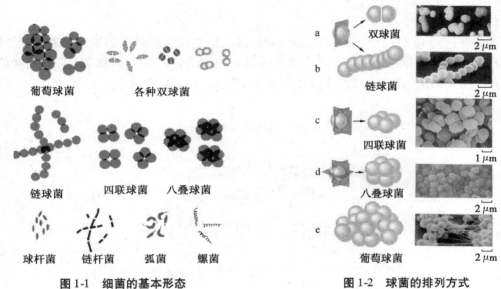

图 1-1　细菌的基本形态　　　　　图 1-2　球菌的排列方式

(二) 杆菌

不同杆菌(bacillus)的大小、长短、粗细很不一致。大的杆菌如炭疽芽胞杆菌长 3～10μm,中等的如大肠埃希菌长 2～3μm,小的如布鲁菌长仅 0.6～1.5μm。

杆菌形态多数呈直杆状,也有的菌体稍弯,多数呈分散存在,也有的呈链状排列,称为链杆菌(streptobacillus)。菌体两端大多呈钝圆形,少数两端平齐(如炭疽芽胞杆菌)或两端尖细(如梭杆菌)。有的杆菌末端膨大成棒状,称为棒状杆菌(corynebacterium);有的菌体短小,近于椭圆形,称为球杆菌(coccobacillus);有的常呈分枝生长趋势,称为分枝杆菌(mycobacterium);有的末端常呈分叉状,称为双歧杆菌(bifidobacterium)。

(三) 螺形菌

螺形菌(spiral bacterium)菌体弯曲,有的菌体长 2～3μm,只有一个弯曲,呈弧形或逗点状,称为弧菌(vibrio),如霍乱弧菌;有的菌体长 3～6μm,有数个弯曲,称为螺菌(spirillum),如鼠咬热螺菌;也有的菌体细长弯曲呈弧形或螺旋形,称为螺杆菌(helicobacterium),如幽门螺杆菌。

细菌的形态受温度、pH、培养基成分和培养时间等因素影响很大。一般细菌在适宜的生长条件下培养 8～18h 形态比较典型,在不利环境或菌龄老时常出现梨形、气球状和丝状等不规则的多形性(polymorphism),称为衰退型(involution form)。因此,观察细菌的大小和形态,应选择适宜生长条件下的对数期为宜。

第二节　细菌的结构

细菌虽小,仍具有一定的细胞结构和功能。细胞壁、细胞膜、细胞质和核质等是细菌的基本结构,各种细菌都有;荚膜、鞭毛、菌毛、芽胞为其特殊结构,仅某些细菌具有。(见图1-3)

一、细菌的基本结构

(一)细胞壁

细胞壁(cell wall)位于细菌细胞结构的最外层,包绕在细胞膜的周围,是一种膜状结构,组成较复杂,并随不同细菌而异。用革兰染色法可将细菌分为两大类,即革兰阳性菌和革兰阴性菌。两类细菌细胞壁的共有组分为肽聚糖,但各自有其特殊组分。

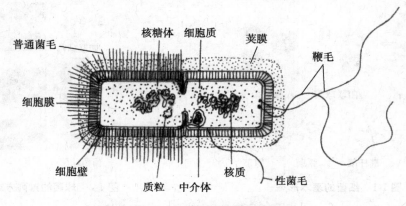

图1-3　细菌细胞结构模式图

1. 肽聚糖(peptidoglycan)　肽聚糖是一类复杂的多聚体,是细菌细胞壁中的主要组分,为原核细胞所特有,又称为粘肽(mucopeptide)、糖肽(glycopeptide)或胞壁质(murein)。革兰阳性菌的肽聚糖由聚糖骨架、四肽侧链和五肽交联桥三部分组成(见图1-4),革兰阴性菌的肽聚糖仅由聚糖骨架和四肽侧链两部分组成(见图1-5)。聚糖骨架由 N-乙酰葡萄糖胺聚多糖(G)和 N-乙酰胞壁酸(M)两种单糖交替排列,经 β-1,4 糖苷键连接成聚多糖。四肽侧链连接在聚糖骨架的胞壁酸分子上,相邻聚糖骨架上的四肽侧链又通过五肽交联桥或肽链交叉连接,构成网状结构,但四肽链和交联桥的组成及连接方式随种而异。

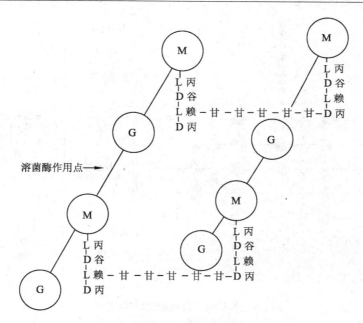

图 1-4 革兰阳性菌肽聚糖结构模式图

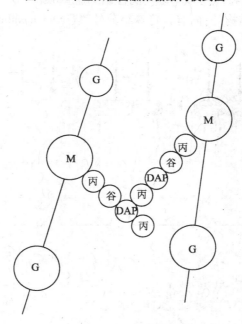

图 1-5 革兰阴性菌肽聚糖结构模式图

2. 革兰阳性菌细胞壁特殊组分 革兰阳性菌的细胞壁较厚(20 ~ 80 nm),除含有 15 ~ 50 层肽聚糖结构外,尚含有大量的磷壁酸(teichoic acid)。磷壁酸是革兰阳性菌细胞壁中的特有成分,约占细胞壁干重的 50% 以上,依据结合部位不同,可分为壁磷壁酸和膜磷壁酸。(见图 1-6)

此外,某些革兰阳性菌细胞壁表面尚有一些特殊的表面蛋白质,如金黄色葡萄球菌的 A 蛋白,A 群链球菌的 M 蛋白等。

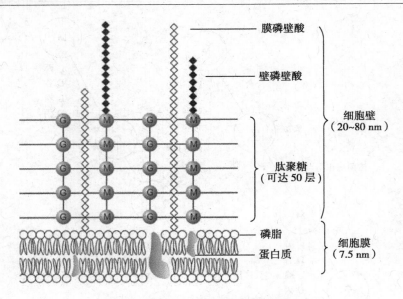

膜磷壁酸
壁磷壁酸
细胞壁
（20~80 nm）
肽聚糖
（可达50层）
磷脂
蛋白质
细胞膜
（7.5 nm）

图 1-6　革兰阳性菌细胞壁结构模式图

3. 革兰阴性菌细胞壁特殊组分　革兰阴性菌细胞壁较薄（10～15nm），但结构较复杂。除含有 1～2 层的肽聚糖结构外，尚有其特殊组分外膜（outer membrane），约占细胞壁干重的 80%。（见图 1-7）

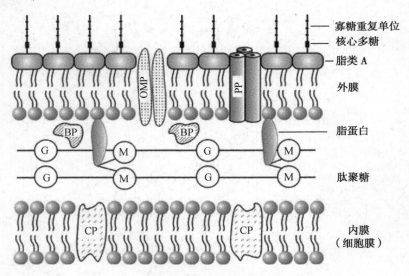

寡糖重复单位
核心多糖
脂类 A
外膜
脂蛋白
肽聚糖
内膜
（细胞膜）

图 1-7　革兰阴性菌细胞壁结构模式图

外膜由脂蛋白、脂质双层和脂多糖三部分组成。脂多糖由脂类 A、核心多糖和特异性多糖三部分组成，为细菌的内毒素，毒性部分为脂类 A，与细菌致病性有关，也是革兰阴性菌的菌体抗原，决定了细菌的抗原性。

革兰阳性菌和阴性菌细胞壁结构显著不同，导致这两类细菌在染色性、抗原性、致病性及对药物的敏感性等方面存在很大差异。

4. 细胞壁的功能　① 维持菌体固有外形。细菌细胞壁坚韧而富有弹性，其主要功能是维持菌体固有的形态,并保护细菌抵抗低渗环境。细菌细胞质内有高浓度的无机盐和大分子营养物质,其渗透压高达 5～25 个大气压。由于细胞壁的保护作用,使细菌能承受内部巨大的渗透压而不会破裂,并能在相对低渗的环境下生存。② 与细胞内外物质交换有关。细胞壁上有许多小孔,参与菌体内外的物质交换。③ 决定了菌体的抗原性。细胞壁为表面结构,携带多种决定细菌抗原性的抗原决定簇,可以诱发机体的免疫应答。④ 与细菌致病有关。革兰阴性菌细胞壁上的脂多糖具有内毒素作用。革兰阳性菌(G^+)与革兰阴性菌(G^-)细胞壁的化学组成比较见表 1-1。

表 1-1　G^+ 菌与 G^- 菌细胞壁结构比较

鉴别点	G^+ 菌	G^- 菌
厚度或含量	较厚,可达 50 层,占细胞干重 50%～80%	较薄,仅 1～2 层,占细胞干重 5%～15%
结构	由聚糖骨架、四肽侧链、五肽桥构成坚固致密的三维空间结构	由聚糖骨架、四肽侧链构成疏松的二维平面结构
磷壁酸	有	无
外膜	无	有
青霉素	敏感	不敏感
溶菌酶	敏感	不敏感

（二）细胞膜

细胞膜又称细胞质膜,是位于细胞壁内侧,包围在细胞质外的一层柔软而具有一定弹性的半透性膜。

1. 细胞膜的组成与结构　细胞膜的主要成分是磷脂和蛋白质,也有少量的碳水化合物和其他物质。细胞膜的结构是由磷脂双分子层构成骨架,每个磷脂分子的亲水基团向外,疏水基团向膜中央,蛋白质结合于磷脂双分子层表面或镶嵌贯穿于双分子层(见图 1-3)。

2. 细胞膜的功能

（1）细胞膜可以选择性吸收和运输物质。如可允许一些小分子可溶性物质按浓度梯度进入细胞,或通过膜上的特殊运输机制进入细胞。

（2）细胞膜是细菌细胞能量转换的重要场所。细胞膜上的酶可参与细胞呼吸、能量的产生、贮存和利用。

（3）细胞膜有传递信息功能。膜上的某些特殊蛋白质能接受一定的信号刺激,引起细胞内的一系列代谢变化和产生相应的反应。

（4）细胞膜还参与细胞壁的生物合成。

3. 中介体　中介体是细菌的细胞膜内陷、折叠到细胞质内,形成的一些管状、囊状或层状的结构。革兰阳性细菌较为常见。其中酶系统发达,是能量代谢的场所,与细菌细胞分裂、呼吸、细胞壁的合成、芽胞的形成以及核质的复制有关。

（三）细胞质

细胞质是位于细胞膜内,除核质以外的无色透明的粘稠的胶体状物质。

1. 细胞质的组成　基本成分是水、蛋白质、核酸、脂类及少量的糖和无机盐等。

2. 细胞质的功能　由于细胞浆中含有多种酶系统,所以是细菌细胞进行物质代谢的重要场所。特别是细胞浆里含有的亚微结构都具有相应的作用。

（1）核糖体 核糖体是细菌细胞合成蛋白质的场所。细胞内的核糖体常串联在一起，称多聚核糖体。有些药物，如红霉素和链霉素能与细菌的核糖体相结合，干扰蛋白质的合成，从而将细菌杀死，但对人和动物细胞的核糖体不起作用。

（2）质粒 质粒是在核质 DNA 以外的，能进行自我复制的小型双股 DNA 分子。质粒是细菌生命非必需的，但能控制细菌产生菌毛、毒素、耐药性和细菌素等遗传性状。

有些质粒能与核质 DNA 整合，整合到核质 DNA 上的质粒叫附加体。由于质粒有能与外来 DNA 重组的功能，所以在基因工程中常被用作载体。

（3）包含物 细菌细胞内一些贮藏营养物质或其他物质的颗粒样结构，叫包含物或内含物。主要有：

① 异染颗粒 某些细菌细胞浆内特有的一种嗜碱性小颗粒，用碱性或中性染料染色时，着色较细胞浆深，称为异染颗粒。主要成分为磷酸盐，可作为能源和磷酸源。

② 脂质 一般呈 β-羟丁酸的多聚体或脂肪小滴形式存在。

③ 多糖 指糖和淀粉，是细菌贮存的碳源营养物。

④ 空泡、液泡 成熟或老龄菌胞浆内有空泡，内有细胞液及盐类时称为液泡。

（四）核质

细菌是原核细胞，不具成形的核。细菌的遗传物质称为核质（nuclear material）或拟核（nucleoid），集中于细胞质的某一区域，多在菌体中央，无核膜、核仁和有丝分裂器；因其功能与真核细胞的染色体相似，故习惯上亦称之为细菌的染色体（chromosome）。

二、细菌的特殊结构

细菌的特殊结构是指某些细菌特有的结构，包括荚膜、鞭毛、菌毛、芽胞等。细菌的特殊结构具有种的特异性，可遗传至子代细菌，因此它们在细菌分类鉴定上有重要作用。

（一）荚膜

某些细菌在生活过程中，向细胞壁表面分泌一层透明的粘液性物质，包围整个菌体，称为荚膜。如果多个细菌荚膜融合在一起，内包含多个菌体时，称为菌胶团。

荚膜用特殊的荚膜染色法染色，在光学显微镜下可观察到。一般用负染色法，使背景和菌体着色，而荚膜不着色，从而衬托出荚膜。（见图1-8）

1. 荚膜的组成和结构 荚膜的化学组成因菌种而异，大多由多聚糖组成，如肺炎球菌；少数细菌的荚膜由多肽组成，如炭疽杆菌；也有少数菌两者兼具，如巨大芽胞杆菌。

荚膜不是细菌的主要结构，除去荚膜对菌体的生长代谢没有影响。很多有荚膜的菌株可产生无荚膜的变异。

2. 荚膜的功能

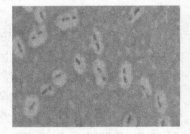

图1-8 肺炎球菌荚膜

（1）有保护细菌免受干燥和其他不良环境因素影响的作用。

（2）当营养缺乏时可作为碳源及能源而被利用。

（3）与细菌的毒力有关，它可抵抗机体吞噬细胞的吞噬和抗体的作用，有荚膜的细菌毒力强。

（4）荚膜成分具有抗原性，并有种和型特异性，可用于细菌的鉴定。

（二）鞭毛

鞭毛是细菌胞浆膜内侧毛基体伸出的细长的呈波浪状弯曲的丝状物,它穿过细胞壁突出于菌体外。按其排列可分为一端单生鞭毛菌,如霍乱弧菌;二端单生鞭毛菌,如鼠咬热螺菌;偏端丛生鞭毛菌,如铜绿假单胞菌;两端丛生鞭毛菌,如红色螺菌和产碱杆菌;周身鞭毛菌,如大肠杆菌(见图1-9)。

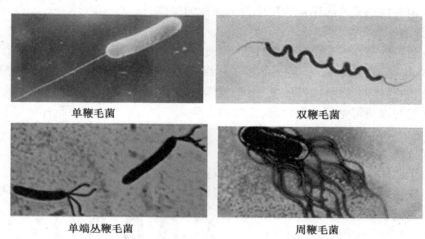

単鞭毛菌　　　　　　　　双鞭毛菌

単端丛鞭毛菌　　　　　　周鞭毛菌

图1-9　细菌鞭毛

1. 鞭毛的组成与结构　细菌鞭毛的化学成分主要为蛋白质,有的还含有少量多糖以及类脂等。一根完整的鞭毛,从形态上可分为三部分:细胞最外面的是螺旋形鞭毛丝,靠近细胞表面的是鞭毛钩,埋在细胞膜里的是基体。

2. 鞭毛的功能

（1）鞭毛是细菌的运动器官,鞭毛有规律的收缩,引起细菌运动。鞭毛运动的方式与鞭毛的排列有关,单鞭毛菌和单端丛鞭毛菌一般呈直线快速运动,周身鞭毛的细菌则无规律地缓慢运动或滚动。

（2）鞭毛与细菌的致病性有关。有学者认为有鞭毛的细菌在机体内可穿过黏液分泌物和上皮细胞的屏障进入体液和组织中,如霍乱弧菌。

（3）鞭毛蛋白是一种很好的抗原物质,称为鞭毛抗原又叫 H 抗原。由于氨基酸组成不同导致 H 抗原性质上的差别,故可通过血清学反应,进行细菌分类鉴定。

（三）菌毛

许多革兰阴性菌和少数革兰阳性菌菌体表面存在着一种比鞭毛更细、更短而直硬的丝状物,与细菌的运动无关,称为菌毛(pilus 或 fimbriae)。菌毛在普通光学显微镜下看不到,必须用电子显微镜观察(见图1-10)。

1. 菌毛的组成与结构　菌毛可分为普通菌毛和性菌毛两类,成分都是蛋白质。普通菌毛较细短,数量较多,每个细菌有150~500条,周身排列。性菌毛比普通菌毛粗且长,中空管状,每个细菌可有1~4条。

2. 菌毛的功能

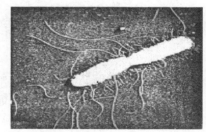

图1-10　菌毛

（1）普通菌毛主要起粘附作用，可牢固粘附在呼吸道、消化道或泌尿生殖道黏膜上皮细胞上，进而侵入细胞，与细菌的致病性有关。

（2）性菌毛可传递质粒或转移基因。带有性菌毛的细菌具有致育性称 F⁺ 菌或雄性菌，不带性菌毛的称 F⁻ 菌或雌性菌。在雌雄菌株发生接合时，F⁺ 菌能通过性菌毛将质粒传递给 F⁻ 菌，从而引起后者某些性状的改变。

（3）性菌毛也是某些噬菌体吸附于细菌表面的受体。

（四）芽胞

某些革兰阳性菌在一定的环境条件下，胞质浓缩脱水后，可在菌体内形成一个圆形或卵圆形的小体，称芽胞（spore）。芽胞是细菌的休眠形式。未形成芽胞的菌体称为繁殖体或营养体；带芽胞的菌体叫芽胞体，芽胞成熟后，菌体崩解，芽胞离开菌体单独存在，则称游离芽胞。产生芽胞的细菌都是革兰阳性菌，重要的有芽胞杆菌属（如炭疽芽胞杆菌等）和梭菌属（如破伤风梭菌等）。

1. 芽胞的形状、大小和位置（见图 1-11）

（1）位于菌体中央，呈卵圆形，比菌体小，称中央芽胞，如炭疽杆菌的芽胞。

（2）位于顶端，正圆形，比菌体大，形似鼓槌，称顶端芽胞，如破伤风梭菌的芽胞。

（3）位置偏于菌端，菌体呈网球拍状，称近端芽胞，如肉毒梭菌的芽胞。

2. 芽胞形成的条件　一个细菌只能形成一个芽胞，一个芽胞经过发芽也只能形成一个菌体，芽胞不是细菌的繁殖器官，而是细菌生长发育过程中保存生命的一种休眠状态的结构。芽胞的形成需要

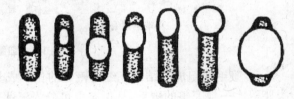

图 1-11　细菌芽胞的形态

一定的条件，且因菌种不同而异，如炭疽杆菌需要在有氧的条件下形成芽胞，而破伤风梭菌要在厌氧条件下才能形成芽胞。芽胞的形成也需要有许多激活因素，如适当的温度、适宜的 pH。在培养基中加入 L-丙氨酸、二价锰离子、葡萄糖等有促进芽胞活化的作用。

3. 芽胞的抵抗力及意义　芽胞对外界不良环境的抵抗力比繁殖体强，如炭疽杆菌芽胞在干燥条件下能存活数十年，破伤风杆菌的芽胞煮沸 1~3h 仍然不死。其原因是：

（1）芽胞具有较厚的芽胞壁和多层芽胞膜，其结构坚实，含水量小，代谢极低。芽胞内含有一种特有的吡啶二羧酸，与钙结合后形成的复合物能提高芽胞的耐热性和抗氧化能力。

（2）芽胞内含有一类特殊蛋白质称为酸溶性芽胞小蛋白，与芽胞芯髓内的 DNA 紧密结合，可使其免受辐射、干燥、高温等的破坏，在萌发时又可作为碳源和能源。

第三节　细菌 L 型

细菌细胞壁的肽聚糖结构受到理化或生物因素的直接破坏或合成被抑制，这种细胞壁受损的细菌一般在普通环境中不能耐受菌体内的高渗透压而胀裂死亡，但在高渗环境下，它们仍可存活。革兰阳性菌细胞壁缺失后，原生质仅被一层细胞膜包住，称为原生质体（proto-plast）；革兰阴性菌肽聚糖层受损后尚有外膜保护，称为原生质球（spheroplast）。这种细胞

壁受损的细菌能够生长和分裂者称为细菌细胞壁缺陷型或细菌 L 型(L form),因其 1935 年首先在 Lister 研究院被发现而得名。

L 型菌在体内或体外、人工诱导或自然情况下均可形成,诱发因素很多,如溶菌酶(lysozyme)、溶葡萄球菌素(lysostaphin)、青霉素、胆汁、抗体、补体等。溶菌酶和溶葡萄球菌素能裂解肽聚糖中 N-乙酰葡糖胺和 N-乙酰胞壁酸之间的 β-1,4 糖苷键,破坏聚糖骨架。青霉素能与细菌竞争合成肽聚糖过程中所需的转肽酶,抑制四肽侧链上 D-丙氨酸与五肽桥之间的连接,使细菌不能合成完整的肽聚糖。人与动物的细胞无细胞壁,也无肽聚糖结构,故溶菌酶和青霉素对人体细胞无破坏作用。

某些 L 型菌仍有一定的致病力,通常引起慢性感染,如尿路感染、骨髓炎、心内膜炎等,并常在使用作用于细胞壁的抗菌药物(如 β-内酰胺类抗生素等)治疗过程中发生。临床上遇有症状明显而标本常规细菌培养阴性者,应考虑细菌 L 型感染的可能性,宜作 L 型的专门分离培养,并更换抗菌药物。

一、L 型菌的形成

L 型菌的形成与细菌生存环境的改变和人工诱导作用有关。人工诱导细菌变成 L 型菌的因素如下:① 抗生素,如青霉素、先锋霉素、万古霉素等;② 酶类,如溶菌酶、脂酶;③ 机体的一些免疫因素,如抗体、补体、吞噬细胞;④ 物理因素,如紫外线;⑤ 化学因素,如去氧胆酸盐。其形成可能与临床有密切关系。

1. 抗生素使用不规范 作用于革兰阳性球菌的青霉素类有效浓度不够,疗程不足,造成细菌未被彻底杀死,部分细菌细胞壁无法合成,但菌体顽强的生存下来,成为 L 型菌。

2. 抗生素联合应用不合理 如杀菌的青霉素与抑菌的四环素、红霉素类合用,使抗生素抗菌能力下降,有效浓度不足,从而使 L 型菌的形成成为可能。

3. 宿主机体的代谢原因 在酸中毒及厌氧条件(深部感染)下,细菌因生存环境改变而导致 L 型菌的形成。

4. 宿主机体抗感染免疫系统及免疫物质 宿主机体抗感染免疫系统的不完全吞噬作用及宿主机体体液中各种抗感染免疫物质,如溶菌酶、乙型溶素等对细菌的不完全作用。

二、L 型菌的生物学特性

(一) 形态与染色

L 型菌的形态因缺失细胞壁呈高度多形性,大小不一,有球形、杆状和丝状等。且着色不均,无论其原为革兰阳性或阴性菌,形成 L 型菌后大多染色呈革兰阴性。

(二) 培养特性

细菌 L 型难以培养,其营养要求基本与原菌相似,但需在高渗低琼脂含血清的培养基中生长。细菌 L 型菌生长繁殖较原菌缓慢,一般培养 2~7 天后在软琼脂平板上形成中间较厚、四周较薄的细小菌落,在低倍显微镜下,菌落呈"油煎蛋"样;也有的长成颗粒状或丝状菌落。L 型菌在液体培养基中生长后呈较疏松的絮状颗粒,沉于管底,培养液则澄清。去除诱发因素后,有些 L 型菌可回复为原菌,有些则不能回复,其决定因素为 L 型菌是否含有残存的肽聚糖作为自身再合成的引物。

1. 嗜高渗性 只有在高渗环境中才能生长,在普通的培养基上不生长。由于已经失去了坚固的细胞壁,只剩下一层胞浆膜,故在非高渗的环境中,菌体就会迅速溶解而死亡,如L型金黄色葡萄球菌在蒸馏水中3min就会裂解,2h后消失,在0.1%～0.2%的氯化钠溶液中,15min后,细菌减少90%,而在2%～15%的氯化钠溶液中,菌体则无变化。

2. 返祖性 这是一个重要的生物学特性,当抑制、破坏菌壁的因素去除后,L型菌又恢复了完整的细胞壁,变回亲本菌株,又有了亲本菌株的特性,这就是返祖性。返祖性又可分为两种,① 易变性L型菌:当抑制、破坏细胞壁的因素去除后很快回复到亲本菌株的L型菌称易变性L型菌,临床分离到的多为此型。通常刚形成的或细胞壁缺陷较轻的L型菌较易返祖,细胞壁完全缺失者则不易返祖。② 稳定性L型菌:当抑制、破坏细胞壁的因素去除后,经过多次传代仍然保持着L型菌的特性者称稳定性L型菌。严格地说,只有这一型的细菌才能称为L型菌。

3. 弱抗原性 细菌的主要抗原在细胞壁及其表面的附属物上,一旦细胞壁缺失,就会导致抗原性大为减弱,乃至消失。L型菌可长存于宿主的体内,并抗拒宿主的防卫机制,它虽具抗原性,但抗原性薄弱,因此能逃避宿主免疫系统的自卫性攻击,这就是L型菌得以长存于宿主体内的原因。

(三)检测方法

细菌变为L型菌后,其形态和培养特性均发生了改变。由于L型菌细胞壁缺失,对外界抵抗力降低,普通培养基含琼脂2%～3%,氯化钠(NaCl)0.5%,L型菌柔软的躯体难以在其中附着生长。又由于低渗原因(相对于L型菌)易造成L型菌菌体肿胀,裂解致死,所以必须配制适合L型菌生长的培养基。

1. L型菌培养基制备 基础培养物加高渗NaCl(3%～6%)、低琼脂(0.8%～0.9%)、富含血清(20%)、蔗糖(10%～20%)或聚乙烯吡咯酮(7%)等稳定剂以提高渗透压。如为干粉培养基,可采用加NaCl(2%～5%)、血清(20%),适当稀释(使琼脂含量约为0.8%～0.9%)亦可。同理也可制备L型液体培养基。

2. L型菌的培养 标本接种于L型培养基,于5%～10%二氧化碳环境37℃培养。由于生长缓慢,故培养过程中应仔细、耐心,以防止污染,一般生长2～7天后,形成中间较厚、四周较薄的荷包蛋样细小菌落。L型菌在液体培养基中生长后,呈疏松的絮状颗粒,沉于管底,培养液则澄清。

3. L型菌的药敏试验 挑取L型菌落于高渗肉汤,37℃培养6～8h,以无菌棉签蘸取,于L型平板密集划线,贴药敏纸片置37℃烛缸内,24～48h测抑菌环直径。

思考题

1. 细菌有哪些形态与排列方式?
2. 细菌的特殊结构有哪些?有何功能?
3. 革兰阳性菌与革兰阴性菌的细胞壁有何区别?

(黄静芳)

第二章　细菌形态学检查

学习目标
- 熟悉显微镜的使用和保养
- 掌握革兰染色的原理、方法和结果判断及临床意义
- 熟悉不染色标本的检查方法和意义

细菌形态学检查是细菌检验的重要方法之一,它是细菌分类和鉴定的基础,可通过检查细菌的形态、结构和染色性等,为进一步鉴定提供参考依据。

第一节　显微镜

由于细菌个体微小,肉眼不能看到,必须借助显微镜的放大才能看到。一般形态和结构可用光学显微镜观察,其内部的超微结构则需用电子显微镜才能看清楚。常用显微镜有如下几种。

1. 普通光学显微镜　采用自然光或灯光为光源,其波长约为 $0.4\mu m$。显微镜的分辨率为波长的二分之一,即 $0.2\mu m$,而肉眼可见的最小形象为 $0.2mm$。用油(浸)镜放大 1000 倍,能将 $0.2\mu m$ 的微粒放大成肉眼可见的 $0.2mm$。普通光学显微镜可用于细菌、放线菌和真菌等的观察。

2. 暗视野显微镜　常用于观察不染色微生物的形态和运动。普通显微镜安装暗视野聚光器后,光线不能从中间直接透入,视野呈暗色,当标本接受从聚光器边缘斜射光后可发生散射,因此可在暗视野背景下观察到光亮的微生物,如细菌或螺旋体等。

3. 相差显微镜　相差显微镜利用相差板的光栅作用,改变直射光的光位相和振幅,将光相的差异转换为光强度差。在相差显微镜下,当光线透过不染色标本时,由于标本不同部位的密度不一致而引起光相的差异,可观察到微生物形态、内部结构和运动方式等。

4. 荧光显微镜　荧光显微镜与普通光学显微镜基本相同,主要区别在于光源、滤光片和聚光器。目前使用的大多数是落射光装置,常用高压汞灯作为光源,可发出紫外光或蓝紫光。滤光片有激发滤光片和吸收滤光片两种。用蓝光的荧光显微镜除可用一般明视野聚光器外,也可用暗视野聚光器,以加强荧光与背景的对比。本法适用于对荧光色素染色或与荧光抗体结合的细菌的检测或鉴定。

5. 电子显微镜　用电子流作为光源,波长与可见光相比差几万倍,大大提高了分辨力,并用磁性电圈作为光学放大系统,放大倍数可达数万倍至几十万倍,常用于病毒颗粒和细菌

超微结构的观察。

第二节　不染色标本的检查

不染色标本一般可用于观察细菌形态、动力及运动情况。细菌未染色时无色透明,在显微镜下主要靠细菌的折光率与周围环境的不同来进行观察。有鞭毛的细菌运动活泼,无鞭毛的细菌则呈不规则布朗运动。梅毒苍白密螺旋体、钩端螺旋体、弯曲杆菌等的活菌各有特征鲜明的形态和运动方式,具有诊断意义。常用的方法有悬滴法、压滴法和毛细管法等。

1. 悬滴法　在洁净凹玻片的凹孔四周涂上凡士林,用接种环取一环菌悬液放在盖玻片中央,再将凹玻片的凹孔对准盖玻片中央的液滴并盖上,然后迅速翻转,轻压盖玻片,使其与凹孔边缘的凡士林粘紧封闭后置高倍镜下(或暗视野)观察。

2. 压滴法　用接种环取一环菌悬液置于洁净玻片的中央,在菌悬液上轻轻盖上一盖玻片,注意避免产生气泡并防止菌悬液外溢,静止数秒后置高倍镜下明视野(或暗视野)观察。

3. 毛细管法　主要用于厌养菌动力的检查。通常选用 $60 \sim 70\text{mm} \times 0.5 \sim 1.0\text{mm}$ 孔径的毛细管虹吸厌养菌悬液后,用火焰将毛细管两端熔封,并用塑胶纸将毛细管固定在载玻片上,置高倍镜下暗视野观察。

第三节　染色标本的检查

细菌染色标本在普通光学显微镜下可以观察细菌的形态、大小、排列、染色性、特殊结构(芽胞、荚膜、鞭毛)、异染颗粒等。

一、常用染料

用于细菌染色的染料,多为人工合成的含苯环的有机化合物,在其苯环上带有色基与助色基。带有色基的苯环化合物称为色原,虽然本身带色,但与被染物无亲和力而不能使之着色。助色基并不显色,但它本身能解离,解离后的染料可以与被染物结合生成盐类,使之着色。根据助色基解离后的带电情况,可将染料分为碱性和酸性两大类。此外,还有复合染料。

1. 碱性染料　电离后显色离子带正电荷,易与带负电荷的被染物结合。由于细菌的等电点在 pH $2 \sim 5$ 之间,在碱性、中性、弱酸性的环境中细菌均带负电荷,易与带正电荷的染料结合而着色。常用的染料有碱性复红、结晶紫、美蓝等。

2. 酸性染料　电离后显色离子带负电荷,易与带正电荷的被染物结合。一般情况下细菌都带有负电荷故不易着色。如果降低菌液的 pH 使细菌带正电荷,则可被染色。酸性染料通常用来染细胞浆,而很少用于细菌的染色。常用的酸性染料有伊红、刚果红等。

3. 复合染料(中性染料)及荧光染料　复合染料是碱性染料和酸性染料的复合物,如瑞氏染料(伊红美蓝)、吉姆萨染料(伊红天青)等。荧光染料如荧光标记的抗体,荧光素常用异硫氢基荧光素。这些染料常用于某些特殊的染色技术中。

因为在接近中性的环境中细菌都带有负电荷,易与带正电荷的碱性染料结合,故常用碱性苯胺染料如美蓝、结晶紫、碱性复红等染色细菌。

二、细菌染色的一般程序

细菌染色的基本程序:涂片(干燥)→固定→染色(媒染)→脱色→复染。

1. 涂片制备　血液、分泌物、排泄物、穿刺液和液体培养物,直接在载玻片上作薄膜涂片;尸检或感染动物组织,病变局部涂抹采样的棉拭子直接涂片。固体培养基上的菌落或菌苔的制片,先用接种环取一环生理盐水置载玻片中央,再用无菌接种环取少量的培养物在生理盐水中磨匀,涂布成 $1cm^2$ 大小的涂面,置室温下自然干燥或远火慢慢烘干。

2. 固定　固定的目的是杀死细菌,凝固细菌蛋白及结构,便于染色;促使细菌粘附在载玻片上,避免在水洗过程中被水冲掉;改变细菌对染料的通透性,有利于细菌内部结构的染色。通常用火焰加热固定,将已干燥的涂片在火焰中迅速通过 3 次,以手背皮肤接触玻片不烫为佳。

3. 染色　根据检验目的不同,选择不同的染色方法进行染色。染色时滴加染液,以覆盖标本为度。

4. 媒染　凡能增强染料和被染物的亲和力,使染料固定于被染物及能引起细胞膜通透性改变的物质,称媒染剂。常用的有明矾、鞣酸、金属盐和碘等,也有用加热法促进着色。媒染剂可用于初染与复染之间,也可用于固定之后或含于固定液、染料中。

5. 脱色　凡能使已着色的被染物脱去颜色的化学试剂称为脱色剂。常用乙醇、丙酮等作为脱色剂。脱色剂可以查出细菌与染料结合的稳定程度,作为鉴别染色之用。

6. 复染　已脱色处理的细菌或其结构常以复染液做复染以便于观察。复染液与初染液的颜色不同而成一鲜明对比。复染不宜太强,以免掩盖初染的颜色。

三、常用的染色方法

在细菌感染标本的检查中,临床上常用的染色方法有革兰染色、抗酸染色和荧光染色。

(一) 单染色法

一种染料染色。由于大多数细菌胞浆内含有酸性物质,可与碱性染料结合,故常用吕氏美蓝、结晶紫和稀释石碳酸复红等染液染色。此法可观察细菌的大小、形态与排列,不能显示细菌的结构与染色特性。

(二) 复染色法

用两种或两种以上不同染料可将细菌染成不同的颜色,除可观察细菌的大小、形态与排列外,还反映出细菌染色特性,具有鉴别细菌种类的价值。常用的有革兰染色法和抗酸染色法。

1. 革兰染色

本法是细菌学中最经典、最常用的染色方法。除粪便、血液等极少数标本外,绝大多数标本在分离培养之前都要进行革兰染色、镜检。通过革兰染色将所有细菌分为 G^+ 菌和 G^- 菌两大类,可初步识别细菌,缩小范围,有助于进一步鉴定。结合细菌特殊形态结构及排列方式,有时可对病原菌进行初步鉴定,如脑脊髓膜炎患者,取其脑脊液涂片、革兰染色、镜检,如检到革兰阴性、肾形、凹面相对的双球菌位于细胞内或细胞外,可报告"找到革兰阴性双球菌,形似脑膜炎奈瑟菌";如检到革兰阳性、菌体周围有明显荚膜的双球菌,可报告"找到革兰阳性双球菌,形似肺炎链球菌",其结果为临床早期诊断及治疗提供了依据。

革兰染色除用于鉴定细菌外,病原菌革兰染色特性可为临床选择用药提供参考,帮助临床制订有针对性的治疗方案。因为 G⁺菌与 G⁻菌对一些抗生素表现出不同的敏感性,且其致病物质(前者产生外毒素而后者多产生内毒素)及其作用机理不同。

(1)方法　① 细菌涂片经火焰固定,加结晶紫染液染 1min,清水冲去染液。② 加碘液媒染 1min,水洗,甩干。③ 用 95% 乙醇脱色,轻轻摇动约 30s,至无紫色洗落为止,水洗,甩干。④ 加稀释石炭酸复红或沙黄染液数滴进行复染,约 30s,水洗。⑤ 干后显微镜下镜检观察。

(2)结果　染成紫色的为革兰阳性菌,染成红色的为革兰阴性菌。

(3)原理　① 细胞壁结构学说:革兰阳性菌细胞壁结构较致密,肽聚糖层厚,脂质含量少,乙醇不易透入,而革兰阴性菌细胞壁结构较疏松,肽聚糖层少,脂质含量多,乙醇易渗入。② 等电点学说:革兰阳性菌的等电点低(pI 2～3),革兰阴性菌等电点较高(pI 4～5),在相同 pH 条件下,革兰阳性菌所带阴电荷比革兰阴性菌多,与带正电荷的结晶紫染料结合较牢固且不易脱色。③ 化学学说:革兰阳性菌细胞内含有大量核糖核酸镁盐,可与结晶紫和碘牢固地结合成大分子复合物,不易被乙醇脱色;而革兰阴性菌细胞内含极少量的核糖核酸镁盐,吸附染料量少,形成的复合物分子也较小,故易被乙醇脱色。

(4)影响因素　① 操作因素:涂片太厚或太薄,固定时菌体过分受热,以及脱色时间长短,都会影响染色结果。② 染液因素:所有染液应防止蒸发而改变浓度,特别是卢戈碘液久存或受光作用后易失去媒染作用;涂片积水过多会改变染液浓度,影响染色效果,如脱色用的乙醇以 95% 为宜。③ 细菌因素:细菌的菌龄不同,革兰染色结果也有差异,一般以 18～24h 的培养物染色效果最好,菌龄过长影响细菌染色性。

2. 抗酸染色

抗酸染色也可将细菌分为两大类:即抗酸性细菌和非抗酸性细菌。因为临床上绝大多数病原菌为非抗酸性细菌,所以抗酸染色不作为临床上常规的细菌检查项目,只针对性用于结核病、麻风病等病原菌的检查。疑似结核分枝杆菌感染的标本,经抗酸染色后以油镜检查,即可作出初步鉴定。将有肺结核症状病人的痰标本,制成涂片后,作姜-尼染色镜检,根据所见结果即可报告"找到(或未找到)抗酸菌"。再如有肾感染症状的病人,取其尿标本,经离心沉淀后作涂片,行姜-尼及潘本汉抗酸染色,如两张涂片均查见红色抗酸杆菌,可报告为"找到抗酸分枝杆菌",对临床疾病的诊断和治疗具有重要参考价值。

姜-尼(Ziehl-Neelse)抗酸染色法:① 细菌涂片经火焰固定,加石炭酸复红溶液,缓慢加热至有蒸气出现,切不可沸腾。染液因蒸发减少时,应随时补充,防止染液蒸干。持续染 5min(诺卡菌需要延长时间),水洗,甩干。② 滴加 3% 盐酸乙醇脱色,不时摇动玻片至无红色脱落为止,水洗,甩干。③ 加吕氏美蓝复染液数滴复染 1min,水洗。④ 干后显微镜下镜检观察结果,抗酸杆菌染成红色,非抗酸杆菌为蓝色。

3. 荧光染色

荧光染色法敏感性强,效率高而且容易观察结果,在临床细菌鉴定中有很大的实用价值。主要用于结核分枝杆菌、麻风分枝杆菌、白喉棒状杆菌及痢疾志贺菌等的检测。如痰标本涂片、固定,用荧光染料金胺 O 法(也称金胺 O-罗丹明 B 法)染色,以荧光显微镜检查,在暗背景中可观察到呈金黄色荧光的菌球。

金胺 O-罗丹明 B 染色法:① 细菌涂片固定后加第 1 液罗丹阳 B 染 30 ~ 90s。② 弃去第 1 液后加第 2 液金胺 O 染 15min。③ 用第 3 液盐酸酒精脱色 1 ~ 2min,水洗。④ 滴加第 4 液稀释美蓝染 30s,水洗。⑤ 干后置荧光显微镜下镜检观察结果,在淡蓝色背景下,抗酸杆菌呈红色,其他细菌和细胞呈蓝色。

除上述染色方法外,用于细菌鉴定的还有鞭毛染色、异染颗粒染色等。鞭毛染色后于显微镜下可观察到菌体上有无鞭毛、鞭毛的位置及数量,在细菌鉴定中,特别是非发酵菌的鉴定中很重要。疑为白喉棒状杆菌感染,进行涂片检查,除证实为革兰阳性典型棒状杆菌外,还须用异染颗粒染色法,镜检出异染颗粒,方可初步报告"检出形似白喉棒状杆菌",为临床早期诊断提供依据。

思考题

1. 叙述革兰染色的原理、方法和结果判断。
2. 常用的细菌染料有哪几种? 分别有什么用途?

(易丽娴)

第三章　细菌的生理

学习目标
- ● 熟悉细菌的化学组成和物理性状
- ● 掌握细菌的生长繁殖规律
- ● 掌握生长曲线的定义和分期
- ● 熟悉细菌新陈代谢的产物

细菌是一大类能独立生活的单细胞微生物,它们的新陈代谢就是从周围环境中摄取营养,以获得能量和合成自身组分的原料。

第一节　细菌的化学组成和物理性状

一、细菌的化学组成

细菌和其他生物细胞的化学组成相似,由水、无机盐、蛋白质、糖类、脂类、核酸等组成。

细菌体内还含有一些特有的化学物质,如肽聚糖、胞壁酸、磷壁酸、D 型氨基酸、二氨基庚二酸(DAP)、吡啶二羧酸(DPA),2-酮基-3-脱氧辛酸(KDO)、脂多糖(LPS)等。

细菌含有核糖核酸(RNA)和脱氧核糖核酸(DNA)两种核酸。RNA 主要存在于胞质中,占细菌干重的 10% ;DNA 则存在于染色体和质粒中,占细菌干重的 3% 左右。DNA 作为细菌的遗传物质是指导细菌新陈代谢、生长繁殖和遗传变异的物质基础。细菌的 DNA 碱基配对是腺嘌呤(A)与胸腺嘧啶(T),鸟嘌呤(G)与胞嘧啶(C)。每种细菌 DNA 中的 G + C 含量摩尔百分比有一定范围,变化不大,不受菌龄和外界环境因素的影响,故可作为细菌分类的一个重要依据。

二、细菌的物理性状

(一)带电现象

细菌的蛋白质和其他生物细胞的蛋白质相似,具有两性游离的性质。当正电荷与负电荷相等时,为等电点。革兰阳性菌等电点低,pI 为 2 ~ 3,革兰阴性菌的等电点稍高,pI 为 4 ~ 5。在中性或弱碱性环境中,其 pH 高于细菌的等电点,细菌均带负电荷,尤以革兰阳性菌带负电荷更多。细菌的带电现象与细菌的染色反应、凝集反应、抑菌和杀菌作用有密切关系。

（二）表面积

细菌体积虽小,但单位体积的表面积远比其他生物细胞要大。如葡萄球菌直径为 $1\mu m$,则每 cm^3 体积的表面积可达 $60\ 000\ cm^2$,而直径为 $1cm$ 的生物体,每 cm^3 体积的表面积仅 $6cm^2$;前者的表面积是后者的 1 万倍。巨大的表面积有利于细菌与外界物质交换,故细菌代谢旺盛,生长繁殖迅速。

（三）光学性质

细菌细胞为半透明体,当光线照射在菌体上,一部分光被吸收,另一部分光被折射,故细菌悬液呈混浊状态。菌数越多,浊度越大。借此原理,可使用比浊方法或分光光度计来粗略估计悬液中细菌的数量。

（四）半透性与渗透性

细菌的细胞壁和细胞膜都有半透性,使细菌与外界进行物质交换。细菌的细胞壁和细胞膜都具有半透膜性质,可允许水分子通过,而对其他物质则有选择性通过作用。细菌吸取营养和排出代谢产物,均有赖于这种通透作用。革兰阳性菌体内渗透压高达 $506.625\sim2\ 533.125Pa$,革兰阴性菌也有 $506.625\sim607.96Pa$。细菌具有坚韧的细胞壁,能耐受菌体内的高渗透压,并能保护细菌在低渗透压环境中不致膨胀破裂。

第二节 细菌的营养和生长繁殖

在代谢过程中不同细菌可产生不同的代谢产物,有些产物对人体有害,例如细菌产生的毒素和酶与其致病性有关;有些产物对人体有利,例如细菌产生的维生素;有些产物对鉴别诊断细菌有作用,例如色素及糖分解产物等。

一、细菌的营养物质

营养成分是细菌进行新陈代谢、生长繁殖的物质基础。细菌的生长繁殖需要平衡、充足的混合营养,主要包括水、碳源、氮源、无机盐和生长因子等。体外人工培养细菌时,一般是通过培养基为细菌提供所需的全部营养物质。

1. 水 水既是细菌细胞的主要组成成分,又是良好的溶剂,可使营养物质溶解,以利于细菌吸收。此外,水还是细菌细胞调节温度、新陈代谢的重要媒介。

2. 碳源 碳源是细菌合成蛋白质、核酸、糖、脂类、酶类等菌体成分的原料,同时也为细菌新陈代谢提供能量。细菌主要从糖类、有机酸等获得碳源。

3. 氮源 氮源主要为细菌提供合成菌体成分的原料,一般不提供能量。细菌多以蛋白质、氨基酸等有机氮化合物作为氮源,有的可利用无机氮化合物,如铵盐、硝酸盐等。

4. 无机盐 细菌需要多种盐以提供其生长繁殖所需的各种元素,如磷、硫、钾、钠、钙、镁、铁,以及微量元素钴、锌、锰、铜等。无机盐除构成菌体成分以外,其作用还有:① 参与能量的储存和转运;② 作为酶的辅基和酶激活剂,维持酶活性;③ 调节菌体内外渗透压;④ 某些元素与细菌的致病作用有关,如白喉棒状杆菌在含铁 $0.14mg/L$ 的培养基中产毒量最高,而当铁的浓度达到 $0.6mg/L$ 时,则完全不产毒。

5. 生长因子 生长因子是某些细菌生长繁殖必需的,但细菌自身不能合成的物质,如

B 族维生素、氨基酸、嘌呤、嘧啶等。有些细菌还需要特殊的生长因子,如流感嗜血杆菌需要 X(高铁血红素)因子、V(辅酶Ⅰ或辅酶Ⅱ)因子。人工培养这类细菌时,常通过在培养基中加入血液、血清、酵母浸出液等,为其提供生长因子。

不同种类的细菌对营养物质的需求不同,由此可将细菌分为两类:① 非苛养菌,指营养要求不高,能在普通培养基中生长繁殖的细菌,如葡萄球菌、大肠埃希菌等;② 苛养菌,指营养要求苛刻,在普通培养基中不生长或难以生长的一类细菌,如流感嗜血杆菌、百日咳鲍特菌等。苛养菌需在含有生长因子或其他营养成分的培养基中才能生长。

二、营养物质的吸收

细菌的细胞膜具有选择性透过物质的作用,这对保证细菌有一个稳定的内在环境及在生长过程中不断获得各类营养物质十分重要。营养物质进入菌体的方式有:易化扩散、主动运转及基团移位。

1. 易化扩散　易化扩散又称简单扩散。物质进入菌体仅以该物质在菌体内外的浓度差而透入,为一种不需能量的被动吸收。

2. 主动运转　主动运转又称主动吸收,其特点为:① 物质可逆浓度梯度由低浓度向高浓度转运;② 需要能量。大多数营养物质靠主动吸收。主动吸收主要由菌体细胞膜内的镶嵌蛋白——透性酶完成。透性酶在胞膜内运转,与特定营养物质可逆性结合,起到膜内外物质转运载体的作用。透性酶在胞膜外与营养物质靠高亲和力牢固结合,在能量供给的条件下,逆浓度差将物质转运到菌体内,使营养物质从透性酶上解离下来,释入胞质。

3. 基团移位　细菌对糖的吸收和积累,需要磷酸转运系统,即转运过程中必须磷酸化,这种物质运转方式称基团移位。该过程中细胞外的糖类在细胞膜上与胞内的磷酸烯醇丙酮酸盐结合,在胞内酶作用下被磷酸化进入胞内。

三、细菌的营养类型

根据细菌对碳源利用情况的差异,可将细菌分为两大营养类型:

1. 自养菌(autotrophic bacteria)　此类细菌能利用二氧化碳或碳酸盐作为唯一碳源。

2. 异养菌(heterotrophic bacteria)　需要利用有机物质碳作为营养和能源的细菌。异养菌又可以分为两类:

(1) 腐生菌(saprophytes)　有些异养菌能从无生命的有机物质中摄取营养。

(2) 寄生菌(parasites)　有些异养菌寄生于活的动植物体内,从宿主体内的有机物质中获得营养和能量,这类细菌称为寄生菌。大部分致病菌属于寄生菌。

四、细菌的生长繁殖

(一) 细菌生长繁殖的条件

1. 营养物质　普通细菌生长繁殖所需要的营养物质有水分、无机盐类、蛋白质和糖类等。某些营养要求高的细菌还需要血液、血清、生长因子等。

2. 酸碱度　绝大多数细菌和放线菌生长最适宜的 pH 为中性或弱碱性(pH 7.2 ~ 7.6)。霍乱弧菌在 pH 8.0 ~ 9.2 中生长良好,而结核分枝杆菌生长最适的 pH 为 6.5 ~ 6.8。许多细菌在代谢过程中会分解糖产酸,使培养基的 pH 下降,影响细菌继续生长。若在培养基中加入缓冲剂,可以起到稳定 pH 的作用。

3. 温度 一般病原菌生长的最适宜温度与人体的体温(37℃)相同,均为嗜温菌。人工培养细菌的温度多用37℃。

4. 气体环境 与细菌生长有关的气体是氧气和二氧化碳。由于细菌酶系统的差异表现出对氧气的不同要求,据此可将细菌分为 4 类。① 专性需氧菌:具有较完善的呼吸酶系统,需要分子氧作为受氢体,只能在有氧的情况下生长繁殖,如结核杆菌。② 微需氧菌:在低氧压(5% ~6%)环境中生长最好,氧浓度大于10%对其有抑制作用。③ 兼性厌氧菌:此类细菌具有完善的酶系统,不论在有氧或无氧环境中都能生长,但有氧时生长较好。大多数病原菌属于此类。④ 专性厌氧菌:缺乏完善的呼吸酶系统,只能在无氧条件下生长繁殖。不能在有氧环境下存在的原因是:一方面缺乏氧化还原电势较高的酶,不能获得足够能量,也就不能生长繁殖;另一方面厌氧菌缺乏超氧化物歧化酶、过氧化氢酶(触酶),只能在无氧环境中进行发酵,有氧时会将其杀灭。

CO_2对细菌的生长也很重要。有些细菌如脑膜炎奈瑟菌和布氏菌,在初次培养时需要供给 5% ~10% 的 CO_2 才能生长良好。

（二）细菌生长繁殖的方式和速度

1. 细菌个体的生长繁殖 细菌以简单的二分裂法(binary division)繁殖。细菌每分裂一次叫做一代。细菌在营养物质充足、其他生长繁殖条件适宜的情况下,其繁殖速度是相当快的。大多数细菌每分裂一次仅需 20 ~30min;少数细菌繁殖较慢,如结核杆菌约 18 ~24h 分裂一次。

2. 细菌群体的生长繁殖 可人为地分 4 个期,即迟缓期(lag phase)、对数期(logarithmic phase)、稳定期(stationary phase)和衰亡期(decline phase)(见图3-1)。

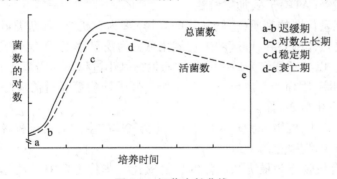

图 3-1 细菌生长曲线

（1）迟缓期(lag phase) 细菌接种至液体培养基后,对新环境有一个短暂适应过程(不适应者可因转种而死亡)。此期曲线平坦稳定,因为细菌繁殖极少。迟缓期长短因菌种、接种菌量、菌龄以及营养物质等不同而异,一般为 1 ~4h。此期中细菌体积增大,代谢活跃,为细菌的分裂增殖合成储备充足的酶、能量及中间代谢产物。

（2）对数期(logarithmic phase) 对数期又称指数期(exponential phase)。此期生长曲线上活菌数直线上升。细菌以稳定的几何级数极快增长,可持续几小时至几天不等(视培养条件及细菌代数而异)。此期细菌形态、染色、生物活性都很典型,对外界环境因素的作用敏感,因此研究细菌性状以此期细菌最好。抗生素作用,对该时期的细菌效果最佳。

（3）稳定期（stationary phase） 该期的生长菌群总数处于稳定阶段,但细菌群体活力变化较大。由于培养基中营养物质消耗、毒性产物（有机酸、H_2O_2 等）积累、pH 下降等不利因素的影响,细菌繁殖速度渐趋下降,相对细菌死亡数开始逐渐增加,此期细菌增殖数与死亡数渐趋平衡。细菌形态、染色、生物活性可出现改变,并产生相应的代谢产物,如外毒素、内毒素、抗生素以及芽胞等。

（4）衰亡期（decline phase） 随着稳定期的发展,细菌繁殖越来越慢,死亡菌数明显增多,活菌数与培养时间呈反比关系。此期细菌变肿胀或畸形衰变,甚至菌体自溶,难以辨认其形,生理代谢活动趋于停滞。故陈旧培养物上难以鉴别细菌。

体内及自然界细菌的生长繁殖受机体免疫因素和环境因素的多方面影响,不会出现像培养基中那样典型的生长曲线。掌握细菌生长规律,可有目的地研究控制病原菌的生长,发现和培养对人类有用的细菌。

第三节　细菌的新陈代谢

细菌的新陈代谢是细菌生理活动的中心环节,是一系列复杂的生化反应过程,包括能量代谢、分解代谢（异化作用）和合成代谢（同化作用）。

一、细菌的能量代谢

细菌在代谢过程中所需要的能量主要是通过生物氧化反应而获得。生物氧化的方式包括加氧、脱氢和失电子。细菌主要以脱氢或失电子的方式进行生物氧化,在氧化过程中产生的能量以高能磷酸键（ATP）形式加以储藏。

病原菌进行能量代谢的基质（生物氧化的底物）多为有机物,以糖类最常见。根据生物氧化过程中最终受氢体的差异,细菌的生物氧化可分为需氧呼吸、厌氧呼吸以及发酵。

1. 需氧呼吸　以分子氧作为最终受氢体的生物氧化过程称为需氧呼吸。在此过程中,由于底物被氧化彻底,因而产生的能量较多。如 1 分子葡萄糖通过需氧呼吸过程被彻底氧化成 CO_2 和 H_2O,可生成 38 分子 ATP。

2. 厌氧呼吸　以无机物（除 O_2 外）作为最终受氢体的生物氧化过程称为厌氧呼吸。仅有少数细菌以此方式产生能量。

3. 发酵　以有机物作为最终受氢体的生物氧化过程称为发酵。发酵作用不能将底物彻底氧化,因此产生的能量较少。1 分子葡萄糖经发酵仅产生 2 分子 ATP。

需氧呼吸必须在有氧条件下进行,厌氧呼吸、发酵必须在无氧条件下进行。

二、细菌的分解代谢

细菌对多糖类物质的分解需先经胞外酶作用分解成双糖,再分解成单糖后才能吸收利用。细菌对复杂蛋白质的分解,先由胞外酶将蛋白分解成短肽或氨基酸后吸收入菌体,然后再由胞内酶将肽类分解为氨基酸。大多数病原菌不能分解脂肪。一部分有脂肪酶的细菌才能将脂肪水解为甘油和脂肪酸。

通过生化试验的方法检测细菌对各种基质的代谢作用及其代谢产物,借以区别和鉴定细菌的种类。与此有关的试验称为细菌的生化反应。

（一）糖类的分解

糖是细菌代谢所需能量的主要来源，也是构成菌体有机物质的碳源。多糖类物质须先经细菌分泌的胞外酶分解为单糖（葡萄糖），再被吸收利用。各种细菌将多糖分解为单糖，进而转化为丙酮酸的分解过程基本相同，而对丙酮酸的进一步分解，不同的细菌会产生不同的终末产物。

各种细菌含有不同的分解糖类（醇、苷）的酶，分解糖类的能力各有不同，某些细菌能分解多种糖，而另一些细菌只能分解 1~2 种糖，或不能分解糖。细菌分解糖类后形成的代谢产物随细菌种类而异，有的产酸，有的产酸产气。可根据糖分解的特性鉴别细菌，如大肠埃希菌能分解乳糖产酸产气，而伤寒沙门菌、志贺菌则不分解乳糖；乙型副伤寒沙门菌能分解葡萄糖产酸产气，而志贺菌分解葡萄糖只产酸不产气。通过检测糖代谢产物的不同而鉴别细菌的方法称为糖发酵试验。

（二）蛋白质的分解

不同细菌分解蛋白质和氨基酸的能力不同，借此也可以鉴别细菌，如大肠埃希菌产生色氨酸酶，能分解色氨酸产生靛基质，为靛基质试验阳性；乙型副伤寒沙门菌能分解含硫氨基酸，如胱氨酸、半胱氨酸产生硫化氢，为硫化氢试验阳性。

1. 吲哚（indole）试验　吲哚试验又称靛基质试验。有些细菌具有色氨酸酶，能分解蛋白胨中的色氨酸产生吲哚（靛基质），吲哚与试剂中的对二甲基氨基苯甲醛结合，形成玫瑰吲哚而呈红色。

2. 硫化氢试验　某些细菌能分解含硫的氨基酸（胱氨酸、半胱氨酸等），产生硫化氢，硫化氢与培养基中的铅盐或铁盐，形成黑色沉淀硫化铅或硫化亚铁。

（三）细菌对其他物质的分解

1. 尿素酶试验　某些细菌具有尿素酶，在含有尿素的培养基中，能分解尿素产生氨，氨在溶液中形成碳酸铵，使培养基呈碱性，此时培养基中的酚红指示剂显红色。

2. 枸橼酸盐利用试验　某些细菌能利用培养基中的枸橼酸钠为唯一碳源而获得能量。能利用枸橼酸盐的细菌，也能利用铵盐作为唯一氮源，分解后生成碳酸钠和氨，使培养基变为碱性，此时培养基中的溴麝香草酚蓝指示剂由绿色变为深蓝色。

三、细菌的合成代谢

1. 热原质（pyrogen）　热原质是许多革兰阴性菌合成的一种注入人或动物体内能引起发热反应的物质，热原质即是其细胞壁中的脂多糖。

热原质耐高温，经高压蒸汽灭菌（121℃20min）亦不被破坏。玻璃器皿中污染的热原质须在250℃高温下干烤才能被破坏；输液制剂中的热原质可用蒸馏法或用吸附剂和特制石棉滤板来去除。临床上用于注射和输液的制剂等如果含有热原质则很难去除，往往引起寒战高烧等输液反应。因此，在制备生物制品和注射制剂过程中要严格遵守无菌技术，防止细菌污染。

2. 毒素及侵袭性酶（toxins and invasive enzymes）　病原性细菌能合成对人和动物有毒性的物质，称为毒素（toxin）。G^-菌细胞壁的脂多糖，除致热外，还有许多毒性作用，其毒性存在于类脂 A 部分，当菌体裂解后才释放出来，故称内毒素（endotoxin）。G^+菌和少数 G^-菌在代谢过程中可分泌出有毒性作用的蛋白质,称为外毒素(exotoxin)。某些细菌还能产生对人体有损伤作用的侵袭性酶。

3. 色素(pigments)　有些细菌在一定环境条件下(营养、氧气、适宜温度等)能产生不同颜色的色素,可用于细菌的鉴别。细菌产生的色素有两类,一类为水溶性色素,可弥散至培养基或周围组织,如铜绿假单胞菌产生的绿色素,可使培养基或感染部位的脓汁呈绿色。另一类为脂溶性色素,不溶于水,只存在于菌体中,可使菌落和菌苔显色,而培养基不显色,如金黄色葡萄球菌产生的金黄色色素,使其菌落呈金黄色。

4. 抗生素(antibiotics)　某些微生物在代谢过程中产生的能抑制或杀灭其他微生物或肿瘤细胞的物质,称为抗生素。如放线菌、真菌产生的链霉素、青霉素,细菌产生的多粘菌素、杆菌肽等。抗生素大多由放线菌和真菌产生。

5. 细菌素(bacteriocin)　细菌素是某些细菌菌株产生的一类具有抗菌作用的蛋白质或蛋白质与脂多糖的复合物。细菌素不同于抗生素,其作用范围较窄,仅能对一些与其产生菌密切相关的细菌有作用。常见的细菌素有大肠埃希菌产生的大肠菌素、铜绿假单胞菌产生的铜绿假单胞菌素等。细菌素具有种和型的特异性,故可用于细菌分型,在流行病学调查中有意义。

6. 维生素(vitamin)　有些细菌如寄居于人体肠道中的大肠埃希菌能合成 B 族维生素和维生素 K,除供给菌体自身需要外,还能分泌到菌体外,供人体吸收利用。

思考题

1. 细菌生长需要的条件有哪些?
2. 细菌的合成代谢产物有哪些? 分别有什么特点?
3. 什么是细菌生长曲线? 有什么特点?

(黄加忠)

第四章　细菌的培养与分离技术

学习目标
- 熟悉培养基的种类、用途和配制方法
- 熟悉细菌在不同培养基上的生长现象
- 掌握细菌的培养接种方法

第一节　培养基

培养基(culture medium)是将细菌所需要的各种营养物质合理地配制成为细菌生长繁殖的基质。常用的培养基种类有基础培养基、营养培养基、增菌培养基、选择培养基、鉴别培养基和厌氧培养基等。

一、培养基的分类

(一) 按成分的不同

1. 天然培养基　主要成分是复杂的天然有机物质,如马铃薯、豆芽汁、牛肉膏、蛋白胨、血清等。这些天然有机物质的成分十分复杂,每次所用原料中各成分的数量也不恒定。这类培养基是实验室常用的培养基,例如牛肉膏蛋白胨培养基、马铃薯培养基等。

2. 合成培养基　用化学成分完全了解的纯试剂配制而成的培养基,如高氏1号培养基,查氏培养基等。一般用于营养代谢、分类鉴定、菌种选育、遗传分析等。

(二) 按培养基的物理状态

1. 固体培养基　在液体培养基中加入凝固剂即为固体培养基。实验用的凝固剂有琼脂、明胶和硅胶,后者用于配制自养微生物的固体培养基。对其他多数微生物来讲,以琼脂最为合适,一般加入2%～3%即可凝固成固体。此培养基可供分离、鉴定、活菌计数、菌种保藏等用。

2. 半固体培养基　在液体培养基中加入少量凝固剂即为半固体培养基,例如琼脂只需加入0.2%～0.5%。常用作细菌动力检查、菌种保存和噬菌体制剂的制备等。

3. 液体培养基　没有加琼脂,配好后成液体状态的培养基。常用于生理代谢的研究和工业发酵等。

(三) 按培养基的用途

1. 基础培养基　含有一般细菌生长繁殖需要的基本的营养物质。最常用的基础培养基是天然培养基中的牛肉膏蛋白胨培养基。这种培养基可作为一些特殊培养基的基础成分。

2. 营养培养基　在基础培养基中加入某些特殊营养物质,如血液、血清、酵母浸膏或生长因子等。用以培养对营养要求高的微生物,如培养百日咳杆菌需要含有血液的培养基。

3. 鉴别培养基　一类含有某种特定化合物或试剂的培养基。某种微生物在这种培养基上培养后,它所产生的某种代谢产物与这种特定的化合物或试剂能发生某种明显的特征性反应,根据这一特征性反应可以将某种微生物与其他微生物区别开来。主要用于不同类型微生物的快速鉴定,如用来检查细菌能否产生硫化氢的醋酸铅培养基。

4. 选择培养基　利用微生物对某种或某些化学物质的敏感性不同,在培养基中加入这类物质,抑制不需要的微生物生长,而利于所需分离的微生物生长,从而达到分离或鉴别某种微生物的目的,如分离真菌的马丁氏培养基。既有选择作用又有鉴别作用的培养基,如鉴别肠道杆菌的中国蓝培养基等。

5. 厌氧培养基　培养专性厌氧菌的培养基,除含有合适的营养成分外,还加入还原剂以降低培养基的氧化还原电势。常用的有疱肉培养基、硫乙醇酸盐肉汤等。

二、培养基的制备

1. 培养基制备的一般程序　包括调配成分、溶化、矫正 pH、过滤澄清、分装、灭菌、检定和保存。

(1) 调配成分　在锥形瓶中加定量蒸馏水,按培养基配方准确称取各种成分,使其充分混合。

(2) 溶化　将调配好的混合物置电炉上加热溶解,应随时搅拌,如有琼脂成分更应注意防止外溢。溶解完毕,注意补足失去的水分。

(3) 矫正 pH　最常用精密 pH 试纸矫正培养基的 pH。一般培养基须矫正 pH 至 7.4 ~ 7.6,高压灭菌后其 pH 约降 0.1 ~ 0.2。

(4) 过滤澄清　培养基配成后通常有一些沉淀或混浊,需过滤使其澄清透明方可使用。液体或半固体培养基常用滤纸过滤,固体培养基在溶化后需趁热以两层纱布加脱脂棉过滤。

(5) 分装　根据需要将培养基分装于不同容量的锥形瓶、试管中。

① 基础培养基:一般分装于 500mL 锥形瓶灭菌后备用,以便临时分装倾注平板或配制营养培养基等。

② 琼脂斜面:分装量为试管容量的 1/2,加塞后灭菌。趁热置成斜面,斜面长度约为试管长度的 2/3。

③ 半固体培养基:分装量约为试管长度的 1/3,加塞灭菌后趁热直立凝固。

④ 液体培养基:分装量约为试管长度的 1/3,加塞灭菌后直立备用。

⑤ 高层琼脂培养基:分装量约为试管长度的 2/3,加塞灭菌后趁热直立凝固待用。

⑥ 琼脂平板:将灭菌(或已灭菌好加热融化)后的培养基,冷却至 50℃ 左右,以无菌手续倾入无菌平皿内。内径 9cm 的平皿倾注培养基约 13 ~ 15mL,轻摇平皿底,使培养基平铺于平皿底部,待琼脂凝固后将平皿翻转,置 4℃ 保存备用。

(6) 灭菌　不同成分、不同性质的培养基,可采用不同的灭菌方法。

① 高压蒸汽灭菌法:一般培养基少量分装时高压灭菌 121℃($0.103MPa/cm^2$)15min 即可,分装量较大时,可高压灭菌 30min;含糖的培养基高压灭菌 113℃($0.068\ MPa/cm^2$)

15min,以免糖类被破坏。

② 流通蒸汽灭菌法:凡不耐热的物质,如糖类、明胶、血清、牛乳及鸡蛋等培养基的灭菌,可用此法,使温度达 80～100℃之间,维持 30min,每天 1 次,连续 3 天。

③ 血清凝固器灭菌:含血清、鸡蛋的培养基,可应用血清凝固器进行间歇灭菌,方法是将配制好的培养基摆放在血清凝固器内(一般做成斜面),第 1 天 75℃30min,第 2 天 80℃30min,第 3 天 85℃30min,三次灭菌之间均要将培养基取出放在 37℃温箱中培养,最后放冰箱中保存备用。

④ 滤过除菌法:可用于高营养液态的不耐热培养基,如糖溶液、尿素液、血清、腹水及细胞培养液等。

(7)检定(质量检验) 每批培养基制成后需做无菌试验和效果试验。检定时将培养基置 37℃温箱中培养 24h 后,证明无菌;同时用已知标准参考菌株接种于待检培养基上,检查细菌的生长繁殖及生化反应情况,符合要求者方可使用。

(8)保存 制好的培养基,不宜存放过久,以少量、勤做为宜。每批应注明名称、制作日期,试管培养基宜存放于 4℃冰箱内。琼脂平板应将底在上,盖在下,置于保鲜袋内,以减少水分蒸发。

2. 常用培养基的制备 肉膏汤、半固体、琼脂斜面、琼脂平板、血液琼脂(血平板)培养基的制备。(详见实训三基础培养基的配制)

三、注意事项

1. 调配溶解培养基所用的器皿,最好是中性硬质玻璃器皿,也可用铝锅、搪瓷或不锈钢容器。不可用铁、铜容器,以防铁、铜离子进入培养基。应先在锥形瓶内加入少量水,以防蛋白胨等成分粘附在瓶底。需在培养基中加染料、胆盐、指示剂等,应在矫正 pH 后加入。

2. 配制培养基所用的化学药品,均需化学纯以上纯度,各种成分需准确称量。

3. 商品干燥培养基按说明书准确称量,应先在容器中加水;不主张加热,即使加热时间也不宜过长,温度不宜过高,以免破坏营养成分和影响其酸碱度;培养基加热煮沸后,应补足失去水分。

4. 培养基的酸碱度必须准确测定,尤其是含有指示剂的培养基,如果每批培养基的颜色不一致,可能影响培养基反应的观察和细菌的生长。商品干燥培养基一般已矫正 pH,用时须再验证,判断是否符合要求。培养基的酸碱度须于冷却后测定,因所含的成分不同,在热和冷时测定的酸碱度相差很大。

5. 培养基必须保持澄清才利于观察细菌生长情况,培养基分装时不宜超过容器的 2/3,以免灭菌时溢出。

6. 使用高压蒸汽灭菌时,应在排除灭菌器内的冷空气后,才可关闭排气阀,否则压力表所示压力与应达到的温度不符,将导致灭菌不彻底。灭菌前,装在铁丝筐中需要灭菌的培养基或空试管,应用牛皮纸将铁丝筐的上部进行包扎,防止水蒸气直接渗入试管塞,造成冷凝水过多而影响培养基的硬度,并防止空试管内产生过多冷凝水而不适用。灭菌时间不宜过长,以防增加培养基的酸性反应和引起沉淀。灭菌完毕等待压力表数降至零时才可打开灭菌器,谨慎将物品取出。此时灭菌物品仍然很烫,可戴上手套后再取出物体,以免被烫伤。

7. 在倾注培养基时,切勿将皿盖全部开启,以免空气中尘埃及细菌落入。新制成的平板培养基表面水分较多,不利于细菌的分离,通常应将平皿倒扣搁置于37℃培养箱内约30min,待平板表面干燥后使用。

第二节 细菌的人工培养

大多数细菌可以通过人工方法培养,而衣原体和病毒的分离培养往往需要活组织、鸡胚、特殊细胞株及动物接种。只有将微生物培养出来才能对它进行研究、鉴定和应用。

一、接种与分离方法

根据待检标本的性质、培养目的和所用培养基的种类,采用不同的接种方法。

1. 平板划线分离培养法 对混有多种细菌的临床标本,采用划线分离和培养,使原来混杂在一起的细菌沿划线在琼脂平板表面分离,得到分散的单个菌落,以获得纯种细菌。临床送检的标本如痰、咽拭子、泌尿生殖道的分泌物和粪便等细菌检验,均需要借助琼脂平板划线分离目的菌。平板划线分离法通常有两种:① 分区划线分离法:常用于含菌量较多的标本,如痰、泌尿生殖道的分泌物和粪便或混合细菌的分离。先用接种环挑取标本涂布于琼脂平板1区(占培养基总面积的五分之一)并作数条划线,再于2、3、4区依次划线。每划完一个区域,均将接种环烧灼灭菌1次,冷却后再划下一区域,每一区域的划线均与上一区域的划线交接1~3次。一个成功分区划线的平板,培养后分别观察1区形成菌苔,2区菌落连成线,3区和4区可分离到单个菌落。② 连续划线分离法:常用于含菌量不多的标本或培养物中的细菌分离培养。先将接种物在琼脂平板上1/5处轻轻涂抹,然后再用接种环或拭子在平板表面曲线连续划线接种,直至划满琼脂平板表面。

2. 琼脂斜面接种法 主要用于菌落的移种,以获得纯种进行鉴定和保存菌种等。用接种环(针)挑取单个菌落或培养物,从培养基斜面底部向上划一条直线,然后再从底部沿直线向上曲折连续划线,直至斜面近顶端处止。生化鉴定培养基斜面接种,用接种针挑取待鉴定细菌的菌落,从斜面中央垂直刺入底部,抽出后在斜面上由下至上曲折划线接种。

3. 穿刺接种法 此法多用于半固体培养基或双糖铁、明胶等具有高层的培养基接种,半固体培养基的穿刺接种可用于观察细菌的动力。接种时用接种针挑取菌落,由培养基中央垂直刺入至距管底0.4cm处,再沿穿刺线退出接种针。双糖铁等有高层及斜面之分的培养基,穿刺高层部分,退出接种针后直接划线接种斜面部分。

4. 液体培养基接种法 用于各种液体培养基如肉汤、蛋白胨水、糖发酵管等的接种。用接种环挑取单个菌落,倾斜液体培养管,在液面与管壁交界处研磨接种物(以试管直立后液体淹没接种物为准)。此接种法应避免接种环与液体过多接触,更不应在液体中混匀、搅拌,以免形成气溶胶,造成实验室污染。

5. 倾注平板法 本法主要用于饮水、饮料、牛乳和尿液等标本中的细菌计数。取纯培养物的稀释或原标本1mL至无菌培养皿内,再将已融化并冷却至45~50℃的琼脂培养基15~20mL倾注入该无菌培养皿内,混匀,待凝固后置37℃培养,长出菌落后进行菌落计数,以求出每毫升标本中所含菌数。先数6个方格(每格为1cm²)中菌落数,求出每格的平均菌落数,并算出平皿直径,然后按下列公式计数,求出每毫升标本中的细菌数。全平板菌落数

= 每方格的平均菌落数 × πr²，每 mL 标本中的细菌数 = 全平板菌落数 × 稀释倍数。

6. 涂布接种法 本法多用于纸片扩散法药敏试验的细菌接种。将一定量或适量的菌液加到琼脂培养基表面，然后用灭菌的 L 型玻璃棒或棉拭子于不同的角度反复涂布，使被接种液均匀分布于琼脂表面，然后贴上药敏纸片，或直接培养，经本法培养后细菌形成菌苔。

二、细菌的培养方法

根据不同的标本及不同的培养目的，可选用不同的培养方法。通常把细菌的培养方法分为需氧培养、二氧化碳培养、微需氧培养和厌氧培养 4 种。

1. 需氧培养 需氧培养指需氧菌或兼性厌氧菌在有氧条件下的培养。将已接种好的平板、斜面、液体培养基等在空气中置 35℃ 孵育箱内孵育 18 ~ 24h，无特殊要求的细菌均可生长。少数生长缓慢的细菌需要培养 3 ~ 7 天甚至 1 个月才能生长。为使孵育箱内保持一定的湿度，可在其内放置一杯水。对培养时间较长的培养基，接种后应将试管口塞好棉塞或硅胶塞后用石蜡-凡士林封固，以防培养基干裂。

2. 二氧化碳培养 某些细菌，如肺炎链球菌、淋病奈瑟菌、脑膜炎奈瑟菌、布鲁氏菌和流感嗜血杆菌等的培养，特别是在初次分离时，须在 5% ~ 10% 二氧化碳环境中培养才能生长。常用的培养法如下。

（1）二氧化碳培养箱法 二氧化碳孵箱能自动调节二氧化碳的含量、温度和湿度，培养物置于孵育箱内阁，孵育一定时间后可直接观察生长结果。

（2）烛缸培养法 取有盖磨口标本缸或玻璃干燥器，将接种好的培养基放入缸内，点燃蜡烛后放在缸内稍高于培养物的位置上，缸盖和缸口均涂以凡士林，加盖密闭。因缸内蜡烛燃烧，氧气逐渐减少，数分钟后蜡烛自行熄灭，此时容器内二氧化碳含量约占 5% ~ 10%。将缸置于 35℃ 普通孵育箱内孵育。

（3）气袋法 选用无毒透明的塑料袋，将已接种标本的培养皿放入袋内，尽量祛除袋内空气后将开口处折叠并用弹簧夹夹紧。使袋呈密闭状态，折断袋内已置的二氧化碳产气管（安瓿）产生二氧化碳，数分钟内就可达到需要的二氧化碳培养环境，置于 35℃ 孵育箱内孵育。

（4）化学法 常用碳酸氢钠-盐酸法。按每升容积称取碳酸氢钠 0.4g 与浓盐酸 0.35mL，分别置容器内，连同容器置于玻璃缸内，盖紧密封，倾斜缸位使盐酸与碳酸氢钠接触而生成二氧化碳，于 35℃ 孵育箱内孵育。

3. 微需氧培养 微需氧菌在大气中及绝对无氧环境中均不能生长，在含有 5% ~ 6% 氧气、5% ~ 10% 二氧化碳和 85% 氮气的气体环境中才可生长。将标本接种到培养基上，置于上述气体环境中，35℃ 进行培养即微需氧培养法。

4. 厌氧培养 厌氧菌对氧敏感，培养过程中需造成低氧化还原电势的厌氧环境。厌氧培养常用的方法有：物理法、化学法、生物法。如厌氧罐培养法、气袋法、厌氧手套箱法、需氧菌共生厌氧法等。

三、细菌在培养基上的生长特性

1. 固体培养基 标本或液体培养物划线接种到固体培养基表面后，单个细菌经分裂繁殖可形成一个肉眼可见的细菌集团，称为菌落（colony）。每一菌落通常是由一个细菌不断分裂增殖堆积而成的细菌纯种。各种细菌菌落的形态、大小、色泽、表面光滑或粗糙、湿润或干燥、边缘是否整齐，以及透明度、粘稠度等方面都各具特点，这有助于细菌的识别和鉴定。

（1）菌落的形态特征　大小、形状（露滴状、圆形、菜花样、不规则等）、突起或扁平、凹陷、边缘（光滑、波形、锯齿状、卷发状等）、颜色（红色、灰白色、黑色、绿色、黄色、无色等）、表面（光滑、粗糙等）、透明度（不透明、半透明、透明等）和粘度等。据细菌菌落表面特征不同，可将菌落分为3型：① 光滑型菌落（S 型菌落）：菌落表面光滑、湿润、边缘整齐，新分离的细菌大多呈光滑型菌落。② 粗糙型菌落（R 型菌落）：菌落表面粗糙、干燥、呈皱纹或颗粒状，边缘大多不整齐。R 型菌落多为 S 型细菌变异失去菌体表面多糖或蛋白质形成。R 型细菌抗原不完整，毒力和抗吞噬能力都比 S 型细菌弱。但也有少数细菌新分离的毒力株就是 R 型，如炭疽芽胞杆菌、结核分枝菌等。③ 粘液型菌落（M 型菌落）：菌落粘稠、有光泽、似水珠样。多见于厚荚膜或丰富粘液层的细菌、产气肠杆菌等。

（2）菌落溶血特征　菌落溶血有下列3种情况。① α 溶血：又称草绿色溶血，菌落周围培养基出现 1～2mm 的草绿色环，为高铁血红蛋白所致；② β 溶血：又称完全溶血，菌落周围形成一个完全清晰透明的溶血环，是细菌产生的溶血素使红细胞完全溶解所致；③ γ 溶血：即不溶血，菌落周围的培养基没有变化，红细胞没有溶解或缺损。

（3）色素　有些细菌产生水溶性色素，使菌落和周围的培养基出现绿色、金黄色、白色、橙色、柠檬色等颜色，产生的色素有水溶性或脂溶性。

（4）气味　某些细菌在培养基中生长繁殖后可产生特殊气味，如铜绿假单胞菌（生姜气味）、变形杆菌（巧克力烧焦的臭味）、厌氧梭菌（腐败的恶臭味）、白色假丝酵母菌（酵母味）和放线菌（泥土味）等。

2. 液体培养基　细菌在液体培养基中有3种生长现象：大多数细菌在液体培养基中生长繁殖后呈均匀混浊；少数链状排列的细菌如链球菌、炭疽芽胞杆菌等则呈沉淀生长；枯草芽胞杆菌、结核分枝杆菌和铜绿假单胞菌等专性需氧菌一般呈表面生长，常形成菌膜。

3. 半固体培养基　半固体培养基主要用于细菌动力试验，有鞭毛的细菌除了沿穿刺线生长外，在穿刺线两侧也可见羽毛状或云雾状混浊生长。无鞭毛的细菌只能沿穿刺线呈明显的线状生长，穿刺线两边的培养基仍然澄清透明，为动力试验阴性。

四、人工培养细菌在医学中的实际应用

1. 细菌的鉴定和研究　在临床上用于细菌感染性疾病的病原学诊断，并可进一步鉴定及深入研究致病菌的生物学性状、遗传变异、耐药性及致病性等。

2. 传染病的诊断和防治　根据致病菌的药敏感试验结果，指导选择合适的抗菌药物进行治疗。

3. 生物制品的制备　研制预防性菌（疫）苗、类毒素、抗血清等，都需要人工培养细菌。

4. 基因工程　应用于基因工程技术中，将带有外源性目的基因的重组 DNA 转化给受体菌（亦称作工程菌），并使其在菌体内表达出特异性蛋白因子（如基因表达干扰素、胰岛素等），或特异性抗原（如基因表达乙型肝炎疫苗）等。

思考题

1. 什么是培养基？
2. 接种细菌的方法有哪些？
3. 培养细菌的方法有哪些？生长现象怎样？

（易丽娴）

第五章 细菌的生物化学试验

学习目标
● 熟悉常见的细菌生化反应的原理、方法和结果判断

各种细菌具有各自独特的酶系统,因而对底物的分解能力不同,其代谢产物也不同。用生物化学方法测定这些代谢产物,可用来区别和鉴定细菌的种类。利用生物化学方法来鉴别不同细菌,称为细菌的生物化学试验或生化反应。生物化学试验的方法很多,主要有以下几类。

第一节 碳水化合物代谢试验

一、糖(醇、苷)类发酵试验

1. 原理 不同种类细菌含有发酵不同糖(醇、苷)类的酶,因而对各种糖(醇、苷)类的代谢能力也有所不同,即使分解同一糖(醇、苷)类,其代谢产物也可因菌种而异。检查细菌对培养基中所含糖(醇、苷)降解后产酸或产酸产气的能力,可用于鉴定细菌种类。

2. 方法 在基础培养基中(如酚红肉汤基础培养基,pH 7.4)加入 0.5% ~ 1.0%(w/v)的特定糖(醇、苷)类。所使用的糖(醇、苷)类有很多种,根据不同需要可选择单糖、多糖或低聚糖、多元醇和环醇等。将待鉴定的纯培养细菌接种入试验培养基中,置 35℃ 孵育箱内孵育数小时到两周(视方法及菌种而定)后,观察结果。若用微量发酵管,或要求培养时间较长时,应注意保持其周围的湿度,以免培养基干燥。

3. 结果 能分解糖(醇、苷)产酸的细菌,培养基中的指示剂呈酸性反应(如酚红变为黄色),产气的细菌可在小倒管(Durham 小管)中产生气泡,固体培养基则产生裂隙。不分解糖则无变化。

4. 应用 糖(醇、苷)类发酵试验是鉴定细菌的生化反应试验中最主要的试验,不同细菌可发酵不同的糖(醇、苷)类,如沙门菌可发酵葡萄糖,但不能发酵乳糖,大肠埃希菌则可发酵葡萄糖和乳糖。即便是两种细菌均可发酵同一种糖类,其发酵结果也不尽相同,如志贺菌和大肠埃希菌均可发酵葡萄糖,但前者仅产酸,而后者则产酸、产气,故可利用此试验鉴别细菌。

二、葡萄糖代谢类型鉴别试验

1. 原理　细菌在分解葡萄糖的过程中,必须有分子氧参加的,称为氧化型;能进行无氧降解的为发酵型;不分解葡萄糖的细菌为产碱型。发酵型细菌无论在有氧或无氧环境中都能分解葡萄糖,而氧化型细菌在无氧环境中则不能分解葡萄糖。本试验又称氧化发酵(O/F或 Hugh-Leifson,HL)试验,可用于区别细菌的代谢类型。

2. 方法　挑取少许纯培养物(不要从选择性平板中挑取)接种于 2 支 HL 培养管中,在其中一管加入高度至少为 0.5cm 的无菌液体石蜡以隔绝空气(作为密封管),另一管不加(作为开放管)。置35℃孵箱孵育48h 以上。

3. 结果　两管培养基均不产酸(颜色不变)为阴性;两管都产酸(变黄)为发酵型;加液体石蜡管不产酸,不加液体石蜡管产酸为氧化型。

4. 应用　主要用于肠杆菌科与其他非发酵菌的鉴别。肠杆菌科、弧菌科细菌为发酵型,非发酵菌为氧化型或产碱型。也可用于鉴别葡萄球菌(发酵型)与微球菌(氧化型)。

三、甲基红(MR)试验

1. 原理　某些细菌在糖代谢过程中,分解葡萄糖产生丙酮酸,丙酮酸进一步被分解为甲酸、乙酸和琥珀酸等,使培养基 pH 下降至4.5 以下时,加入甲基红指示剂呈红色。如细菌分解葡萄糖产酸量少,或产生的酸进一步转化为其他物质(如醇、醛、酮、气体和水),培养基 pH 在 5.4 以上,加入甲基红指示剂呈橘黄色。

2. 方法　将待试菌接种于葡萄糖蛋白胨水中,35℃孵育48 ~ 96h 后,于 5mL 培养基中滴加 5 ~ 6 滴甲基红指示剂,立即观察结果。

3. 结果判定　呈现红色者为阳性,橘黄色为阴性,橘红色为弱阳性。

4. 应用　常用于肠杆菌科内某些种属的鉴别,如大肠埃希菌和产气肠杆菌,前者为阳性,后者为阴性。肠杆菌属和哈夫尼亚菌属为阴性,而沙门菌属、志贺菌属、枸橼酸杆菌属和变形杆菌属等为阳性。

四、β-半乳糖苷酶(ONPG)试验

1. 原理　乳糖发酵过程中需要乳糖通透酶和 β-半乳糖苷酶才能快速分解。有些细菌只有半乳糖苷酶,因而只能迟缓发酵乳糖。所有快速发酵乳糖和迟缓发酵乳糖的细菌均可快速水解邻硝基酚-β-D-半乳糖苷(O-nitrophenyl-β-D-galactopyranoside, ONPG)而生成黄色的邻硝基酚。

2. 方法　将待试菌接种于 ONPG 肉汤中,35℃水浴或孵箱孵育 18 ~ 24h,观察结果。

3. 结果　呈现亮黄色为阳性,无色为阴性。

4. 应用　可用于迟缓发酵乳糖细菌的快速鉴定,本法对于迅速及迟缓分解乳糖的细菌均可短时间内呈现阳性。埃希菌属、枸橼酸杆菌属、克雷伯菌属、哈夫尼亚菌属、沙雷菌属和肠杆菌属等均为试验阳性,而沙门菌属、变形杆菌属和普罗威登斯菌属等为阴性。

五、VP 试验

1. 原理　测定细菌产生乙酰甲基甲醇的能力。某些细菌如产气肠杆菌,分解葡萄糖产

生丙酮酸,丙酮酸进一步脱羧形成乙酰甲基甲醇。在碱性条件下,乙酰甲基甲醇被氧化成二乙酰,进而与培养基中的精氨酸等含胍基的物质结合形成红色化合物,即 VP 试验阳性。

2. 方法　将待检菌接种于葡萄糖蛋白胨水中,35℃孵育 24~48h,加入 50g/L α-萘酚 (95% 乙醇溶液)1mL,轻轻振摇试管,然后加 40% KOH 0.4mL,轻轻振摇试管数分钟,静置观察结果。若为阴性应将试管置 35℃孵育 4h 再观察,仍无红色为阴性。

3. 结果　红色者为阳性,黄色或类似铜色为阴性。

4. 应用　主要用于大肠埃希菌和产气肠杆菌的鉴别。本试验常与 MR 试验一起使用,一般情况下,前者为阳性的细菌,后者常为阴性,反之亦然。但肠杆菌科细菌不一定都是这样的规律,如蜂房哈夫尼亚菌和奇异变形杆菌的 VP 试验和 MR 试验常同为阳性。

六、胆汁七叶苷水解试验

1. 原理　在 10%~40% 胆汁存在下,测定细菌水解七叶苷的能力。七叶苷被细菌分解生成七叶素,七叶素与培养基中的枸橼酸铁的二价铁离子发生反应形成黑色化合物。

2. 方法　将被检菌接种于胆汁七叶苷培养基中,35℃孵育 18~24h 后,观察结果。

3. 结果　培养基完全变黑为阳性,不变黑为阴性。

4. 应用　主要用于鉴别 D 群链球菌与其他链球菌的区别,以及肠杆菌科的某些种、某些厌氧菌(如脆弱拟杆菌等)的初步鉴别。D 群链球菌本试验为阳性。

七、淀粉水解试验

1. 原理　产生淀粉酶的细菌能将淀粉水解为糖类,在培养基上滴加碘液时,可在菌落周围出现透明区。

2. 方法　将被检菌划线接种于淀粉琼脂平板或试管中,35℃孵育 18~24h,加入革兰碘液数滴,立即观察结果。

3. 结果　阳性反应,菌落周围出现无色透明区,其他地方为蓝色;阴性反应,培养基全部为蓝色。

4. 应用　用于白喉棒状杆菌生物型的分型,重型淀粉水解试验阳性,轻、中型阴性;芽胞杆菌属菌种和厌氧菌某些种的鉴定。

八、甘油复红试验

1. 原理　甘油可被细菌分解生成丙酮酸,丙酮酸脱去羧基为乙醛,乙醛与无色的复红生成醌式化合物,呈深紫红色。

2. 方法　取被检菌接种于甘油复红肉汤培养基中,于 35℃孵育,观察 2~8 天。应同时做阴性对照。

3. 结果　紫红色为阳性,与对照管颜色相同为阴性。

4. 应用　主要用于沙门菌属内各菌种间的鉴别。伤寒沙门菌、甲(丙)型副伤寒沙门菌、猪霍乱沙门菌、孔道夫沙门菌和仙台沙门菌本试验为阴性,乙型副伤寒沙门菌结果不定,其他不常见沙门菌多数为阳性。

九、葡萄糖酸氧化试验

1. 原理　某些细菌可氧化葡萄糖酸钾,生成 α-酮基葡萄糖酸。α-酮基葡萄糖酸是一种还原性物质,可与班氏试剂起反应,出现棕色或砖红色的氧化亚铜沉淀。

2. 方法　将待检菌接种于葡萄糖酸盐培养基中(1mL),置 35℃孵育 48h,加入班氏试剂 1mL,于水浴中煮沸 10min 并迅速冷却,观察结果。

3. 结果　出现黄到砖红色沉淀为阳性。不变色或仍为蓝色为阴性。

4. 应用　主要用于假单胞菌的鉴定和肠杆菌科菌分群。

第二节　蛋白质和氨基酸代谢试验

一、硫化氢试验

1. 原理　某些细菌能分解含硫氨基酸生成硫化氢,与亚铁离子或铅离子结合形成黑色沉淀物。

2. 方法　将待检菌接种于含硫化物及亚铁离子的培养基或克氏双糖铁琼脂(KIA)中,35℃孵育 18～24h,观察有无黑色沉淀出现。或用醋酸铅纸条,悬挂于 KIA 管中(白色滤纸,根据试管大小裁剪适当,在热的 50g/L 醋酸铅饱和水溶液中浸泡,然后于 50～60℃烘干,121℃15min 高压灭菌备用)。醋酸铅是最敏感的方法。

3. 结果　有黑色沉淀物为阳性。

4. 应用　主要用于鉴别肠杆菌科细菌,如沙门菌属、枸橼酸杆菌属、变形杆菌属、爱德华菌属等为阳性,其他菌属大多为阴性。但沙门菌属中亦有部分硫化氢阴性菌株,如甲型副伤寒、仙台、猪霍乱沙门菌等。

二、明胶液化试验

1. 原理　细菌分泌的胞外蛋白水解酶(明胶酶)能分解明胶,使明胶失去凝固能力而液化。

2. 方法　将待检菌接种于明胶培养基中,35℃孵育 24h 到 7 天或更长时间,每 24h 取出放入 4℃冰箱约 2h 后,观察有无凝固。

3. 结果　如无凝固,则表示明胶已被水解,液化试验阳性。如凝固,则继续培养。

4. 应用　奇异变形杆菌、普通变形杆菌、沙雷菌属和阴沟肠杆菌等能液化明胶,肠杆菌科中的其他细菌很少液化明胶。有些厌氧菌如产气荚膜梭菌、脆弱类杆菌等也能液化明胶。另外,许多假单胞菌也能产生明胶酶而使明胶液化。

三、吲哚试验(靛基质试验)

1. 原理　某些细菌有色氨酸酶,能分解色氨酸产生吲哚,吲哚与对二甲氨基苯甲醛形成红色的玫瑰吲哚。

2. 方法　将待检菌接种于富含色氨酸的蛋白胨水培养基中,35℃孵育 24～48h,加入靛基质试剂,观察结果。

3. 结果　红色为阳性,无色为阴性。

4. 应用　主要用于肠杆菌科细菌的鉴定,如大肠埃希菌与产气肠杆菌,肺炎克雷伯菌和产酸克雷伯菌等的鉴别。

四、苯丙氨酸脱氨酶试验

1. 原理　测定细菌是否产生苯丙氨酸脱氨酶。细菌产生的苯丙氨酸脱氨酶使苯丙氨酸脱氨后生成苯丙酮酸,加入三氯化铁试剂后产生绿色反应。若延长时间,会引起褪色。

2. 方法　将待检菌大量接种入苯丙氨酸培养基中,35℃孵育 18～24h,滴加 100g/L 三氯化铁试剂 4～5 滴,立即观察菌落生长处有无绿色出现。

3. 结果　有绿色出现为阳性。

4. 应用　变形杆菌属、普罗威登菌属、摩根菌属均为阳性,肠杆菌科其他细菌均为阴性。

五、氨基酸脱羧酶试验

1. 原理　某些细菌可产生氨基酸脱羧酶使氨基酸脱羧生成胺和二氧化碳。由于胺的生成使培养基变为碱性,可用指示剂指示出来。

2. 方法　将待检菌分别接种于 1 支氨基酸(赖氨酸,鸟氨酸或精氨酸)脱羧酶试验管和 1 支氨基酸脱羧酶对照管(无氨基酸)中,各覆盖至少 0.5cm 厚的无菌石蜡油,35℃孵育 1～4 天,观察结果。

3. 结果　若为溴甲酚紫指示剂,则试验管紫色为阳性,黄色为阴性,对照管应为黄色。

4. 应用　主要用于某些细菌种间的鉴别,如赖氨酸用于产气肠杆菌(阳性)与阴沟肠杆菌(阴性);鸟氨酸用于阴沟肠杆菌(阳性)和克雷伯菌(阴性);精氨酸用于阴沟肠杆菌(阳性)和产气肠杆菌(阴性)等。

六、精氨酸双水解酶试验

1. 原理　精氨酸经两次水解后,生成鸟氨酸、氨及二氧化碳。鸟氨酸又在脱羧酶的作用下生成腐胺。氨及腐胺均为碱性物质,故可使培养基变为碱性,用指示剂指示出来。

2. 方法　将待检菌接种于试验培养基上,置 35℃孵箱孵育 1～4 天,观察结果。

3. 结果　溴甲酚紫指示剂呈紫色为阳性,黄色为阴性。酚红指示剂呈红色为阳性。

4. 应用　主要用于肠杆菌科及假单胞菌属的鉴定。

七、尿素酶试验

1. 原理　某些细菌能产生尿素酶,分解尿素产生大量的氨,使培养基变为碱性。

2. 方法　将待检菌接种于含有尿素的培养基中,35℃孵育 18～24h,观察结果。

3. 结果　红色为阳性,不变色为阴性。

4. 应用　主要用于肠杆菌科变形杆菌属、普罗威登菌属、克雷伯菌属及假单胞菌属的鉴定。

八、霍乱红试验

1. 原理　霍乱弧菌分解色氨酸生成吲哚,并能使硝酸盐还原为亚硝酸盐,当加入硫酸后生成亚硝酸吲哚,呈红色反应。

2. 方法　将待检菌接种于蛋白胨水中,置35℃孵育24h,加入浓硫酸数滴,观察结果。

3. 结果　呈红色者为阳性。

4. 应用　霍乱弧菌呈阳性反应,但本试验并非霍乱弧菌所特有。凡能产生吲哚并还原硝酸盐为亚硝酸盐的细菌,均可呈现阳性反应。

第三节　碳源利用试验

一、枸橼酸盐利用试验

1. 原理　某些细菌能利用枸橼酸盐作为唯一碳源,可在此培养基上生长,并分解枸橼酸盐生成碳酸钠,使培养基变为碱性。

2. 方法　将待检菌接种于枸橼酸盐培养基上,置35℃孵育1～4天,逐日观察结果。

3. 结果　若用溴麝香草酚蓝指示剂,斜面出现菌落或菌苔,培养基变蓝色为阳性;无菌落生长,培养基绿色为阴性。

4. 应用　可用此试验作细菌种属间鉴定。埃希菌属、志贺菌属、爱德华菌属和耶尔森菌属均为阴性,沙门菌属、克雷伯菌属通常阳性,粘质和液化沙雷菌和某些变形杆菌及枸橼酸杆菌阳性。此外,铜绿假单胞菌、洋葱伯克霍尔德菌和嗜水气单胞菌也能利用枸橼酸盐。

二、丙二酸盐利用试验

1. 原理　某些细菌能利用丙二酸盐作为唯一碳源,丙二酸盐被分解生成碳酸钠,使培养基变为碱性。

2. 方法　将待检菌接种于丙二酸盐培养基中,置35℃孵育24～48h,观察结果。

3. 结果　培养基由绿色变为蓝色为阳性。颜色无变化为阴性。

4. 应用　肠杆菌科中亚利桑那菌属和克雷伯菌属为阳性,枸橼酸杆菌属、肠杆菌属和哈夫尼亚菌属有不同生物型反应,其他各菌属均为阴性。

三、醋酸钠利用试验

1. 原理　细菌利用铵盐作为唯一氮源,同时,利用醋酸盐作为唯一碳源时,可在醋酸盐培养基上生长,分解醋酸盐生成碳酸钠,使培养基变为碱性。

2. 方法　将被检菌接种于醋酸盐培养基中,置35℃孵育2～7天,逐日观察结果。

3. 结果　培养基上有细菌生长,并变为蓝色为阳性。

4. 应用　主要用于大肠埃希菌和志贺菌属的鉴别,前者为阳性,而后者为阴性。

四、马尿酸钠水解试验

1. 原理　某些细菌具有马尿酸水解酶,可使马尿酸水解为苯甲酸和甘氨酸,苯甲酸与三氯化铁试剂结合,形成苯甲酸铁沉淀。

2. 方法　将待检菌接种于马尿酸钠培养基中,置35℃孵育48h,离心沉淀,取上清液0.8mL,加入三氯化铁试剂0.2mL,立即混匀,经10～15min观察结果。

3. 结果　出现恒定沉淀物为阳性。

4. 应用　主要用于B群链球菌的鉴定。

五、乙酰胺利用试验

1. 原理　许多非发酵菌产生一种脱酰胺酶,可使乙酰胺经脱酰胺作用释放氨,使培养基变为碱性。

2. 方法　将被检菌接种于乙酰胺培养基中,置35℃孵育24～48h,观察结果。

3. 结果　培养基由绿色变为蓝色为阳性。如不生长,或稍有生长,但培养基颜色不变为阴性。

4. 应用　主要用于非发酵菌的鉴定。铜绿假单胞菌、去硝化产碱杆菌、食酸假单胞菌为阳性,其他非发酵菌大多数为阴性。

第四节　酶类试验

一、氧化酶试验

1. 原理　氧化酶又称细胞色素氧化酶,是细胞色素氧化酶系统中的最终呼吸酶。此酶并不直接与氧化酶试剂起反应,而是先使细胞色素C氧化,然后此氧化型细胞色素C再使对苯二胺氧化,产生颜色反应。因此,本试验结果与细胞色素C的存在有关。

2. 方法　取洁净滤纸条,蘸取菌落少许,加氧化酶试剂(10g/L盐酸四甲基对苯二胺水溶液或10g/L盐酸二甲基对苯二胺水溶液)1滴,1min内观察结果。也可将试剂滴加到菌落上进行试验。

3. 结果　阳性者立即变为粉红色,5～10s内呈深紫色。无色为阴性。

4. 应用　用于奈瑟菌属的菌种鉴定,该属细菌均呈阳性。此外,也用于假单胞菌属与肠杆菌科细菌的鉴别,前者为阳性,而后者为阴性。莫拉菌属、产碱杆菌属等均为阳性。

5. 注意事项　① 试验时应避免接触含铁物质,以免出现假阳性。② 10g/L盐酸四甲基对苯二胺或10g/L盐酸四甲基对苯二胺水溶液为无色溶液,在空气中易被氧化而失效,故应经常更换新试剂,并盛于棕色瓶中,若试剂已变成深蓝色,应弃去不用。

二、触酶试验

1. 原理　触酶又称过氧化氢酶。具有过氧化氢酶的细菌,能催化过氧化氢成为水和原子态氧,继而形成氧分子,出现气泡。

2. 方法　取洁净玻片 1 张,用接种环挑取细菌,加 3% H_2O_2 1 滴,立即观察结果。

3. 结果　若立即出现大量气泡为阳性;无气泡为阴性。

4. 应用　大多需氧和兼性厌氧菌均产生过氧化氢酶,但链球菌科为阴性,故常用此试验来鉴定。此外,金氏杆菌属的细菌也为阴性。分枝杆菌的鉴别则用耐热触酶试验,结核分枝杆菌为阴性,戈氏分枝杆菌和地分枝杆菌为阳性。

5. 注意事项　① 3% H_2O_2 溶液要新鲜配制。② 不宜用血琼脂平板上生长的菌落,因红细胞含有触酶,可致假阳性反应。③ 取对数生长期的细菌进行试验。

三、凝固酶试验

1. 原理　凝固酶试验是鉴定葡萄球菌致病性的重要试验。致病性葡萄球菌可产生两种凝固酶,一种是与细胞壁结合的凝聚因子,称结合凝固酶,它直接作用于血浆中纤维蛋白原,使发生沉淀,包围于细菌外面而凝聚成块,玻片法阳性结果是由此凝聚因子所致;另一种凝固酶是分泌至菌体外,称为游离凝固酶,它能使凝血酶原变成凝血酶类产物,使纤维蛋白原变为纤维蛋白,从而使血浆凝固。试管法可同时测定结合型和游离型凝固酶。

2. 方法　① 玻片法:在一张洁净玻片中央加 1 滴生理盐水,用接种环取待检培养物与其混合(设阳性和阴性对照)制成菌悬液,若经 10 ~ 20s 内无自凝现象发生,则加入人或兔新鲜血浆 1 环,与菌悬液混合,观察结果。② 试管法:于试管内加 1 : 4 稀释的兔或人血浆 0.5mL,再加 1 ~ 2 个待试菌菌落,置 37℃ 水浴,每 30min 观察 1 次结果。

3. 结果　① 玻片法:5 ~ 10s 内出现凝集者为阳性。② 试管法:如有凝块或整管凝集出现为阳性。2h 后无上述现象出现,则放置过夜后再观察。

4. 应用　本试验仅用于致病性葡萄球菌的鉴定。

5. 注意事项　① 玻片法为筛选试验,阳性、阴性均需进行试管法测定。② 血浆必须新鲜。③ 应使用肝素而非枸橼酸盐作抗凝剂抗凝的血浆。④ 本试验也可用市购的胶乳凝集试验试剂盒测定。

四、DNA 酶试验

1. 原理　某些细菌能产生 DNA 酶,水解外源性 DNA 使之成为寡核苷酸。DNA 可被酸沉淀,而寡核苷酸则不会。故在 DNA 琼脂平板上加盐酸后,可在菌落周围形成透明区。

2. 方法　在 DNA 琼脂平板上点种待检菌,35℃ 孵育 18 ~ 24h,用 1mol/L 盐酸倾注平板,观察结果。

3. 结果　如菌落周围有透明区为阳性,无透明区为阴性。

4. 应用　主要用于肠杆菌科及葡萄球菌属某些菌种的鉴定。沙雷菌、变形杆菌和金黄色葡萄球菌 DNA 酶均为阳性。

第五节　其他试验

一、胆汁溶菌试验

1. 原理　胆汁或去氧胆酸钠能导致某些细菌溶解,一方面是由于胆汁或去氧胆酸钠降低了细菌细胞膜上的表面张力,使细菌的细胞膜破损或使菌体裂解。另一方面可能与激活细菌体内的自溶酶有关。

2. 方法 ① 试管法:用纯培养物制备 1mL 生理盐水浓菌悬液,pH 调至 7.0,分装两支试管,各 0.5mL。其中一管加 0.5mL 100g/L 去氧胆酸钠为试验管,另一管加 0.5mL 生理盐水作对照。35℃孵育每小时观察 1 次结果。② 平板法:在血平板上选取单个可疑菌落,做好标记,直接在菌落上加 1 接种环 20g/L 去氧胆酸钠(pH 7.0),置 35℃孵育 30min(平板不要翻转),观察结果。

3. 结果 ① 试管法:在 3h 内液体透明为阳性。② 平板法:如菌落消失,仅留下溶血区为阳性,菌落不消失为阴性。

4. 应用 用于肺炎链球菌的鉴定。

二、硝酸盐还原试验

1. 原理 硝酸盐还原反应包括两个过程,其一是在合成代谢过程中,硝酸盐还原为亚硝酸盐和氨,再由氨转化为氨基酸和细胞内其他含氮化合物;另一是在分解代谢过程中,硝酸盐或亚硝酸盐代替氧作为呼吸酶系统中的终末受氢体。硝酸盐还原过程可因细菌不同而异。有的细菌仅使硝酸盐还原为亚硝酸盐,如大肠埃希菌等;有的细菌可使其还原为亚硝酸盐和离子态的铵;有的细菌能使硝酸盐或亚硝酸盐还原为氨,如沙雷菌属;有的细菌还可以将其还原产物在合成性代谢中完全利用。硝酸盐或亚硝酸盐如果还原生成气体的终末产物如氮或氧化氮,则称为脱硝化或脱氮化作用。某些细菌能还原硝酸盐为亚硝酸盐,亚硝酸盐与醋酸作用,生成亚硝酸,亚硝酸与试剂中的对氨基苯磺酸作用生成重氮基苯磺酸,后者与 α-萘胺结合生成 N-α 萘胺偶苯磺酸。

2. 方法 将待检菌接种于硝酸盐培养基(内含小倒管)中,35℃孵育 1~4 天。将甲、乙等量混合液(用时混合)0.1mL 加于试管内,立即或 10min 内观察结果。

3. 结果 出现红色为阳性反应。如欲观察有无氮气产生,可于培养基管内加 1 只小倒管,有气泡产生,则表示有氮气生成。如欲检查培养基中硝酸盐是否被分解,可取少许锌粉加入培养基内,如出现红色表明硝酸盐仍存在;若不出现红色,表示硝酸盐已被分解。

4. 应用 本试验广泛用于细菌鉴定。肠杆菌科细菌均能还原硝酸盐为亚硝酸盐;假单胞菌属中有的细菌能产生氮气,如铜绿假单胞菌、嗜麦芽窄食单胞菌、斯氏假单胞菌,有的则能还原硝酸盐为亚硝酸盐,如鼻疽假单胞菌等;厌氧菌如韦荣菌也能还原硝酸盐为亚硝酸盐。

三、CAMP 试验

1. 原理 B 群链球菌(无乳链球菌)产生一种"CAMP"因子,此种物质能促进葡萄球菌的 β-溶血素的活性,可在两种细菌的交界处溶血力增强,出现箭头型透明溶血区。

2. 方法 在羊血或马血琼脂平板上,先以 β-溶血的金黄色葡萄球菌划一横线接种。再将待检菌与前一划线作垂直接种,两者应相距 1cm,于 35℃孵育 18~24h,观察结果。每次试验应做阴性对照。

3. 结果 两种细菌划线交接处出现箭头型溶血区为阳性。

4. 应用 主要用于 B 群链球菌(阳性)的鉴定,其他链球菌均为阴性。

四、抑菌试验

（一）Optochin 敏感试验

1. 原理　Optochin（奥普托欣）是盐酸乙基氢化羟基奎宁的商品名。对肺炎链球菌有特异抑制作用，其作用机制可能是干扰叶酸生物合成作用，而对其他链球菌则无此作用。

2. 方法　用棉拭子将待检菌的肉汤培养物均匀涂布于血琼脂平板上，贴上一张含 $5\mu g$ 奥普托欣纸片，置烛缸或二氧化碳孵箱，35℃孵育 $18\sim24h$，观察结果。

3. 结果　抑菌圈直径大于 14mm 为敏感，小于或等于 14mm 为阴性。

4. 应用　主要用于肺炎链球菌（敏感）与其他链球菌（耐药）的鉴别。

（二）杆菌肽敏感试验

1. 原理　A 群链球菌对杆菌肽几乎是 100% 敏感，而其他群链球菌对杆菌肽通常耐药。故此试验可对链球菌进行鉴别。

2. 方法　用棉拭子将待检菌的肉汤培养物均匀涂布于血琼脂平板上，稍干后贴一张含 0.04U 的杆菌肽纸片，置 35℃孵育 $18\sim24h$，观察结果。

3. 结果　抑菌圈直径大于 10mm 为敏感，小于 10mm 为耐药。

4. 应用　主要用于 A 群与非 A 群链球菌的鉴别。从临床分离的菌株中有 5%～15% 非 A 群链球菌也对杆菌肽敏感，如 6% 的 B 群链球菌、7.5% 的 C 群链球菌和 G 群链球菌等。

（三）新生霉素敏感试验

1. 原理　金黄色葡萄球菌和表皮葡萄球菌可被低浓度新生霉素所抑制，表现为敏感，而腐生葡萄球菌则表现为耐药。

2. 方法　用棉拭子将待检菌悬液均匀涂布于 M-H 琼脂平板或血平板上，在平板中央贴含 $5\mu g/$片新生霉素诊断纸片一张，置 35℃孵育 $16\sim18h$，观察结果。

3. 结果　抑菌圈直径大于 16mm 为敏感，小于或等于 16mm 为耐药。

4. 应用　主要用于葡萄球菌某些种的鉴定。

（四）O/129 试验

1. 原理　O/129（2,4 二氨基-6,7-二异丙基喋啶）能抑制弧菌属、发光杆菌属和邻单胞菌属细菌生长，而气单胞菌属和假单胞菌属细菌则耐药。

2. 方法　用棉拭子将待检菌悬液均匀涂布于碱性琼脂平板上，将 $10\mu g/$片及 $150\mu g/$片的 O/129 诊断纸片贴于平板上，置 35℃孵育 $18\sim24h$，观察结果。

3. 结果　出现抑菌圈者表示敏感，无抑菌圈者为耐药。

4. 应用　主要用于弧菌属、邻单胞菌属与气单胞菌属的鉴别，弧菌属和邻单胞菌属菌为敏感，气单胞菌属菌为耐药。其他菌属如发光杆菌属为敏感，假单胞菌属为耐药。

（五）氰化钾试验

1. 原理　氰化钾可抑制某些细菌的呼吸酶系统。细胞色素、细胞色素氧化酶、过氧化氢酶和过氧化物酶均以铁卟啉作为辅基，氰化钾与铁卟啉结合，使这些酶失去活性，使细菌生长受到抑制。

2. 方法　将待检菌接种于氰化钾培养基中，同时接种一支不含氰化钾的对照培养基，置 35℃孵育 $24\sim48h$，观察结果。

3. 结果 细菌在氰化钾培养基中生长(不受抑制)为阳性,不生长(抑制)为阴性。

4. 应用 肠杆菌科中的沙门菌属、志贺菌属和埃希菌属细菌的生长受到抑制,而其他各菌属的细菌均可生长。

(六)克氏双糖铁或三糖铁琼脂培养基试验

1. 原理 将克氏双糖铁(KIA)或三糖铁琼脂(TSI)培养基制成高层和短的斜面,其中葡萄糖含量仅为乳糖或蔗糖的十分之一,若细菌只分解葡萄糖而不分解乳糖和蔗糖,分解葡萄糖产酸使 pH 降低,因此斜面和底层均先呈黄色,但因葡萄糖量较少,所生成的少量酸可因接触空气而氧化,并因细菌生长繁殖利用含氮物质生成碱性化合物,使斜面部分又变成红色;底层由于处于缺氧状态,细菌分解葡萄糖所生成的酸类一时不被氧化而仍保持黄色。细菌分解葡萄糖、乳糖或蔗糖产酸产气,使斜面与底层均呈黄色,且有气泡。细菌产生硫化氢时与培养基中的硫酸亚铁作用,形成黑色的硫化铁。

2. 方法 用接种针挑取待检菌的菌落,先穿刺接种到 KIA 或 TSI 深层,距管底 3～5mm 为止,再从原路退回,在斜面自下而上划线,置35℃孵育 18～24h,观察结果。

3. 结果 常见的 KIA 反应有如下几种:①斜面碱性/底层碱性:不发酵碳水化合物,为非发酵菌的特征,如铜绿假单胞菌。②斜面碱性/底层酸性:葡萄糖发酵、乳糖(和 TSI 中的蔗糖)不发酵,是不发酵乳糖菌的特征,如志贺菌。③斜面碱性/底层酸性(黑色):葡萄糖发酵、乳糖不发酵并产生硫化氢,是产生硫化氢不发酵乳糖菌的特征,如沙门菌、亚利桑那菌、枸橼酸杆菌和变形杆菌等。④斜面酸性/底层酸性:葡萄糖和乳糖(和 TSI 中的蔗糖)发酵,是发酵乳糖的大肠菌群的特征,如大肠埃希菌、克雷伯菌属和肠杆菌属。

4. 应用 鉴别肠道杆菌用。KIA 或 TSI 对初分离出的、可疑为革兰阴性杆菌鉴定特别有用。其反应模式是许多杆菌鉴定表的组成部分,也可作为观察其他培养基反应的有价值的质控依据。

(七)氢氧化钾拉丝试验

1. 原理 革兰阴性细菌的细胞壁在稀碱溶液中易于破裂,释放出未断裂的 DNA 螺旋,使氢氧化钾菌悬液呈现粘性,可用接种环搅拌后拉出粘丝来,而革兰阳性细菌在稀碱溶液中没有上述变化。

2. 方法 取 1 滴 40g/L 氢氧化钾水溶液(应新鲜配制)于洁净玻片上,取新鲜菌落少许,与氢氧化钾水溶液搅拌混匀,并每隔几秒钟上提接种环,观察能否拉出粘丝。

3. 结果 用接种环拉出粘丝者为阳性,仍为混悬液者为阴性。

4. 应用 主要用于革兰阴性菌与易脱色的革兰阳性菌的鉴别。大多数革兰阴性菌于5～10s 内出现阳性反应,有的则需 30～45s。假单胞菌、无色杆菌、黄杆菌、产碱杆菌等大多数在 10s 内呈阳性,不动杆菌、莫拉菌反应较慢,大多数菌株在 60s 内出现阳性,而革兰阳性菌在 60s 以后仍为阴性。

思考题

1. 简述常用生化反应的原理、方法和结果判断。

(陈晓)

第六章　细菌的分布

学习目标
- 掌握正常菌群、条件致病菌和菌群失调的概念
- 熟悉菌群失调的诱因

第一节　细菌在自然界的分布

细菌种类多、繁殖快、适应环境能力强。因此,细菌广泛分布于自然界,在水、土壤、空气、食物、人和动物的体表以及与外界相通的腔道中,常有各种细菌和其他微生物存在。细菌在自然界物质循环上起重要作用,多数对人类有益,对人致病的只是少数。

一、土壤中的细菌

土壤中含有大量的微生物。土壤中的细菌来自天然生活在土壤中的自养菌和腐物寄生菌以及随动物排泄物及尸体进入土壤的细菌。它们大部分在离地面 10~20cm 深的土壤中生存。土层越深,菌数越少,暴露于土层表面的细菌由于受日光照射和干燥作用,不利于其生存,所以数量少。

土壤中的微生物以细菌为主,放线菌次之,另外还有真菌、螺旋体等。土壤中微生物绝大多数是对人有益的,它们参与大自然的物质循环,分解动物的尸体和排泄物;固定大气中的氮,供给植物利用;土壤中可分离出许多能产生抗生素的微生物。进入土壤中的病原微生物容易死亡,但是一些能形成芽胞的细菌如破伤风杆菌、气性坏疽病原菌、肉毒杆菌、炭疽杆菌等可在土壤中存活多年。因此,土壤中的微生物与创伤及战伤的厌氧性感染有很大关系。

二、水中的细菌

水也是微生物存在的天然环境,水中的细菌来自土壤、尘埃、污水、人畜排泄物及垃圾等。水中微生物种类及数量因水源不同而异。一般地面水比地下水含菌数量多,并易被病原菌污染。在自然界中,水源虽不断受到污染,但也经常地进行着自净。日光及紫外线可使表面水中的细菌死亡,水中原生生物可以吞噬细菌,藻类和噬菌体能抑制一些细菌生长;另外水中的微生物常随一些颗粒下沉于水底污泥中,使水中的细菌大为减少。

水中的病菌如伤寒杆菌、痢疾杆菌、霍乱弧菌、钩端螺旋体等主要来自人和动物的粪便及污染物。因此,粪便管理对控制和消灭消化道传染病有重要意义。但直接检查水中的病原菌是比较困难的,常用测定细菌总数和大肠菌群数来判断水的污染程度。目前我国规定

生活饮用水的标准为 1mL 水中细菌总数不超过 100 个;每升水中大肠菌群数不超过 3 个。超过此数,表示水源可能受粪便等污染严重,水中可能有病原菌存在。

三、空气中的细菌

空气中微生物分布的种类和数量因环境不同有所差别。空气中的微生物来源于人畜呼吸道的飞沫及地面飘扬起来的尘埃。由于空气中缺乏营养物及适当的温度,细菌不能繁殖,且常因阳光照射和干燥作用而被消灭。只有抵抗力较强的细菌和真菌或细菌芽胞才能存留较长时间。室外空气中常见产芽胞杆菌、产色素细菌及真菌孢子等;室内空气中的微生物比室外多,尤其是人口密集的公共场所、医院病房、门诊等处,容易受到带菌者和病人污染。如飞沫、皮屑、痰液、脓汁和粪便等携带大量的微生物,可严重污染空气。某些医疗操作也会造成空气污染,如高速牙钻修补或超声波清洁牙石时,可产生微生物气溶胶;穿衣、铺床时使织物表面微生物飞扬到空气中,清扫及人员走动尘土飞扬也是医院空气中微生物的来源。室内空气中常见的病原菌有脑膜炎奈瑟菌、结核杆菌、溶血性球菌、白喉杆菌、百日咳杆菌等。空气中微生物污染程度与医院感染率有一定的关系。空气细菌卫生检查有时用甲型溶血性链球菌作为指示菌,表明空气受到人上呼吸道分泌物中微生物的污染程度。

第二节　细菌在人体的分布

一、正常菌群的含义

人自出生后,外界的微生物就逐渐进入人体。在正常人体皮肤、黏膜及与外界相通的各种腔道(如口腔、鼻咽腔、肠道和泌尿道)等部位,存在着对人体无害的微生物群,包括细菌、真菌、螺旋体、支原体等。在与宿主的长期进化过程中,微生物群的内部及其与宿主之间互相依存、互相制约,形成一个能进行物质、能量及基因交流的动态平衡的生态系统,习惯称之为正常菌群(normal flora)。正常菌群大部分是长期居留于人体的微生物,又称为常居菌,也有少数微生物是暂时寄居的,称为过路菌。

二、人体正常菌群的分布

1. **皮肤上的细菌**　皮肤上的细菌往往因个人卫生及环境情况有所差异。最常见的是革兰阳性球菌,其中以表皮葡萄球菌为多见,有时亦有金黄色葡萄球菌。当皮肤受损伤时,可引起化脓性感染,如疖、痈。在外阴部与肛门部位,可找到非致病性抗酸性耻垢杆菌。

2. **口腔中的细菌**　口腔温度适宜,含有食物残渣,是微生物生长的良好环境。口腔中的微生物有各种球菌、乳酸杆菌、梭形菌、螺旋体和真菌等。

3. **胃肠道的细菌**　胃酸具有杀菌作用,健康人的空肠常无菌。若胃功能障碍,如胃酸分泌降低,尤其是胃癌时,往往出现八叠球菌、乳酸杆菌、芽胞杆菌等。胃肠道的细菌因所处部位而不同。成年人的空肠和回肠上部的细菌很少,甚至无菌,肠道下段细菌逐渐增多。大肠积存有食物残渣,又有合适酸碱度,适于细菌繁殖,菌量占粪便的 1/3。大肠中微生物的种类繁多,主要有大肠杆菌、脆弱类杆菌、双歧杆菌、厌氧性球菌等,其他还有乳酸杆菌、葡萄球菌、绿脓杆菌、变形杆菌、真菌等。

4. 呼吸道的细菌 鼻腔和咽部经常存在葡萄球菌、类白喉杆菌等。在咽喉及扁桃体黏膜上,主要是甲型链球菌和卡他球菌占优势,此外还经常存在着潜在致病性微生物如肺炎球菌、流感杆菌、乙型链球菌等。正常人支气管和肺泡中是无菌的。

5. 泌尿生殖道的细菌 正常情况下,仅在泌尿道外部有细菌存在,如男性生殖器有耻垢杆菌,尿道口有葡萄球菌和革兰阴性球菌及杆菌;女性尿道外部与外阴部菌群相仿,除耻垢杆菌外,还有葡萄球菌、类白喉杆菌和大肠杆菌等。阴道内的细菌随着内分泌的变化而异。从月经初潮至绝经前一般多见的为阴道杆菌(乳酸杆菌类);而月经初潮前女孩及绝经期后妇女,阴道内主要细菌有葡萄球菌、类白喉杆菌、大肠杆菌等。

机体的多数组织器官是无菌的,若有侵入的细菌未被消灭,则可引起感染。因而在医疗实践中,当手术、注射、穿刺、导尿时,应严格执行无菌操作,以防细菌感染。

三、正常菌群的生理作用

正常条件下,正常菌群与人体之间、正常菌群内各种微生物之间既相互制约,又相互依存,构成了一种生态平衡。此时,正常菌群对保持人体生态平衡和内环境的稳定等方面起着重要作用。

1. 生物拮抗作用 正常菌群在人体能构成一个生物屏障,阻止外来致病菌的入侵。还可以通过夺取营养、产生酸性物质等机制来抑制致病菌的生长。有些细菌可产生细菌素及过氧化氢等物质,阻止入侵致病菌的定居。

2. 营养作用 正常菌群能够参与人体的部分营养物质如蛋白质、糖类、脂类的代谢,促进营养物质的消化和吸收;可合成维生素等产物供人体利用,如肠道内的大肠埃希菌和脆弱类杆菌可以合成 B 族维生素和维生素 K,乳酸杆菌和双歧杆菌等可合成叶酸、B 族维生素等,经肠道吸收,供人体利用。

3. 免疫作用 正常菌群可刺激机体免疫系统的发育和成熟,并能促进免疫细胞分裂以产生抗体,从而增强机体的免疫防御能力。

4. 抑癌作用 正常菌群可使体内出现的致癌物质转化为非致癌物质,从而抑制肿瘤生长。此外,正常菌群还有利于宿主的生长、发育,某些正常菌群具有抗衰老作用。

四、条件致病菌和菌群失调

1. 条件致病菌 正常菌群在宿主体内具有相对稳定性,一般不致病。但受某些因素的影响,两者之间的平衡关系被破坏,使原来不致病的正常菌群也可引起疾病。这种在正常情况下不致病,但在特定条件下能引起疾病的菌群称为条件致病菌或机会致病菌,其致病的特定条件主要有:① 寄居部位改变:正常菌群在人体内有一定的寄生部位,若寄生部位发生了变化,则可能致病。如肠道内的大肠埃希菌由于手术、外伤、留置导尿管等原因进入腹腔、血液或泌尿生殖道等,可引起腹膜炎、败血症或泌尿道感染。常见的机会致病菌有大肠埃希菌、克雷伯菌属、铜绿假单胞菌、变形杆菌属、肠杆菌属、沙雷菌属、葡萄球菌等。② 免疫功能下降:慢性消耗性疾病、过度疲劳、恶性肿瘤、使用免疫抑制剂、大面积烧伤等原因,均使机体免疫力下降,导致机会感染发生。如糖尿病、艾滋病、严重烧伤病人常伴有白色假丝酵母菌、铜绿假单胞菌感染。③ 菌群失调:菌群失调是指宿主某部位正常菌群中各菌种之间的比例发生了大幅度的改变,由生理性组合转变为病理性组合的状态。

2. 菌群失调症　严重的菌群失调可导致宿主出现一系列临床病症,称为菌群失调症。菌群失调的发生与使用抗菌药物、医疗措施不当致使外来菌入侵等因素有关。如长期使用广谱抗生素治疗的某些病人,其体内正常菌群中的敏感菌受药物影响被抑制,而对抗生素不敏感的菌株如葡萄球菌、白假丝酵母菌等趁机大量繁殖成为优势菌,引起伪膜性肠炎、白假丝酵母菌性肺炎等疾病。这种在抗菌药物治疗原有感染疾病中诱发的第二次感染又称二重感染。

菌群失调症根据其失调的程度可分为:① 一度失调(可逆性失调):去除诱因后,不需治疗可自行恢复;② 二度失调(菌种数量比例失调):去除诱因后,失调状态仍持续存在,如慢性腹泻;③ 三度失调(菌交替症):外来菌代替了原来菌群。严重者可引起二重感染。

思考题

1. 什么是菌群失调症? 其诱因是什么?
2. 饮用水的细菌鉴定标准是什么?

（黄加忠）

第七章　外界因素对细菌的影响

学习目标
- 掌握消毒灭菌的定义
- 熟悉热力灭菌的种类及工作条件
- 熟悉噬菌体的概念和繁殖周期

第一节　物理因素对细菌的影响

一、消毒与灭菌的定义

1. 消毒(disinfection)　消毒指能杀死病原微生物,但不一定能杀死细菌芽胞的方法。用于消毒的化学制剂叫做消毒剂(disinfectant)。一般消毒剂在常用浓度下只对细菌的繁殖体有效。

2. 灭菌(sterilization)　灭菌指杀灭物体上所有微生物(包括细菌芽胞在内)的方法。

3. 防腐(antisepsis)　防腐指防止或抑制微生物生长繁殖的方法。用于防腐的化学制剂称为防腐剂(antiseptics)。某些化学药物在高浓度时,具有杀菌作用,可作消毒剂,在低浓度时,仅能抑制细菌生长繁殖,可用作防腐剂。

4. 无菌(asepsis)　不含活菌的意思,是灭菌的结果。防止微生物进入机体或物体的操作技术称为无菌操作(aseptic technique)。在进行微生物实验、外科手术以及注射、插管等医疗操作时,必须严格无菌操作以防止微生物的侵入。

二、物理消毒和灭菌方法

利用物理因素杀灭或清除微生物的方法,称为物理灭菌法或消毒法。

1. 热力灭菌

利用高温加热方法进行消毒灭菌。高温可使细菌蛋白质及酶类变性凝固、核酸结构被破坏,从而导致细菌死亡。不同种类的细菌对高温的耐受力不同,多数无芽胞细菌在 55～60℃经 30～60min 后死亡,在 100℃时数分钟内死亡。细菌芽胞耐高温,如炭疽杆菌芽胞可耐受 5～10min 煮沸,破伤风梭菌芽胞煮沸 1 小时才被破坏。

热力灭菌法分为干热灭菌法和湿热灭菌法。

(1) 干热灭菌法　以热空气为导热介质,提高物品温度,以达到灭菌目的。

① 焚烧法:灭菌彻底,但仅适用于无经济价值的物品,如废弃的污染物或死于传染病的

人或动物尸体。

② 烧灼法:将待灭菌的物品直接放于火焰中灼烧,如微生物实验使用的接种环、接种针、试管口等多用此法灭菌。

③ 干烤法:将物品置于密闭的专用干烤箱内,通电后利用高热空气达到灭菌目的。此法适用于耐高温的物品,如玻璃器皿、瓷器、某些粉剂药品、凡士林等,灭菌时一般加温至160~170℃,维持2~3h。灭菌结束后,应关闭电源,待温度慢慢降至60℃左右时再开启箱门,以免高温度的玻璃器皿因骤冷而破裂。

(2) 湿热灭菌法　以高温的水或水蒸气为导热介质,提高物品温度,以达到灭菌目的。在同一温度下,湿热灭菌比干热灭菌的效果好,原因是:① 湿热的穿透力比干热强,可使被灭菌的物品均匀受热,温度迅速上升;② 蛋白质在有水分的环境中更易发生变性和凝固,从而易使细菌死亡;③ 湿热蒸汽与物品接触时凝固成水可放出潜热,使被灭菌物品温度迅速提高。

常用的湿热灭菌法有:

① 巴氏消毒法(pasteurization):常用此法消毒牛奶、酒类等。加温61.1~62.8℃经30min 或71.7℃经15~30s。

② 煮沸消毒法:煮沸100℃经5min 可杀死一切细菌的繁殖体。一般消毒以煮沸10min为宜。用于一般外科器械、胶管和注射器、饮水和食具的消毒。

③ 流通蒸汽灭菌法:利用一个大气压下100℃水蒸气进行消毒,10~30min 可杀死细菌繁殖体,但不杀死芽胞,常用于食品、食具及不耐高温物品的消毒。

④ 间歇灭菌法:本法是利用反复多次的流通蒸汽灭菌,以达到灭菌的目的。方法是待灭菌的物品置于阿诺蒸锅内于100℃加热30min,杀死细菌繁殖体(但杀不死芽胞),然后取出物品于37℃温箱过夜,使芽胞发育成繁殖体;次日再按上述方法加热30min,连续三次可达到灭菌的目的。本法适用于一些不耐高温的物品的灭菌,如含糖、鸡蛋或含血清的培养基。

⑤ 高压蒸汽灭菌法:通常在1.05kg/cm² (103.4kPa)的压力下,温度达121.3℃,维持15~30min,可杀死一切微生物(包括细菌芽胞)。凡是耐高热和不怕潮湿的物品,均可用此法灭菌。如普通培养基、生理盐水、手术器械、玻璃制品等。灭菌时需注意:a. 密闭高压灭菌器,使蒸汽不能外溢,在压力升至39.23kPa 时,打开排气阀,彻底排放灭菌器内的冷空气后继续加热,否则会出现表中压力高而实际温度偏低的情况,影响灭菌效果;b. 灭菌时应注意锅内物品不宜放置过于紧密挤压;c. 灭菌结束后应以自然冷却方法降压降温,若急速排气可能造成液体从容器中冲出。

2. 光线与射线

(1) 日光和紫外线　杀菌范围为240~280nm,最适宜的波长为260nm。紫外线的主要杀菌机制是损坏 DNA 构型,干扰了 DNA 的复制,导致细菌死亡或变异。亚致死量的紫外线可以刺激细菌的繁殖或诱导细菌突变。紫外线穿透力不强,不能穿过普通玻璃、尘埃,只能用于物体表面和空气的消毒。

(2) 电离射线　常用于杀菌的电离射线有 γ 射线和高能量的电子束(阴极射线)。γ 射线灭菌或消毒不升高温度且穿透力强,故特别适于忌热物品的灭菌或消毒。

3. 滤过除菌

用滤器(filter)除去液体中的细菌。常用滤过法除去不能加热灭菌的血清或液体中的细菌,但不能除去病毒、支原体和 L 菌。

目前常用的除菌滤器有如下三种:蔡氏(Seitz)滤器、玻璃滤器和薄膜滤器。

4. 干燥

干燥可使细菌脱水,菌体蛋白变性和盐类浓缩,从而妨碍细菌代谢、生长繁殖,产生抑菌杀菌作用。干燥对细菌的影响因菌种以及干燥程度、时间、温度等因素而异,如脑膜炎奈瑟菌、淋病奈瑟菌干燥数小时即可死亡,而结核分枝杆菌在干燥的痰中可保持传染性数月;细菌的芽胞在干燥环境可存活数月至数年;将细菌迅速冷冻干燥可维持生命数年之久。根据这些原理,常用干燥方法保存食品、药材、菌种等,如将食品、药材晒干或烘干以防止霉变;用盐腌和糖渍处理食物,使食物中细菌脱水而停止生命活动,延长食品保存期;用冷冻真空干燥法保存菌种、生物制品。

第二节　化学因素对细菌的影响

许多化学药物都具有抑菌、杀菌的作用,化学消毒法就是运用适宜种类和浓度的化学药物(即消毒剂)来处理物品,从而杀死或抑制细菌等微生物,达到消毒灭菌效果。消毒剂不仅能杀死病原体,对人体细胞也有损害作用,所以消毒剂只能外用,主要用于物体表面、环境及人体表面(皮肤、黏膜、浅表伤口)的消毒。

1. 常用消毒剂的种类　消毒剂种类多,用途各异,在实际应用中应酌情选用。常用消毒剂种类、用途见表 7-1。

表 7-1　常用消毒剂的种类、性质及用途

类别	名称	常用浓度	主要用途	备注
重金属盐类	红汞	2%	皮肤、黏膜小创伤消毒	作用小但无刺激性
	升汞	0.05%~0.1%	非金属器皿浸泡消毒	腐蚀金属,遇肥皂和蛋白质作用减弱
	硫柳汞	0.01%	皮肤、手术部位消毒	
	硝酸银	1%	新生儿滴眼预防淋球菌感染	
氧化剂	高锰酸钾	0.1%	皮肤、尿道消毒和蔬菜等消毒	久置失效,随用随配
	过氧化氢	3%	皮肤、黏膜创口消毒	不稳定
	过氧乙酸	0.2%~0.5%	塑料、玻璃器皿浸泡消毒,皮肤消毒(洗手)	
卤素及其他化合物	氯	0.2~0.5ppm	饮水及游泳池水消毒	
	"84"消毒液	1:200	手术器械、导管、蔬果等消毒	
	碘酒	2.5%	皮肤消毒	不能与红汞同用;刺激皮肤,涂后用酒精拭净

类别	名称	常用浓度	主要用途	备注
	优氯净	0.05% 2.5%~5% 4ppm	餐具消毒 地面、厕所及排泄物消毒 饮水、游泳池消毒	杀菌作用强于漂白粉
醇类	乙醇	70%~75%	皮肤、体温表等的消毒	
醛类	甲醛	10%	物品表面消毒;加高锰酸钾,产生烟雾,熏蒸房间	
表面活性剂	新洁尔灭	0.05%~0.1%	手术前洗手,皮肤黏膜消毒,手术器械浸泡消毒	遇肥皂或其他洗涤剂作用减弱
	杜灭芬	0.05%~0.1%	皮肤创伤冲洗	
烷化剂	洗必泰	0.02%~0.05%	手术前洗手	
染料	龙胆紫	2%~4%	浅表创伤消毒	
酸碱类	醋酸	5~10mL/m³	加等量水加热蒸发消毒空气	
	生石灰	按1:4~1:8配成糊状	排泄物及地面消毒	腐蚀性大,新鲜配制
烷基化合物	环氧乙烷	50~100mg/L	手术器械、敷料及手术用品等的消毒和灭菌	易燃、易爆、有毒,用塑料袋法或环氧乙烷对灭菌柜消毒

2. 常用消毒剂的杀菌机制 消毒剂的种类繁多,其杀菌机制不尽相同,主要有:① 使菌体蛋白质变性或凝固,如酚类(高浓度)、醇类、重金属盐类(高浓度)、酸碱类、醛类等。② 影响细菌的酶系统和代谢活性,如氧化剂、重金属盐类(低浓度)等,可作用于细菌酶蛋白的-SH 基,使酶活性丧失。③ 损伤菌体细胞膜或改变细胞膜的通透性,如酚类化合物与脂溶剂等作用于细菌时,可损伤细胞膜,使胞浆内容物逸出,并能破坏细胞膜上的氧化酶和脱氢酶,最终导致细菌死亡。

3. 影响消毒剂作用的因素 消毒剂的杀菌效果受多种因素的影响,掌握并利用这些因素可提高消毒灭菌的效果,否则会削弱消毒灭菌的效果。影响消毒灭菌效果的主要因素有以下几种:

(1) 消毒剂 消毒剂的性质、浓度和作用时间不同,对细菌的作用效果也有所差异。例如表面活性剂对革兰阳性菌的杀菌效果强于革兰阴性菌;龙胆紫对葡萄球菌作用效果较好。同一种消毒剂的浓度与作用时间不同,消毒效果也不一致。通常消毒剂的浓度越大,杀菌效果越强(但乙醇例外,以70%~75%的浓度消毒效果最好);消毒剂在一定浓度下,消毒效果的强弱与作用时间的长短呈正比。

(2) 微生物的种类和数量 不同种类的微生物对消毒剂的敏感性不同,因此同一种消毒剂对不同微生物的杀菌效果不同。如一般消毒剂对结核分枝杆菌的作用较其他细菌繁殖体差;5%石炭酸5min 可杀死沙门菌,而杀死金黄色葡萄球菌则需10~15min;70%乙醇可杀死一般细菌繁殖体,但不能杀灭细菌的芽胞。此外,微生物的数量越大,消毒越困难,消毒所需的时间越长。

(3) 温度与酸碱度 一般而言,温度越高消毒剂的作用效果越佳。消毒剂的杀菌过程基本上是一种化学过程,化学反应的速度随温度的升高而加快。如金黄色葡萄球菌在石炭酸溶液中被杀死的时间在20℃时比10℃大约快5倍;2%戊二醛杀灭每毫升含10^4个炭疽芽胞杆菌的芽胞,20℃时需15min,40℃时需2min,56℃时仅需1min。此外,消毒剂的杀菌作用还受酸碱度的影响,如戊二醛本身呈中性,其水溶液呈弱碱性,不具有杀芽胞的作用,只有在加入碳酸氢钠后才发挥杀菌作用。

（4）环境中化学拮抗物质的存在　一般情况下病原菌常与血清、脓汁等有机物混在一起,这些有机物中的蛋白质、油脂类物质包围在菌体外面可妨碍消毒剂的穿透,从而对细菌产生保护作用。此外拮抗物还可通过与消毒剂的有效成分结合,或对消毒剂产生中和作用,从而降低其杀菌效果。

第三节　生物因素对细菌的影响

一、噬菌体的生物学特性

噬菌体是由 D. Herelle 和 Twort 各自独立发现的。噬菌体（bacteriophage,phage）是感染细菌、真菌、放线菌或螺旋体等微生物的病毒的总称,因部分能引起宿主菌的裂解,故称为噬菌体。20世纪初在葡萄球菌和志贺菌中首先被发现。噬菌体具有病毒的一些特性:体积微小、无细胞结构,严格的寄生性以及分布广泛等。噬菌体基因组含有许多个基因,但所有已知的噬菌体都是利用细菌提供的各种物质来实现其自身的生长和增殖。一旦离开了宿主细胞,噬菌体既不能生长,也不能复制。

噬菌体分布极广,凡是有细菌的场所,就可能有相应噬菌体的存在。在人和动物的排泄物或污染的井水、河水中,常含有肠道菌的噬菌体。在土壤中,可找到土壤细菌的噬菌体。噬菌体有严格的宿主特异性,只寄居在易感宿主菌体内,故可利用噬菌体进行细菌的流行病学鉴定与分型,以追查传染源。由于噬菌体结构简单、基因数少,是分子生物学与基因工程的良好实验系统。

噬菌体颗粒在结构上有很大差别,一般可分成三种类型,即无尾部结构的二十面体,有尾部结构的二十面体和线状体,迄今已知的噬菌体大多数是有尾部结构的二十面体。（见图7-1）

噬菌体有毒（烈）性噬菌体和温和噬菌体两种类型。侵入宿主细胞后,随即引起宿主细胞裂解的噬菌体称作毒性噬菌体。毒性噬菌体被看做正常表现的噬菌体。温和噬菌体则是当它侵入宿主细胞后,其核酸附着并整合在宿主染色体上,和宿主核酸同步复制,宿主细胞不裂解而继续生长。

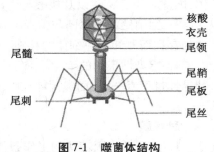

图7-1　噬菌体结构

噬菌体颗粒感染一个细菌细胞后可迅速生成几百个子代噬菌体颗粒,每个子代颗粒又可感染细菌细胞,再生成几百个子代噬菌体颗粒。如此重复只需4次,一个噬菌体颗粒便可使几十亿个细菌感染而死亡。当把细菌涂布在培养基上,长成一层菌苔时,一个噬菌体感染其中一个细菌时,便会感染该细菌周围的成千上万个细菌而致其死亡,在培养基的菌苔上出现一个由于细菌被噬菌体裂解后造成的空斑,这便称为噬菌斑（plaque）。每一噬菌体除了能使宿主细菌裂解死亡外,还有一些噬菌体感染细菌后,并不使细菌死亡,称为温和噬菌体,这些噬菌体感染细菌后,将其自身的基因组整合进宿主细胞的基因组,此时,这种宿主细菌称为溶原性细菌。溶原性细菌内存在的整套噬菌体 DNA 基因组称为前噬菌体(prophage),溶原性细菌不会产生许多子代噬菌体颗粒,也不会裂解;但当条件改变使溶原周期终止时,宿主细胞就会因原噬菌体的增殖而裂解死亡,释放出许多子代噬菌体颗粒。(见图 7-2)

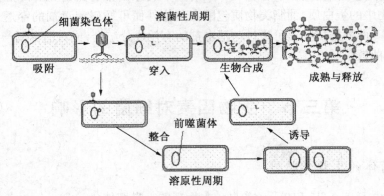

图 7-2　噬菌体的溶菌周期

溶原性细菌有两个特点。第一,溶原性细菌在被噬菌体感染并溶原化后,不会被同种噬菌体再次感染,这是超感染免疫性。第二,经过若干世代后,溶原性细菌会开始进入溶菌周期,即溶原性细菌的诱发。此时,前噬菌体从宿主基因组上切离下来进行增殖。细菌变成溶原性细菌,建立溶原状态。

二、噬菌体的应用

1. 细菌的鉴定与分型　噬菌体对宿主菌的吸附是高度特异的,即一种噬菌体只能裂解一种和它相应的细菌,故可用于未知细菌的鉴定和分型。

2. 分子生物学研究的重要工具　噬菌体基因数量少,结构简单,容易获得大量的突变体,因此是研究核酸以及核酸与蛋白质相互作用的重要工具。

3. 细菌感染的诊断与治疗　应用噬菌体与敏感菌之间的高度特异性,可利用检测噬菌体的存在而测知相应细菌的存在。

4. 感染性疾病的治疗　对于某些细菌感染,噬菌体可作为一种辅助治疗措施。但因其特异性过于专一,故而噬菌体在临床上未能得到广泛应用。

思考题

1. 高压蒸汽灭菌法的工作条件是什么?
2. 简述噬菌体的溶菌周期。
3. 列举常用的物理消毒灭菌法,并举例。

(孙中文)

第八章 细菌对抗菌药物敏感试验

学习目标
- 掌握药敏试验的原理和操作
- 了解联合药敏试验的使用

第一节 需氧菌及兼性厌氧菌的药物敏感试验

随着抗菌药物的长期、广泛使用,在其选择压力下病原体的耐药性越来越严重,给临床治疗带来困难。准确地报告致病菌对抗菌药物的敏感性是临床微生物实验室的主要工作之一,药敏试验必须按照标准方法,并排除正常菌群或定植菌。

一、概念及临床意义

抗菌药物敏感试验(antimicrobial susceptibility test,AST)简称药敏试验,是指在体外测定药物抑制或杀死细菌能力的试验,即检测细菌对抗菌药物的敏感性(耐药性)。敏感(susceptible,S)是指所分离菌株能被测试药物使用推荐剂量时在感染部位通常可达到的抗菌药物浓度所抑制。耐药(resistant,R)是指所分离菌株不被测试药物常规剂量可达到的药物浓度所抑制,和(或)证明分离菌株可能存在某些特定的耐药机制,或治疗研究显示药物对分离菌株的临床疗效不可靠。中介(intermediate,I)是指抗菌药物在生理浓集的部位具有临床效果,还代表敏感与耐药之间的缓冲区,以避免微小的、不能控制的技术因素造成重大的结果解释错误。

抗菌药物敏感试验(AST)的意义在于:① 预测抗菌治疗的效果;② 指导抗菌药物的临床应用;③ 发现或提示细菌耐药机制,合理选择药物;④ 监测细菌耐药性变化,控制和预防耐药菌的流行。

常用的方法包括纸片扩散法、稀释法、抗菌药物梯度法(E-test)和自动化仪器法,稀释法包括常量肉汤稀释法、微量肉汤稀释法和琼脂稀释法。

二、纸片扩散法

纸片扩散法又称 Kirby-Bauer(K-B)法,操作简便,选药灵活,成本低廉,被 WHO 推荐为定性药敏试验的基本方法,是目前应用最广泛的药敏试验方法。

(一)试验原理
将含有定量抗菌药物的纸片贴在已接种测试菌的琼脂平板上。纸片中所含的药物在吸收琼脂中的水分后溶解,不断向纸片周围区域扩散,形成递减的梯度浓度。在纸片周围抑菌浓度范围内测试菌的生长被抑制,从而形成透明的抑菌圈。抑菌圈的大小反映测试菌对测定药物的敏感程度,并与该药对测试菌的最低抑菌浓度(MIC)呈负相关关系,即抑菌圈越大,MIC 越小。

(二)培养基和抗菌药物纸片

1. 培养基　水解酪蛋白琼脂(Mueller-Hinton agar,MHA)培养基是美国临床实验室标准化委员会(Clinical and Laboratory Standards Institute,CLSI)推荐采用的需氧菌和兼性厌氧菌药敏试验标准培养基,pH 为 7.2~7.4。对那些营养要求高的细菌如流感嗜血杆菌、淋病奈瑟菌、链球菌等需加入补充物质,琼脂厚度为 4mm。配制的琼脂平板当天使用或置塑料密封袋中 4℃保存,使用前应将平板置 35℃孵育箱孵育,使其表面干燥。

2. 抗菌药物纸片　选择直径 6.35mm、吸水量为 20μL 的专用药敏纸片,用逐片加样或浸泡方法使每片含药量达到规定所示。含药纸片密封储存于 2~8℃或在 -20℃无霜冷冻箱内保存,β-内酰胺类药敏纸片应冷冻储存,且不超过 1 周。使用前将储存容器移至室温平衡 1~2h,避免开启储存容器时产生冷凝水。

(三)实验方法

细菌接种采用直接菌落法或对数生长法。用 0.5 麦氏标准比浊管校正菌液浓度,菌液应在 15min 内接种完毕。接种步骤如下:① 用无菌棉拭子蘸取菌液,在管内壁将多余菌液旋转挤去后,在琼脂表面均匀涂抹接种 3 次,每次旋转平板 60°,最后沿平板内缘涂抹 1 周;② 平板置室温干燥 3~5min,用纸片分配器或无菌镊子将含药纸片紧贴于琼脂表面,各纸片中心距离大于 24mm,纸片距平板内缘大于 15mm,纸片贴上后不可再移动,因为与培养基接触后纸片上的药物已开始扩散;③ 置 35℃孵箱孵育 16~18h 后观察结果,苛养菌应孵育在含 5% CO_2 的环境中,对甲氧西林和万古霉素药敏试验结果应孵育 24h。

(四)结果判断和报告

用游标卡尺或直尺量取抑菌圈直径(抑菌圈的边缘应是无明显细菌生长的区域),先量取质控菌株的抑菌圈直径,以判断质控是否合格,然后量取试验菌株的抑菌圈直径。根据 CLSI 标准,对抑菌圈直径作出"敏感"、"耐药"和"中介"的判断。

对某些细菌抑菌圈判读有特殊要求:① 葡萄球菌对苯唑西林的药敏试验或肠球菌对万古霉素的敏感试验,需要用透射光(将平板对着光线)量取抑菌圈,并且围绕纸片周围只要有极少细菌生长均提示为耐药。② 对另外一些菌,在抑菌圈内散在菌落生长提示可能是由菌液不纯引起的混合培养,必须再分离鉴定及试验,也可能提示为高频突变株。③ 变形杆菌迁徙生长使抑菌圈内生成的薄层菌可忽略不计。④ 链球菌应检测生长抵制圈而不是溶血抑制圈。⑤ 由于培养基内含有甲氧苄啶和磺胺拮抗物可使抑菌圈内有轻微细菌生长,生长层小于 20% 可忽略不计。

三、稀释法

稀释法是体外定量测定抗菌药物抑制待测菌生长活性的方法,抗菌药物可在液体或固体培养基中稀释。根据稀释培养基的不同,分为肉汤稀释法和琼脂稀释法。稀释法所测得的某药物抑制待测菌生长的最低浓度为最低(或最小)抑菌浓度(minimal inhibitory concentration,MIC)。稀释法是标准药敏试验的参考方法,但操作繁琐,不易在常规工作中开展,常用于临床药理研究和方法学评价。

（一）肉汤稀释法

1. 原理

以水解酪蛋白（M-H）液体培养基将抗菌药物作不同浓度的稀释,然后接种待测菌,定量测定抗菌药物抑制或杀死该菌的最低抑菌浓度（MIC）或最低（或最小）杀菌浓度（minimal bactericidal concentration,MBC）。有常量稀释法和微量稀释法,常量稀释法肉汤含量每管≥1.0mL（通常2mL）,微量稀释法每孔含0.1mL,商品化的微量稀释板上含有多种经对倍稀释的冻干抗菌药物,操作方便,广泛应用于临床。

2. 培养基

使用M-H肉汤,需氧菌、兼性厌氧菌在此培养基中生长良好。在该培养液中加入补充成分可支持流感嗜血杆菌、链球菌生长。培养基制备完毕后应校正pH为7.2～7.4（25℃）。阳离子校正的M-H肉汤为目前推荐的药敏试验培养液。

3. 药物稀释

（1）药物原液制备　抗菌药物直接购于药厂或相关机构,所需的溶液量或粉剂量可根据下述两公式进行计算。

$$重量(mg) = \frac{溶剂(mL) \times 浓度(\mu g/mL)}{分析效能(\mu g/mg)}$$

$$体积(mL) = \frac{重量(mg) \times 分析效能(\mu g/mL)}{浓度(\mu g/mL)}$$

配制各种抗菌药物的溶剂应根据药物性能选择蒸馏水,pH 6.0,0.1mol/L磷酸盐缓冲液等。一般原液浓度不低于1000μg/mL或10倍于最高测试浓度,原液应贮存于-60℃以下,保存期不超过6个月。

（2）稀释抗菌药物的制备　进行2倍系列稀释,使其终浓度（μg/mL）为512,256,128,64,32,16,8,4,2,1,0.5,0.25,0.125。

4. 细菌接种

配制0.5麦氏浓度菌液,用肉汤（常量稀释法）、蒸馏水或生理盐水（微量稀释法）稀释菌液,使最终菌液浓度（每管或每孔）为5×10^5CFU/mL,稀释菌液15min内接种完毕,35℃孵育16～20h。当试验菌为嗜血杆菌属、链球菌属时应在5%CO_2条件下孵育20～24h,葡萄球菌和肠球菌对苯唑西林和万古霉素的药敏试验孵育时间必须满24h以上。

5. 结果判断

以在试管内或小孔内完全抑制细菌生长的最低药物浓度为MIC（μg/mL）。甲氧苄啶或磺胺药物的肉汤稀释法敏感试验的终点判断以80%生长抑制作为判断指标。微量稀释法时,常借助于比浊仪判别是否有细菌生长。有时根据需要测定MBC:从无菌生长的试管（微孔）吸取0.1mL加到冷却至50℃的M-H琼脂混合倾注平板,同时以前述的稀释1:1000（或1:200）的原接种液作倾注平板,培养48～72h后计数菌落数,即可得到抗菌药物的MBC（定义为接种菌减少99.9%）。

（二）琼脂稀释法

1. 原理　琼脂稀释法是将待测菌接种于含不同浓度药物的琼脂平板上。经培养后观察菌落的生长情况,以能抑制细菌生长的最低药物浓度为该菌的MIC。

2. 培养基　M-H 琼脂为一般细菌药敏试验的最佳培养基,调整 pH 在 7.2 ~ 7.4,pH 过高或过低会影响药物效能。

3. 含药琼脂制备　将已稀释的抗菌药物按 1 : 9 加入到在 48 ~ 50℃水浴中平衡融化的 M-H 琼脂中,充分混合后倾入平皿,琼脂厚度为 3 ~ 4mm。室温凝固后的平皿装入密闭塑料袋中,置 2 ~ 8℃,贮存日期为 5 天。对易降解药物如头孢克洛,在使用 48h 之内制备平板,使用前应在室温中平衡,放于温箱中 30min 使琼脂表面干燥。

4. 细菌接种　将 0.5 麦氏菌悬液稀释 10 倍,以多点接种器吸取(约为 1 ~ 2μl)接种于琼脂表面,稀释的菌液于 15min 内接种完毕,接种后置 35℃孵育 16 ~ 20h(MRS、VRE 孵育时间需满 24h)。奈瑟菌属、链球菌属细菌置于 5% CO_2 环境中孵育,幽门螺杆菌置微需氧环境中孵育。

5. 结果判断　将平板置于暗色、无反光表面上判断试验终点,以抑制细菌生长的药物稀释度为终点浓度(含甲氧苄啶平板上可见少量细菌散在生长)。

试验菌株的结果报告可用 MIC(μg/mL)或对照 CLSI 标准用敏感(S)、中介(I)和耐药(R)报告。有时对于稀释法的批量试验,需要报告 MIC_{50}、MIC_{90}。MIC_{50} 是指抑制 50% 试验菌株的最低药物浓度。MIC_{90} 是指抑制 90% 试验菌株的最低药物浓度,例如被测大肠埃希菌 100 株,抗菌药物为头孢哌酮,在 8 μg/mL 时可抑制 90 株大肠埃希菌生长,此时头孢哌酮对大肠埃希菌的 MIC_{90} 是 8μg/mL。

四、E 试验法

E 试验法(epsilometer test,E-test)是一种结合稀释法和扩散法原理对抗微生物药物直接定量的药敏试验技术。

(一)原理

E 试条是一条 5mm × 50mm 的无孔试剂载体,一面固定有一系列预先制备的,浓度呈连续指数增长的抗菌药物,另一面有读数和判别的刻度。抗菌药物的梯度可覆盖 20 个 MIC 对倍稀释浓度的宽度范围,其斜率和浓度范围对判别有临床意义的 MIC 范围和折点有较好的关联。将 E 试条放在细菌接种过的琼脂平板上,经孵育过夜,围绕试条明显可见椭圆形抑菌圈,其边缘与试条交点的刻度即为抗菌药物抑制细菌的最小抑菌浓度(MIC)。

(二)培养基

需氧菌和兼性厌氧菌:M-H 琼脂。MRSA/MRSE:M-H 琼脂加 2% NaCl。肺炎链球菌:M-H琼脂 + 5% 脱纤维羊血。厌氧菌:布氏杆菌血琼脂。嗜血杆菌:HTM。淋病奈瑟菌:GC琼脂 + 1% 添加剂。

(三)细菌接种和加样

对于常见需氧菌和兼性厌氧菌,使用厚度为 4mm M-H 琼脂平板,用 0.5 麦氏浓度的对数期菌悬液涂布,待琼脂平板完全干燥,用 E 试验加样器或无菌镊子将试条放在已接种细菌的平板表面,试条全长应与琼脂平板紧密接触,试条 MIC 刻度面朝上,浓度最大处靠平板边缘。采用 CLSI AST 执行标准推荐的孵育条件。

(四)结果判断和报告

读取椭圆环与 E 试验试条的交界点数值。E 试验值与 CLSI 的稀释法 MIC 参考值高度相关,两者直接相对应,CLSI MIC 折点适用于 E 试验。E 试验用于报告病原微生物体外药物敏感试验及探讨耐药机制。如甲氧西林耐药、诱导性耐药机制、低频度出现的耐药亚群、耐药的延迟表达、高或低水平耐药和敏感性的轻微变化。采用 E 试验进行耐药流行病学调查有助于建立有效的经验治疗，对耐药监测和新抗菌药物的评价也有重要的指导价值。

五、联合药物敏感试验

（一）联合药物敏感试验意义

体外联合药敏试验的目的在于：① 扩大抗菌谱，治疗混合感染；② 预防或推迟细菌耐药性的发生；③ 联合用药可以减少剂量以避免达到毒性剂量；④ 对某些耐药细菌引起的严重感染，联合用药比单一用药时效果更好。

抗菌药物联合用药可出现 4 种结果：① 无关作用，两种药物联合作用的活性等于其单独活性；② 拮抗作用，两种药物联合作用显著低于单独抗菌活性；③ 累加作用，两种药物联合作用时的活性等于两种单独抗菌活性之和；④ 协同作用，两种药物联合作用显著大于其单独作用的总和。

临床和实验室期盼的协同作用在下列情况可发生：① 联合用药的抗菌药物在不同部位抑制细菌细胞壁合成或封闭细菌的新陈代谢；② β-内酰胺类与氨基糖苷类药物联合，增加了后者进入细菌细胞；③ β-内酰胺类与 β-内酰胺酶抑制剂联合，抑制 β-内酰胺酶的活性。联合药敏试验的操作较为费时费力，但当临床医生希望联合用药治疗时，需要做联合药物敏感性试验。

（二）联合抑菌试验

棋盘稀释法是目前临床实验室常用的定量方法，利用肉汤稀释法原理，首先分别测定拟联合的抗菌药物对检测菌的 MIC。根据所得 MIC，确定药物稀释度（一般为 6～8 个稀释度），药物最高浓度为其 MIC 的 2 倍，依次对倍稀释。两种药物的稀释分别在方阵的纵列和横列进行，这样在每管（孔）中可得到不同浓度组合的两种药物混合液。接种菌量为 5×10^5 CFU/mL，35℃ 孵育 18～24h 后观察结果。计算部分抑菌浓度（fractional inhibitory concentration，FIC）指数。

$$FIC \text{ 指数} = \frac{A \text{ 药联合时的 MIC}}{A \text{ 药单测 MIC}} + \frac{B \text{ 药联合时的 MIC}}{B \text{ 药单测 MIC}}$$

判断标准：FIC 指数 <0.5 为协同作用；0.5～1 为相加作用；1～2 为无关作用；>2 为拮抗作用。

第二节　厌氧菌的药物敏感试验

以下情况应考虑进行厌氧菌的体外药敏试验：① 明确系厌氧菌引起的严重感染，如败血症、心内膜炎、脑脓肿等；② 已确诊的厌氧菌感染，但根据经验选药治疗效果不好；③需长期用药治疗的厌氧菌感染，如骨髓炎等。目前临床实验室所开展的厌氧菌体外药敏试验分为稀释法和扩散法两类，前者包括琼脂稀释法和肉汤稀释法，后者主要为 E 试验。

1. 稀释法　肉汤稀释法和琼脂稀释法。除培养基、操作环境和培养条件等根据厌氧菌的特定需要有所变化外，其基本原理和方法与需氧菌稀释法药敏实验相同。

2. E 试验法　E 试验是一种结合了稀释法和扩散法的原理和特点测定微生物对抗菌药物的敏感度的定量技术。

第三节　结核分枝杆菌的药物敏感试验

1. NCCLS 关于临床实验室进行结核分枝杆菌体外抗菌药物敏感试验的指征。

2. 体外药敏试验抗分枝杆菌药物的选择。

一线抗痨药:异烟肼、乙胺丁醇、利福平、吡嗪酰胺等。

二线抗痨药:链霉素、阿米卡星、环丙沙星、环丝氨酸等。

二线抗痨药物的药敏试验仅在测试菌对一线药物耐药时方考虑进行。

3. 培养基　Middlebrook、Cohn7H10 和 7H11 琼脂。

4. 结核分枝杆菌体外药敏试验方法　比例法、绝对浓度法和耐药率法是结核分枝杆菌体外药敏试验的三种经典方法。

5. 结果阅读及判断　每周观察阅读平板一次,3 周后报告结果。如生长对照格内无生长则实验失败,应重做。敏感质控菌株生长表现为耐药,或耐药质控菌株不生长表现为"敏感",均提示试验材料、方法和条件等出错或失控,试验失败,应重做。

敏感:药物格内无测试菌生长,或药物格内测试菌生长的菌落数小于或等于对照格内菌落数的 1%,判断为敏感。

耐药:药物格内测试菌生长的菌落数大于对照格内菌落数的 1%,判断此测试菌为耐药。

思考题

1. 叙述常用的药敏纸片扩散法试验的原理和方法。

(胡生梅)

第九章 细菌的遗传与变异

学习目标
- 熟悉细菌变异的类型
- 熟悉细菌遗传的物质基础和机制

细菌与其他生物一样,具有遗传和变异的生命特征。细菌在繁衍后代的过程中,其子代和亲代之间的生物学性状(如形态、结构、代谢规律、致病性等)具有相似性,此为细菌的遗传。遗传可使细菌的基本性状代代相传,使细菌种属得以保存。细菌的变异是指细菌子代和亲代之间、子代与子代之间的生物学性状出现不同程度的差异。变异性可使细菌产生变种和新种,有利于细菌的生存和进化。

按细菌发生变异机制的不同,细菌的变异可分为遗传型变异和非遗传型变异。由细菌的基因结构发生改变所引起的变异称为遗传型变异。这种变异多发生于个别细菌,受外界因素影响较小,变异的现象能稳定地遗传,而且不可逆转。若细菌的基因型未发生改变,而是在一定的环境条件影响下所发生的变异称为非遗传型变异。非遗传型变异受环境因素影响大,在此环境因素作用下的所有细菌均会发生变异,但变异现象不能遗传,去除外因后可恢复原来的性状。研究细菌的遗传变异有助于了解细菌致病性、耐药性的发生机制,对细菌性感染疾病的预防、诊断和治疗均具有重要的意义。

第一节 细菌的变异现象

一、形态结构变异

细菌在适宜的环境中形态相对稳定、典型。在不同生长时期或当环境改变时,其形态、大小常发生改变。如鼠疫耶尔森菌的典型形态为两端钝圆的椭圆形杆菌,但在含有 30 ~ 60g/L NaCl 的培养基中可呈现球形、棒状、丝状、哑铃形状等多形态性。细菌的一些特殊结构,如荚膜、芽胞、鞭毛等也可发生变异。

二、生理特性变异

1. 毒力变异　细菌的毒力变异包括毒力增强和毒力减弱。Calmette 和 Guerin 把有毒力的牛型结核杆菌在含胆汁、甘油和马铃薯的培养基上经 13 年 230 次传代,得到毒力减弱而抗原性稳定的菌株,即卡介苗(Bacillus of Calmette-Guerin, BCG),用于结核病的预防。又如,无毒的白喉棒状杆菌被 β-棒状杆菌噬菌体感染发生溶原化后,成为可产生白喉外毒素的致病株而导致感染。

2. 耐药性变异　细菌对某种抗菌药物由敏感变成耐药的变异称耐药性变异。从抗生素广泛应用以来,细菌对抗生素的耐药性不断增强是世界范围内的普遍趋势。金黄色葡萄球菌耐青霉素的菌株已从 1946 年的 14% 上升至目前的 80% 以上。细菌的耐药性变异给临床治疗带来很大的困难,并成为当今医学上的重要问题。

3. 酶活性变异　细菌可以产生各种灭活酶,在抗菌药物达到作用靶位前将其灭活分解,失去抗菌活性。常见的有 β-内酰胺酶、氨基糖苷类钝化酶、氯霉素乙酰化酶、红霉素乙酰化酶等,其中最重要的是 β-内酰胺酶。有时一种抗生素可被多种灭活酶作用,同一种酶又可作用于多种结构相似的药物,而出现交叉耐药现象。

4. 菌落变异(S-R 变异)　细菌的菌落主要有光滑(smooth,S)型和粗糙(rough,R)型两种。S 型菌落表面光滑、湿润、边缘整齐。细菌经人工培养多次传代后菌落表面变为粗糙、干燥、边缘不整,即从光滑型变为粗糙型,称为 S-R 变异。S-R 变异常见于肠道杆菌,该型变异是由于失去 LPS 的特异性寡糖重复单位而引起的。变异时不仅菌落的特征发生改变,而且细菌的理化性状、抗原性、代谢酶活性及毒力等也发生改变。

第二节　细菌遗传变异的物质基础

细菌的遗传物质是 DNA,DNA 由其构成的特定基因来传递遗传信息。细菌的基因组是指细菌染色体和染色体以外遗传物质所携带基因的总称。染色体外的遗传物质是指质粒 DNA 等。

质粒是细菌染色体以外的遗传物质,是环状闭合的双链 DNA,经人工抽提后可变成开环状或线状。

1. 细菌染色体(chromosome of bacteria)　由一条双股环状 DNA 分子组成,附着在横隔中介体或细菌膜上。细菌染色体无组蛋白包绕。细菌染色体上的基因与真核细菌不同,无内含子,转录后形成的 mRNA 不必再剪切、拼接,可直接翻译成多肽。细菌染色体 DNA 的复制,在大肠杆菌中已被证明是双向复制。

2. 质粒　质粒(plasmid)是细菌染色体外的遗传物质,由双股闭合环状 DNA 组成,通常以超螺旋状态存在于细胞浆中。

质粒有如下主要特性:

(1) 质粒具有自我复制的能力。一个质粒是一个复制子(replicon),在细菌内可复制出拷贝(copy)。有的质粒拷贝数只有 1~2 个,其复制往往与染色体的复制同步,称紧密型质粒;有的质粒拷贝数较多,可随时复制,与染色体的复制不相关,称松弛型质粒。

(2) 质粒 DNA 所编码的基因产物赋予细菌某些性状特征,如致育性、耐药性、致病性、某些生化特性等。

(3) 质粒可自行丢失与消除。质粒并非细菌生命活动不可缺少的遗传物质,可自行丢失或经紫外线等理化因素处理后消除。随着质粒的丢失与消除,质粒所赋予细菌的性状亦随之消失,但细菌仍存活。

（4）质粒的转移性。质粒可通过接合、转化或转导等方式在细菌间转移，如耐药性质粒的转移，并非限制在革兰阳性菌与革兰阳性菌或革兰阴性菌与革兰阴性菌之间，而且也发生在革兰阳性菌与革兰阴性菌之间，在实验室中甚至能发生在细菌与哺乳动物细胞之间。

（5）质粒可分为相容性与不相容性两种。几种不同的质粒同时共存于一个细菌内称相容性（compatibility），有些质粒则不能相容。

第三节　细菌变异的机制

一、基因的突变

突变（mutation）是细菌遗传物质的结构发生突然而稳定的改变，导致细菌性状的遗传性变异。若细菌 DNA 上核苷酸序列的改变仅为一个或几个碱基的置换、插入或丢失，出现的突变只影响到一个或几个基因，引起较少的性状变异，称为小突变或点突变（point mutation）；若涉及大段的 DNA 发生改变，称为大突变或染色体畸变（chromosome aberration）。DNA 序列的改变包括碱基的置换和移码。碱基置换可分为转换（transition）和颠换（transversion）两种类型，如不同嘌呤之间或不同嘧啶之间的替代称为转换，若是嘌呤与嘧啶之间的相互交换则称为颠换。当 DNA 序列中一对或几对核苷酸发生插入或丢失，必将引起该部位其后的序列移位，由于遗传信息是以三联密码子的形式表达，移位必导致密码的意义发生错误，此称移码突变（transhift mutation）。这一读码变化的结果通常导致无功能肽类或蛋白质的产生。另外，由于大片段的 DNA 序列的丢失、重复、倒位或大段转位因子的转位等，将导致基因产物完全无效，出现无效性突变（null mutation）。大、小突变间无明显界限；大突变发生的频率比小突变高，相差可达 1 万倍。

二、基因的转移和重组

两个性状不同的细菌之间可发生基因转移（gene transfer）和重组（gene recombination），引起细菌的遗传型变异。在基因转移中提供 DNA 的细菌称为供体菌，接受 DNA 的细菌为受体菌。细菌的基因转移方式有转化、转导、溶原性转换、接合和原生质体融合等 5 种方式。

1. 转化（transformation）　受体菌直接摄取供体菌的游离 DNA 片段并整合到自己基因组中，从而获得新的遗传性状的过程称为转化。

2. 转导（transduction）　以温和噬菌体为媒介，将供体菌 DNA 片段转移到受体菌内，使受体菌获得新的遗传性状，称为转导。按噬菌体转导性状的范围，转导可分为普遍性转导和局限性转导。

3. 溶原性转换（lysogenic conversion）　温和噬菌体感染细菌使其成为溶源性细菌时，噬菌体的遗传物质与宿主菌 DNA 发生重组，从而使宿主菌基因型改变并获得新的性状，这种方式称为溶原性转换。例如 β-棒状杆菌噬菌体感染白喉杆菌时，通过溶原性转换使得白喉杆菌获得产生白喉外毒素的能力。一旦失去这种 β-棒状杆菌噬菌体，白喉杆菌产毒素能力也随之消失，其致病力也将减弱。

4. 接合（conjugation）　两个细菌直接接触，供体菌通过性菌毛将 DNA 转入受体菌内，使受体菌获得新的遗传性状的过程称为接合。许多质粒 DNA 都可通过接合的方式进行转移,如 F 质粒和 R 质粒等。

5. 原生质体融合(fusion of protoplast)　将两个不同的细菌经溶菌酶或青霉素处理分别去除细胞壁形成原生质体,然后在高渗条件下借助融合剂(如聚乙二醇)使两者融合,融合后的细胞通过基因交换与重组而产生新的遗传性状。融合后的双倍体细胞可以短期生存,在此期间染色体之间可发生基因交换与重组,获得多种不同表型的重组融合体。融合体经培养可返祖为有细胞壁的细菌,从中再按遗传标志选出所需要的重组菌。

第四节　细菌遗传变异研究的实际意义

一、在诊断、预防和治疗方面的应用

细菌的变异可发生在形态、结构、染色性、生化特性、抗原性及毒力等方面。临床细菌学检查中不仅要熟悉细菌的典型特性,还要了解细菌的变异规律,只有这样才能去伪存真做出正确的诊断。如金黄色葡萄球菌随着耐药性菌株的增加,绝大多数菌株所产生的色素也由金黄色变为灰白色,许多血浆凝固酶阴性的葡萄球菌也成为致病菌,这不仅给诊断和治疗带来困难,而且对以往判断葡萄球菌致病性的指标也产生了怀疑。另外从伤寒患者体内分离到的伤寒沙门菌中 10% 的菌株不产生鞭毛,检查时无动力,患者也不产生抗鞭毛(H)抗体,故进行血清学(肥达)试验时,不出现 H 凝集或 O 凝集,效价很低,影响正确的判断。

由于抗生素的广泛应用,临床分离的细菌中耐药株日益增多,有的菌株对多种抗生素多重耐药,以至于感到新药开发研究的速度跟不上细菌耐药性变异的变化。有些耐药质粒同时带有编码毒力的基因,使其致病性增强,这些变异的后果给疾病的治疗带来很大的困难。为此,对临床分离的致病菌,必须在细菌药物敏感试验的指导下正确选择用药,不能滥用抗生素。为提高抗生素的疗效,防止耐药菌株的扩散,应考虑合理的联合用药原则,尤其在治疗慢性疾病需长期用药时,除联合使用抗生素外,还要考虑使用免疫调节剂。

为预防传染病的发生,用人工的方法减弱细菌的毒力,用遗传变异的原理使其诱变成保留原有免疫原性的减毒株或无毒株,制备成预防疾病的各种疫苗。目前通过条件选择和基因工程技术来获得新的变异株,用以制备更理想的疫苗。近年来除研制预防性疫苗外,尚出现了具有治疗作用的疫苗,为疫苗的应用拓宽了范围。

二、在检查致癌物质方面的应用

肿瘤的发生一般认为是细胞内遗传物质发生了改变,使正常细胞变为转化细胞,因此凡能诱导细菌发生突变的物质都有可能是致癌物质。Ames 试验就是根据能导致细菌基因突变的物质均为可疑致癌物的原理设计的。选用几株鼠伤寒沙门菌的组氨酸营养缺陷型(his-)做试验菌,以被检测的可疑化学物质作诱变剂。因 his-菌在组氨酸缺乏的培养基上不能生长,若发生突变成为 his + 菌则能生长。比较含有被检物的试验平板与无检物的对照平板,计数培养基上的菌落数,凡能提高突变率、诱导菌落生长较多者,证明被检物有致癌的可能。

三、在流行病学方面的应用

近年来的分子生物学分析方法已被用于流行病学调查。如用质粒指纹图谱（plasmid fingerprinting ,PFP）检测不同来源细菌所带质粒的大小，比较质粒的各种酶切图，其产生片段的数目、大小、位置引起某一疾病暴发流行的流行菌株与非流行菌株，也可用于调查医院感染的各种细菌的某种耐药质粒的传播扩散情况。另外，从对噬菌体敏感性及溶原性，对细菌素的敏感性等也可研究流行菌株的同源性。

四、在基因工程方面的应用

基因工程是根据遗传变异中细菌可因基因转移和重组而获得新性状的原理设计的。基因工程的主要步骤是：

1. 从供体细胞（细菌或其他生物细胞）的 DNA 上切取一段需要表达的基因，即所谓目的基因。

2. 将目的基因结合在合适的载体（质粒或噬菌体）上。

3. 通过载体将目的基因转移到工程菌（受体菌）内，随着细菌的大量繁殖表达出大量的目的基因产物。目前通过基因工程已能使工程菌大量生产胰岛素、干扰素、各种生长激素、rIL-2 等细胞因子和 rHBs 乙肝疫苗等生物制品，并已探索用基因工程技术治疗基因缺陷性疾病等。今后，基因工程在医学领域和生命科学中必将得到更广泛的应用。

思考题

1. 简述基因突变的概念。
2. 简述接合和转导的概念。

（孙中文）

第十章 细菌的感染

学习目标
- 掌握细菌的内外毒素的区别
- 熟悉细菌的致病性有哪些方面
- 掌握菌血症、败血症等概念

第一节 细菌的致病性

细菌在宿主体内定居、增殖并引起疾病的性质称致病性或病原性（pathogenicity），是细菌种的属性。具有致病性的细菌称致病菌或病原菌（pathogenic bacteria or pathogen）。

凡在通常条件下对人不致病、而在某种特定条件下（例如机体抗病能力降低时）可致病的细菌称条件致病菌（opportunistic pathogen）。

毒力（virulence）通常用以表示致病性的强弱程度。一般常用半数致死量（LD50）来表示细菌或细菌毒素的毒力。

细菌所以能致病是由于：① 侵入机体并定位于某组织；② 适应机体生化环境进行繁殖，并向其他部位扩散；③ 抵抗机体的防御机能；④ 产生并释放毒素（bacterial toxins）引起损伤。通常把前三项统称为细菌的侵袭力（invasiveness），最后一项称为产毒性（toxigenicity）。

一、毒力

构成毒力的物质是侵袭力和毒素。

（一）侵袭力

侵袭力指病原菌突破机体的防御功能，在机体内定居、生长繁殖和扩散的能力。与侵袭力有关的物质基础是菌体表面结构和侵袭性酶类。

1. 菌体表面结构

（1）荚膜及类荚膜物质　荚膜具有保护细菌抵抗吞噬及体液中杀菌物质的作用。如肺炎链球菌的荚膜及某些细菌表面类似于荚膜的物质，如链球菌 M 蛋白、伤寒沙门菌的 Vi 抗原、某些大肠埃希菌的 K 抗原等，均有抵抗吞噬细胞吞噬、消化和抗杀菌物质的作用。

（2）粘附素　病原菌引起感染首先需粘附于宿主体表或黏膜上皮细胞上，以抵御由于分泌物的冲刷、上皮细胞纤毛的摆动及肠蠕动的清除作用，继而在局部定居、繁殖，造成感染。细菌粘附于宿主细胞是由粘附素介导的，粘附素根据来源分两类：菌毛粘附素和非菌毛粘附素(细菌细胞表面的蛋白质或其他物质)。前者多见于革兰阴性菌,如大肠埃希菌、霍乱弧菌、淋病奈瑟菌等;后者多见于革兰阳性菌及其他微生物,如 A 群链球菌、衣原体、肺炎支原体等。

2. 侵袭性酶类

侵袭性酶属于胞外酶。一般对机体无毒性,但可协助细菌抗吞噬或促使细菌在体内扩散。此类酶常见的有:

(1)透明质酸酶 A 群链球菌产生的透明质酸酶能分解结缔组织的透明质酸,有助于细菌在组织中扩散。

(2)胶原酶 主要分解 ECM 中的胶原蛋白。

(3)神经氨酸酶 主要分解肠黏膜上皮细胞的细胞间质。

(4)磷脂酶 可水解细胞膜的磷脂。

(5)卵磷脂酶 分解细胞膜的卵磷脂。

(6)激酶 能将血纤维蛋白溶酶原激活为血纤维蛋白溶酶,以分解血纤维蛋白,防止形成血凝块。

(7)凝固酶 如金黄色葡萄球菌产生的血浆凝固酶,能保护细菌不被吞噬细胞吞噬和免受体液中抗菌物质的作用。

一些真菌,如烟曲霉也可产生多种细胞外酶,包括核酶、磷酸酶、肽酶和蛋白酶,这些酶可以降解大分子物质,为真菌生长提供营养,其中蛋白酶可以促进真菌与宿主组织粘附和穿透。

(二)毒素

毒素(toxin)是指由生物体产生的,极少量即可引起人和动物中毒的物质。

1. 外毒素

外毒素主要是由革兰阳性菌和少数革兰阴性菌合成及分泌的毒性蛋白质产物。大多数外毒素是在菌体内合成后分泌于细胞外,也有少数外毒素存在于菌体细胞的胞质间隙,只有当菌体细胞裂解后才释放至胞外。外毒素具有显著的特性:

(1)外毒素通常具有菌种特异性 如破伤风梭菌产生破伤风毒素、炭疽杆菌产生炭疽毒素等。

(2)外毒素的毒性作用极强 如肉毒梭菌外毒素毒性比氰化钾强 1 万倍,是目前已知的最剧毒物,1 mg 纯化的肉毒毒素能杀死 2 亿只小鼠。

(3)外毒素的毒性具有高度的特异性 不同细菌产生的外毒素,对机体的组织器官有一定的选择作用,引起不同病变和临床症状。如破伤风毒素作用于脊髓前角运动神经细胞,引起肌肉的强直性痉挛。

(4)外毒素具有良好的免疫原性 外毒素可刺激机体产生特异性抗体,使机体具有免疫保护作用。这种抗体称为抗毒素(antitoxin),可用于紧急治疗和预防。外毒素在0.4%甲醛溶液作用下,经过一段时间使其毒性丧失,但仍保留原有抗原性,称之为类毒素(toxoid)。类毒素仍可刺激机体产生抗毒素,可作为疫苗进行免疫接种。

(5)多数外毒素不耐热 外毒素一般在 60~80℃经 10~80 min 即可失去毒性,但也有少数例外,如葡萄球菌肠毒素及大肠杆菌热稳定肠毒素(ST)能耐 100℃ 30 min。

(6)外毒素都是蛋白质,易被酸及蛋白水解酶灭活。

根据外毒素对宿主细胞的亲和性及作用靶点等,可分成神经毒素(破伤风痉挛毒素、肉毒毒素等)、细胞毒素(白喉毒素、A 群链球菌致热毒素等)和肠毒素(霍乱弧菌肠毒素、葡萄球菌肠毒素等)三类。

2. 内毒素

内毒素是革兰阴性菌细胞壁中的脂多糖组分,由菌体特异性多糖、非特异性核心多糖和脂质 A 三部分构成。只有当细菌死亡溶解或用人工方法破坏菌细胞后内毒素才能释放出来。内毒素的主要特点有:

(1) 存在于革兰阴性菌细胞壁。

(2) 化学成分是脂多糖。

(3) 理化因素稳定,耐热。100℃加热 1h 不失活,160℃加热 2～4h 或用强碱、强酸或强氧化剂加温煮沸 30min 才能破坏它的生物活性,故临床上需注意防止内毒素污染。

(4) 作用相对较弱,且对组织无选择性。凡是由革兰阴性菌引起的感染,虽菌种不一,其内毒素导致的毒性效应大致类同。

(5) 内毒素不能被甲醛溶液脱去毒性成为类毒素。

(6) 内毒素的主要生物学作用　① 发热反应:人体对细菌内毒素极为敏感。极微量(1～5 ng/kg)内毒素就能引起体温上升,发热反应持续约 4 h 后逐渐消退;② 白细胞反应:当内毒素进入血液后,血循环中的中性粒细胞数骤减,与中性粒细胞移动并粘附到组织毛细血管壁有关;③ 内毒素血症与内毒素休克:当血液有革兰阴性菌大量繁殖(败血症)或病灶释放内毒素或输液中含有内毒素时,宿主可发生内毒素血症(endotoxemia)。大量内毒素作用于机体的巨噬细胞、中性粒细胞、内皮细胞、血小板,以及补体系统和凝血系统等,诱生 IL-1、IL-6、IL-8、TNF-α、组胺和 5-羟色胺等生物活性物质,使小血管功能紊乱而导致微循环障碍、缺氧、酸中毒等。高浓度的内毒素也可激活补体旁路途径,引发高热、低血压,以及活化凝血系统,最后导致弥漫性血管内凝血(disseminated intravascular coagulation,DIC),严重时可导致微循环衰竭和以低血压为特征的内毒素休克甚至死亡。

表 10-1　细菌外毒素与内毒素的主要区别

区别要点	外毒素	内毒素
来源	G⁺菌和某些 G⁻菌分泌释放	G⁻菌裂解释放
化学成分	蛋白质	脂多糖
化学性质	不稳定,60℃加热 30min 被破坏	稳定,160℃加热 2～4h 被破坏
免疫原性	强,可制成类毒素	较弱,不能制成类毒素
毒性作用	强,对组织器官有选择性毒性作用,临床症状典型	较弱,对组织器官无选择性,各菌引起的病变或症状相似,如发热、白细胞变化、休克、DIC 等

二、病原体的侵入数量

要使感染过程实现,除病原体必须具有毒力物质外,还需有足够的数量。病原体的数量多少,与病原体毒力强弱和宿主免疫力高低有关。一般是病原体毒力愈强,引起感染所需的病原体量愈小;反之则愈大。例如毒力强大的鼠疫耶尔森菌,在无特异性免疫力的机体中,有几个细菌侵入就可造成感染;而毒力弱的某些引起食物中毒的沙门菌,常需摄入数亿个菌才引起急性胃肠炎。

三、病原体的侵入门户和感染途径

具有致病物质和足够数量的病原体,但若侵入易感机体的部位不适宜,仍不能引起感染。例如伤寒沙门菌必须经口进入,脑膜炎奈瑟菌应通过呼吸道吸入,破伤风梭菌的芽胞要在深部创伤的厌氧微环境中才能发芽、繁殖、产生外毒素等。也有一些病原体的合适侵入部位不止一个,例如结核分枝杆菌,在呼吸道、消化道、皮肤创伤等部位都可以造成感染。申克孢子丝菌可经皮肤创口侵入皮肤,引起亚急性或慢性肉芽肿,使淋巴管出现链状硬结,称为孢子丝菌下疳;也可经口或呼吸道侵入,沿血行播散至其他器官。

根据病原体侵入门户的不同,感染途径有:

1. 呼吸道感染　主要通过吸入污染病菌的飞沫或尘埃引起,所致疾病有肺炎、肺结核、白喉、百日咳、流行性感冒、军团病等。

2. 消化道感染　主要是食用病菌污染的食物或水,或通过手媒介引起,如沙门菌、志贺菌、霍乱弧菌、脊髓灰质炎病毒、甲型肝炎病毒、真菌毒素等病原体。

3. 皮肤黏膜、创伤感染　主要经皮肤黏膜或因其创伤、破损而感染,如破伤风梭菌、产气荚膜梭菌等是通过破损皮肤进入人体而发生感染的,还有一些病原体可以通过动物咬伤进行传播,如狂犬病毒。

4. 接触感染　通过人与人、人与动物直接或间接接触而感染,常见的疾病有淋病、AIDS、红眼病等。另外,浅部真菌病的传播途径主要是直接接触(如接触患病的人和动物可以感染头癣、体癣等)或间接接触传播(如穿用公共拖鞋而感染足癣等)。

5. 虫媒感染　病原体以节肢动物为媒介而引起的感染,如吸血昆虫叮咬感染引起的人类鼠疫,由鼠蚤传播;还有一些虫媒病毒,如乙型脑炎病毒、登革热病毒等都是通过蚊虫叮咬进行传播的。

6. 血液传播　指通过输血、使用血液制品、穿刺、注射、吸毒等途径而感染某种病原体,多见于病毒的感染,常见的病毒有 HIV、HBV、HCV、巨细胞病毒、单纯疱疹病毒等。

7. 垂直感染　一般是指病毒通过胎盘或产道,直接由亲代传播给子代而导致的感染,现已知有十余种病毒可通过胎盘垂直传播,引起死胎、早产或先天畸形,如 HBV、HIV、巨细胞病毒、风疹病毒等。

8. 多途径感染　有些病原体可经多种途径感染,如乙型肝炎病毒,可经手术、输血、共用餐具感染等;人类免疫缺陷病毒,既可经性接触传播,也可通过胎盘、输血等感染。

四、感染的发生和发展

病原微生物进入机体后能否引起感染,取决于病原体和机体两方面的因素,主要包括病原体本身毒力的强弱、入侵的数量、进入机体的途径和机体所处的状态。一般情况下,细菌毒力愈强,引起感染所需的细菌数愈少。机体免疫力愈低,愈易发生感染。根据细菌的毒力强弱和数量多少以及机体抵抗力,感染可分为隐性感染和显性感染两类。

(一) 隐性感染

当机体免疫力较强,入侵的细菌数量不多或毒力不强,虽然细菌能在体内生长繁殖,但宿主不表现出明显的临床症状即为隐性感染,亦称亚临床感染(subclinical infection)。

（二）显性感染

当机体抵抗力较差，或入侵的细菌毒力较强，数量较多，使机体受到严重损害，出现明显临床症状称显性感染。显性感染又可分为以下几个类型：

1. 局部感染（local infection） 感染局限于一定部位。

2. 全身感染（generalized infection） 感染发生后细菌或其代谢产物向全身扩散，引起各种临床表现

（1）毒血症（toxemia） 细菌在局部繁殖但不侵入血流，仅细菌产生的外毒素进入血流引起全身中毒症状，如白喉、破伤风。

（2）菌血症（bacteremia） 病菌由原发部位侵入血流到达其他部位，但未在血中大量繁殖，只是短暂的一过性通过血循环到达体内适宜部位后再进行繁殖而致病，如伤寒的菌血症。

（3）败血症（septicemia） 细菌侵入血流并在血中大量繁殖，造成机体严重损伤和全身中毒症状者。

（4）脓毒血症（pyemia） 化脓性细菌在引起败血症的同时，又播散至其他许多组织器官，引起化脓性病灶者。

（5）内毒素血症（endotoxemia） 革兰阴性菌侵入血流，并在其中大量繁殖、崩解后释放出大量内毒素；也可由病灶内大量革兰阴性菌死亡、释放的内毒素入血所致。

3. 带菌状态（carrier state） 经过显性或隐性感染后，致病菌未被及时清除而继续存在于体内，与机体的免疫力形成相对的平衡状态称为带菌状态。处于带菌状态的人称带菌者（carrier）。带有致病菌而无临床症状者称"健康带菌者"。带菌者经常或间歇地排出病原菌，成为重要的传染源。检出带菌者并采取措施消除带菌状态，对控制传染病的流行具有重要意义。

第二节 医院感染

患者在医院接受诊断治疗期间又患其他感染性疾病者称为医院内感染（nosocomial infection，or hospital infection），也是指病人或工作人员在医院内获得并产生临床症状的感染。医院内经常有各种病人聚集，既提供了传染源，又增加感染机会。由于感染有一定的潜伏期，因此医院感染也包括在医院内感染而在出院后才发病的病人。

一、医院感染的分类

根据感染来源不同，医院感染分为：

（一）内源性感染（自身感染）

内源性感染指免疫机能低下病人由自身正常菌群引起的感染，即病人在发生医院感染之前已是病原携带者，当机体抵抗力降低时引起自身感染。

（二）外源性感染

外源性感染指由环境或他人带来的外袭菌群引起的感染。

1. 交叉感染 在医院内或他人处（病人、带菌者、工作人员、探视者、陪护者）获得而引

起的直接感染。

2. 环境感染 由污染的环境（空气、水、医疗用具及其他物品）造成的感染。如由于手术室、空气污染造成病人术后切口感染，注射器灭菌不严格引起的乙型肝炎流行等。

二、常见的医院感染

（一）肺部感染

肺部感染常发生在一些慢性严重影响病人防御机制的疾病，如癌、白血病、慢性阻塞性肺炎，或行气管切开术、安置气管导管等病人中。判断肺部感染主要依据临床表现和 X 线透视或照片，其发生率在医院感染中约占 23.3% ~42%。肺部感染对危重病人、免疫抑制状态病人及免疫力衰弱等病人的威胁性大，病死率可达 30% ~50%。

（二）尿路感染

病人在入院时没有尿路感染的症状，而在其住院期间 24 小时后出现症状（发热、排尿困难等），尿培养有细菌生长，或虽无症状，但尿标本中的白细胞在 10 个/mL 以上，细菌多于 10^5 个/mL，都可判为尿路感染。我国统计，尿路感染的发生率在医院感染中约占 20.8% ~31.7%，其中 66% ~86% 尿路感染的发生与导尿管的使用有关。

（三）伤口感染

伤口感染包括外科手术及外伤性事件中的伤口感染，判断伤口感染主要看伤口及附近组织有无炎性反应或出现脓液，更确切诊断是细菌培养。据统计伤口感染发生率在医院感染中约占 25%。

（四）病毒性肝炎

病毒性肝炎不仅在健康人中可以传染，在病人中更易传染。病毒性肝炎可分为甲型、乙型、丙型、丁型和戊型 5 种。

甲型肝炎和戊型肝炎的传染源是病人和无症状感染者，经消化道传染。病人排出带有病毒的粪便，未经消毒处理，污染了水源或食物，人们误食了未煮沸的水或未煮熟的食物而被传染，即粪-口传染。

乙型肝炎、丙型肝炎、丁型肝炎的传染源是病人和病毒携带者，病毒存在于血液及各种体液中。传染性血液可透过皮肤、黏膜的微小损害而感染，还可通过母婴垂直传播，或通过输注血液制品，密切性接触而传染。

（五）皮肤及其他部位感染

病人在住院期间发生皮肤或皮下组织化脓、各种皮炎、褥疮感染、菌血症、静脉导管及针头穿刺部位感染、子宫内膜感染、腹内感染等。

住院病人中凡有气管插管、多次手术或延长手术时间、留置导尿、应用化疗、放疗、免疫抑制剂者，以及老年病人，均应作为预防医院感染的重点对象。

三、医院感染的主要因素

（一）主观因素

医务人员对医院感染及其危害性认识不足；不能严格地执行无菌技术和消毒隔离制度；医院规章制度不全，无健全的门急诊预检、分诊制度，住院部没有入院卫生处置制度，致使感染源传播。此外，缺乏对消毒灭菌效果的监测，不能有效地控制医院感染的发生。

（二）客观因素

1. 侵入性诊治手段增多　据统计，美国每年因使用医疗器械而发生感染者占医院感染的45%。如内窥镜、泌尿系统导管、动静脉导管、气管切开、气管插管、吸入装置、脏器移植、牙钻、采血针、吸血管、监控仪器探头等侵入性诊治手段，不仅可把外界的微生物导入体内，而且损伤了机体的防御屏障，使病原体容易侵入机体。

2. 使用可抑制免疫的治疗方法　因为治疗需要，使用激素或免疫抑制剂，接受化疗、放疗后，致使病人自身免疫机能下降而成为易感者。

3. 大量抗生素的开发和普及　治疗过程中应用多种抗生素或集中使用大量抗生素，使病人体内正常菌群失调，耐药菌株增加，致使病程延长，感染机会增多。

4. 易感病人增加　随着医疗技术的进步，过去某些不治之症可治愈或延长生存时间，故住院病人中慢性疾病、恶性疾病、老年病人所占比例增加，而这些病人对感染的抵抗力是相当低的。

5. 环境污染严重　医院中由于传染源多，所以环境污染也严重。其中，污染最严重的是感染患者的病房。厕所的污染也很严重，抽水马桶每抽一次水都可能激起大量微生物气溶胶。病区中的公共用品，如水池、浴盆、便器、手推车、拖布、抹布等，也常有污染。

6. 对探视者未进行必要的限制　对探视者放松合理和必要的限制时，由探视者或陪住人员把病原菌带入医院的可能性增加。

四、医院感染的预防和控制

发生医院感染的原因虽然多种多样，但只要加强管理，采取行之有效的措施，将近2/3的医院感染是可预防的。

（一）改进医院建筑与布局

医院建筑布局合理与否对医院感染的预防至关重要。对传染病房、超净病房、手术室、监护室、观察室、探视接待室、供应室、洗衣房、厨房等，从预防感染角度来看，为防止细菌的扩散和疾病的蔓延，在设备与布局上都应有特殊的要求。

（二）严格执行规章制度

制度是人们长期工作实践中的经验总结和处理、检查各项工作的依据。预防和控制医院感染的制度包括消毒隔离制度、无菌技术操作规程及探视制度等。隔离旨在将污染局限在最小范围内，是预防医院感染最重要的措施之一。无菌操作规程是医护人员必须遵守的医疗法规，贯穿在各项诊疗护理过程中。每一个医护人员都应从预防医院感染、保护病人健康出发严格执行制度、常规及实施细则，并劝告病人与探视者共同遵守。

（三）做好消毒与灭菌处理

消毒与灭菌是控制医院感染的一项有效措施。

（四）加强清洁卫生工作

清洁卫生工作包括灰尘、污垢的擦拭和清除，也包括对蚊虫、苍蝇、蟑螂、鼠类等的防治。进行清洁卫生工作时，必须注意不要扬起灰尘，避免播散污染。医院内不应使用扫帚与掸子，拖布的头最好能卸下以便消毒。病房的清洁卫生工作，宜在污染后立即进行。其顺序应由污染较轻的病房开始，逐步进入污染较严重的区域，最后处理病人公共活动场所。医护人员工作地点亦应进行清洁卫生打扫。

（五）采取合理的诊断治疗方法

使用抗菌药要有的放矢,应用抑制免疫疗法要采取相应的保护措施,如先治疗慢性病灶防止自身感染,定期检查白细胞动态与其他监测,提供药物预防等。对易于将微生物引入体内的诊断治疗要切实做好消毒、灭菌工作,严格无菌技术操作。

（六）及时控制感染的流行

控制感染流行主要包括寻找传染来源与途径,采取相应的隔离与消毒措施。

（七）开展医院感染的监测工作

医院感染监测的目的是通过监测取得第一手资料,分析医院感染的原因,发现薄弱环节,为采取有效措施提供依据,并通过监测来评价各种措施的效果。监测的主要内容包括:环境污染监测、灭菌效果监测、消毒污染监测、特殊病房监测(如烧伤、泌尿科病房、手术室、监护室等)、菌株抗药性监测、清洁卫生工作监测、传染源监测、规章制度执行情况的监测等。监测工作应作为常规工作,定期、定点、定项目地进行。对感染的记录要求详细具体,并以病房为单位定期统计分析。

（八）改善工作人员的卫生与健康条件

所有医院工作人员均应定期进行健康检查,若有不适或疑为传染性疾病,应立即报告,以便采取相应措施,并根据需要注射有关疫苗,必要时还可进行被动免疫或药物预防。

医护人员还应做好个人防护,一是防止将病菌传给自身或带出病房;二是防止将病菌传给房内的易感者。个人防护中主要是穿戴个人防护装备(衣、帽、鞋、手套、口罩)以及洗手消毒。

思考题

1. 列表叙述细菌内外毒素的区别。
2. 分析细菌的致病性与哪些因素有关。
3. 简述毒血症的概念。

（黄加忠）

第十一章 细菌的分类与命名

学习目标
● 掌握细菌分类学的基本概念
● 熟悉细菌的分类等级、基本单位和细菌命名法

第一节 细菌的分类系统和命名

细菌分类学是指对细菌进行分类、命名与鉴定的一门学科。它是在全面了解细菌生物学特征的基础上,研究它们的种类,探索其起源、演化以及与其他类群之间的亲缘关系,进而提出能反映自然发展的分类系统,并将细菌加以分门别类。

一、细菌的分类单位

细菌在生物界中的地位,随着细菌分类学的发展而演变。直到 20 世纪 60 年代细菌正式归属于原核生物界。细菌的分类等级依次为界(kingdom)、门(division)、纲(classe)、目(order)、科(family)、属(genus)、种(species)。有时在两个相邻等级之间可添加次要的分类单位,如亚门、亚纲、亚属、亚科,科和属之间还可添加族(tribe)。临床细菌学检验中常用的分类单位是科、属、种。种是细菌分类的基本单位,生物学性状相同的细菌群体构成一个菌种;性状相近、关系密切的若干菌种组成属;相近的属归为一个科,以次类推。同一菌种的细菌在某些方面还有一定的差异,可再分亚种(subspecies),亚种以下再细分为型(type),如根据抗原结构不同分血清型(serotype or serovar),对噬菌体和细菌素的敏感性不同分噬菌体型(phagetype or phagevar)和细菌素型(bacteriocintype or bacteriocinvar),根据生化反应和其他某些生物学性状不同分生物型(biotype or biovar)等。不同来源的相同菌种称为菌株(strain)。他们的性状可以完全相同,也可以有某些差异。具有某种细菌典型的生物学特征的菌株称为该菌的标准株(standard strain)或模式菌(type strain),在细菌的分类、鉴定和命名时都以标准菌株为依据,也可作为质量控制的标准。

二、细菌的命名

目前,细菌的命名一般采用国际上通用的拉丁文双命名法。一个细菌种的学名由两个拉丁字组成,属名在前,用名词,首字母大写;种名在后,用形容词,首字母小写;两者均用斜体字。中文译名种名在前,属名在后。例如:*Mycobaterium tuberculosis*(结核分枝杆菌),*Sal-*

monella typhi(伤寒沙门菌)等。属名亦可不将全文写出,只用第一个大写字母代表,如 *M. tuberculosis*,*S. typhi* 等。有时某些常见的细菌也可用习惯通用的俗名,如 *tubercle bacillus*(结核杆菌)、*typhoid bacillus*(伤寒杆菌)等。有时泛指某一个属的细菌,而不特指其中的某个菌种,则可在属名之后加上 *sp.*,如 *Mycobaeterium sp.*,*Salmonella sp.* 即表示分枝杆菌属和沙门菌属的细菌(*sp.* 代表菌种 species,复制用 *spp.*)。

第二节 细菌的分类方法

细菌的分类是在对细菌的大量分类标记进行鉴定和综合分析的基础上进行的。用作细菌分类的标记有形态学、生理生化学、生态学、免疫学以及遗传学等方面的生物学特征。近年来,应用各种现代技术和设备检测细菌细胞的化学结构和化学组成,分析它们的亲缘关系,为发展细菌分类学开拓了前景。

一、生理学与生物化学分类法

细菌的形态、染色以及细菌的特殊结构是最早和最基本的分类依据,而细菌的生理生化特征一直作为分类的主要依据。生理生化项目繁多,包括生长条件(营养要求、需氧或厌氧等)、色素、抵抗力、菌体成分以及糖类、有机酸、蛋白质和氨基酸等的利用情况,及其代谢途径、代谢产物和致病力等。目前,以生理生化学作为细菌分类法广泛采用传统分类法和数值分类法。

(一)传统分类法

传统分类的原则是将生物的基本性质分为主要的和次要的,然后按主次顺序一级一级地往下分,直至最小区分。以细菌细胞壁的结构特点作最高一级分类依据,将原核生物界分为 4 个菌门:薄壁菌门、厚壁菌门、软壁菌门和疵壁菌门。按细胞形态、革兰染色性、鞭毛及代谢特点作为较高一级分类依据,如《伯杰系统细菌学手册》(第九版),按上述特征将细菌分成 17 个部分。科、属、种水平的分类,主要依靠生化特性和抗原结构。

(二)数值分类法

数值分类法是集各种现代技术于一体,检测细菌大量的生理生化特性;根据"等重要原则",将检测结果输入计算机处理,分析各菌之间相似度,区分细菌的种群,并确定各菌的亲缘关系。应用数值分类时,一般选择 50 项以上的生理生化特性逐一进行比较,才有分类学的意义。

二、遗传学分类法

细菌的遗传学分类方法主要有下列几种。

(一)DNA G + C mol% 测定

DNA 分子是由两条多核苷酸链组成的双螺旋结构,两条链上的单核苷酸中的 4 种碱基按 G-C、A-T 的规律配对。以 4 种碱基的总分子量为 100,测定其中 G + C 或 A + T 的摩尔含量百分比,能反映出细菌间 DNA 分子的同源程度,习惯上以 G + C 作为细菌分类标记。不同菌属间的 G + C mol% 范围很大,在 25% ~75% 之间。但同一种细菌的 G + C mol% 相当稳定,不受菌龄、培养条件和其他外界因素的影响,亲缘关系越近的细菌,它们的 G + C mol% 越接近。G + C mol% 的分类学意义主要针对 G + C mol% 不同的细菌,对含量相同细菌的亲缘关系,不能做出简单的判断,是否真正同源,需要对碱基序列进行分析和比较。

DNA G + C mol% 测定的技术有:① 热变性法测定 Tm(DNA 分子中 50% 解链时的温度),Tm 随 G + C mol% 的含量呈线性增加。在通常条件下,含 G + C mol% 40% 的 DNA 其 Tm 约为 87℃,每增加 1% G + C mol 含量,Tm 约增加 0.4℃,因而通过 Tm 可测出 G + C mol% 含量;② 浮密度法:将 DNA 分子进行氯化铯密度梯度离心,在和氯化铯密度相当的区域的 DNA 分子形成沉淀带。DNA 分子形成条带区域的氯化铯密度越高则 DNA 分子中的 G + C 含量越多。

另外,光谱分析、气液相色谱、溴化反应和双频率分析也可测定 DNA 分子中 G + C mol% 含量。

(二)核酸同源值测定

同一种细菌的 G + C mol% 固然应该相同,但 G + C mol% 相同的却不一定是同一种细菌。单凭 G + C mol% 对细菌分类仍有其局限性。因为 G + C mol% 不能反映出碱基序列,不同菌属的 G + C mol% 有重叠现象。精确的办法是利用 DNA 分子杂交技术测定 DNA 的相似度。尽管杂交方法很多,但基本步骤都是先提取菌株 DNA,加热变性解链,然后将两种变性的 DNA 混合液在一定的温度下保温复性,重新得到杂交的双螺旋 DNA 分子,鉴定其双螺旋分子的结合率,结合率的大小反映了 DNA 碱基序列的相似程度和菌种之间亲缘关系的亲疏。

核酸同源值测定的常用方法是 DNA/DNA 杂交:固相直接法或竞争法与同位素标记的 DNA 杂交,测定两种 DNA 分子的结合率。同一菌的结合率为 100%;70% 以上的同源性为同一种内同一亚种的细菌;60% ~ 70% 的同源性,则可能是同一种内不同的亚种;20% ~ 60% 的同源性,则为同一属中的不同菌种;同源性 20% 以下应考虑是不同属。

(三)rRNA 碱基序列测定

rRNA 的序列比较保守,并且变化十分缓慢。分离提取细菌细胞内 16S rRNA,并用 T_1 核糖核酸酶消化,分析寡核苷酸的碱基序列以测出 rRNA 的相关性。具体的方法可通过寡核苷酸双体积电泳分离,用放射自显影显示印迹,将核苷酸序列输入计算机内贮存并比较。

DNA 序列测定、核糖体蛋白组分分析以及细胞壁和细胞膜成分分析等也可用于细菌的分类。

思考题

1. 简述细菌命名的方法。
2. 叙述细菌分类的方法有哪些。

(陈晓)

第十二章　放线菌

学习目标
- 掌握放线菌的概念
- 掌握放线菌的形态与结构
- 了解产生抗生素的常见放线菌的种类

放线菌是一类介于细菌与丝状真菌之间,在形态上具有分枝状菌丝,菌落形态与霉菌相似,以孢子进行繁殖的原核细胞型微生物。因其菌落呈放射状,故称为放线菌。放线菌具有菌丝和孢子结构,革兰染色呈阳性。

放线菌广泛分布于自然界,主要存在于土壤中。大多数放线菌是需氧性腐生菌,只有少数为寄生菌,可使人和动物致病。

放线菌是抗生素的主要产生菌,迄今报道的 8 000 多种抗生素中,约80%是由放线菌产生的。此外,放线菌还可用于制造维生素、酶制剂(蛋白酶、淀粉酶、纤维素酶等)及有机酸等,故放线菌与人类有密切关系,在医药工业上有重要意义。

第一节　放线菌的生物学特性

一、放线菌的形态与结构

放线菌是介于细菌与真菌之间而又接近于细菌的单细胞分支状微生物。其基本结构与细菌相似,细胞壁由肽聚糖组成,并含有二氨基庚二酸(DAP),而不含真菌细胞壁所具有的纤维素或几丁质。由于放线菌更接近于细菌,故在进化上现已把它列入广义的细菌中。放线菌由菌丝与孢子组成。

(一) 菌丝

菌丝是由放线菌孢子在适宜环境下吸收水分,萌发出芽,芽管伸长,呈放射状分支状的丝状物。大量菌丝交织成团,形成菌丝体。放线菌的菌丝基本为无隔的多核菌丝,其直径细小,通常为 $0.2 \sim 1.2 \mu m$。

按菌丝着生部位及其功能不同可将菌丝分为基内菌丝、气生菌丝和孢子丝三种(见图12-1)。

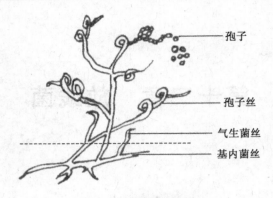

图 12-1　放线菌的形态

1. **基内菌丝**　基内菌丝是伸入培养基内的菌丝,具有吸收营养的功能,故又称营养菌丝。基内菌丝无隔,直径较细($0.2 \sim 0.8 \mu m$),有的无色,有的产生色素,呈现不同的颜色。如为水溶性色素可向培养基内扩散而使培养基呈现一定的颜色。

2. **气生菌丝**　气生菌丝是基内菌丝向空间生长的菌丝,叠生于营养菌丝上,可覆盖整个菌落表面。直径较基内菌丝粗($1 \sim 1.4 \mu m$),呈直形或弯曲形,产生的色素较深。

3. **孢子丝**　气生菌丝发育到一定阶段,其顶端可分化形成孢子。这种形成孢子的菌丝称为孢子丝。孢子成熟后,可从孢子丝中逸出飞散,其形状和排列方式因种而异,常被作为对放线菌进行分类的依据。孢子丝的形状、着生方式,螺旋的方向(左旋或右旋)、数目、疏密程度以及形态特征是鉴定放线菌的重要依据(见图 12-2)。

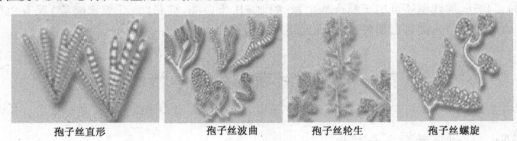

孢子丝直形　　　　　孢子丝波曲　　　　　孢子丝轮生　　　　　孢子丝螺旋

图 12-2　不同类型的孢子丝

(二) 孢子

气生菌丝发育到一定阶段即分化形成孢子。放线菌的孢子属于无性孢子,它是放线菌的繁殖器官。孢子的形状不一,有球形、椭圆形、杆形或柱状。排列方式不同,有单个、双个、短链状或长链状。在电镜下可见到孢子表面结构不同,有的表面光滑,有的为疣状、鳞片状、刺状或毛发状。孢子的颜色多样,呈白、灰、黄、橙黄、淡黄、红、蓝等色。孢子的形态、排列方式和表面结构以及色素特征是鉴定放线菌的重要依据。

二、放线菌的培养特性

(一) 培养条件

绝大多数放线菌为异养菌,营养要求不高,能在简单培养基上生长。由于多数放线菌分解淀粉的能力较强,故培养基中大多含有一定量的淀粉。同时,放线菌对无机盐的要求较高,故培养基中常加入多种元素如钾、钠、硫、磷、镁、铁、锰等。

放线菌大多为需氧菌,所以在抗生素生产中,需进行通气搅拌,以增加发酵液中的溶氧量。放线菌生长最适温度为 28~30℃,对酸敏感,最适 pH 为中性偏碱,在 pH 7.2~7.6 环境中生长良好。放线菌生长缓慢,一般需培养 3~7 天才能长成典型菌落。

（二）菌落特征

放线菌在固体平板培养基上培养后形成的菌落具有一定的特征,可作为鉴别依据。放线菌菌落通常为圆形,类似或略大于细菌的菌落,但比真菌菌落小。菌落表面干燥,有皱褶,致密而坚实。当孢子丝成熟时,形成大量孢子堆,铺于菌落表面,使菌落呈现颗粒状、粉状、石灰状或绒毛状,并带有不同颜色。由于大量基内菌丝伸入培养基内故菌落与培养基结合紧密,不易被接种针挑起。

（三）繁殖方式及生活周期

放线菌主要通过无性孢子的方式进行繁殖。在液体培养基中,也可通过菌丝断裂的片段形成新的菌丝体而大量繁殖,在工业发酵生产抗生素时常采用的搅拌培养即是以此原理进行的。放线菌主要通过横隔分裂方式形成孢子。

现以链霉菌的生活史(见图12-3)为例说明放线菌的生活周期:① 孢子萌发,长出芽管;② 芽管延长,长出分支,形成基内菌丝;③ 基内菌丝向培养基外空间生长形成气生菌丝;④ 气生菌丝顶部分化形成孢子丝;⑤ 孢子丝发育形成孢子,如此循环反复。孢子是繁殖器官。一个孢子可长成许多菌丝,然后再分化形成许多孢子。

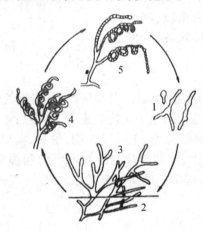

图 12-3　链霉菌的生活周期简图
1. 孢子萌发　2. 基内菌丝　3. 气生菌丝　4. 孢子丝　5. 孢子丝分裂为孢子

第二节　放线菌的用途与危害

放线菌在医药上主要用于生产抗生素、维生素和酶类等,少数寄生性的放线菌对人和动物具有致病性。

一、产生抗生素的放线菌

放线菌是抗生素的主要产生菌,除产生抗生素最多的链霉菌属外,其他各属中产生抗生素较多的依次为小单孢菌属、游动放线菌属、诺卡菌属、链孢囊菌属和马杜拉放线菌属。由于抗生素在医疗上的应用,许多传染性疾病特别是传播广泛的严重传染病已得到很好的治疗和控制。此外,放线菌也应用于维生素和酶类生产、皮革脱毛、污水处理、石油脱蜡、甾体转化等方面。

(一) 链霉菌属

链霉菌属是放线菌中最大的一个属,该属产生的抗生素种类最多。现有的抗生素约80%由放线菌产生,而其中90%又是由链霉菌属产生的。根据该菌属不同的形态和培养特征,特别是根据气生菌丝、孢子堆和基内菌丝的颜色及孢子丝的形态,可把链霉菌属分为14个类群,其中有许多种类是重要抗生素的产生菌,如灰色链霉菌产生链霉素,龟裂链霉菌产生土霉素,卡那霉素链霉菌产生卡那霉素等。此外,链霉菌还产生氯霉素、四环素、金霉素、新霉素、红霉素、两性霉素、制霉菌素、万古霉素、放线菌素 D、博莱霉素以及丝裂霉素等。

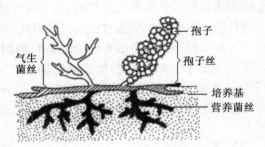

图 12-4　链霉菌的形态

有的链霉菌能产生一种以上的抗生素,而不同种的链霉菌也可能产生同种抗生素。

链霉菌有发育良好的基内菌丝、气生菌丝和孢子丝,菌丝无隔,孢子丝形状各异,可形成长的孢子链(见图 12-4)。

(二) 诺卡菌属

诺卡菌属的放线菌主要形成基内菌丝,菌丝纤细,一般无气生菌丝。少数菌产生一薄层气生菌丝,形成孢子丝。基内菌丝和孢子丝均有横隔,断裂后形成不同长度的杆形,这是该菌属的重要特征。菌落表面多皱、致密、干燥或湿润,呈黄、黄绿、橙红等色。用接种环一触即碎。诺卡菌产生 30 多种抗生素,如治疗结核和麻风的利福霉素,对原虫、病毒有作用的间型霉素以及对革兰阳性菌有作用的瑞斯托菌素等。此外,该属菌还可用于石油脱蜡、烃类发酵及污水处理。

(三) 小单孢菌属

小单孢菌属放线菌的基内菌丝纤细,无横隔,不断裂,亦不形成气生菌丝,只在基内菌丝上长出孢子梗,顶端只生成一个球形或椭圆形的孢子,其表面为棘状或疣状。菌落凸起,多皱或光滑,常呈黄、红、深褐或黑色。本属约有 40 多种,也是产生抗生素较多的属,可产生庆大霉素、利福霉素、创新霉素、卤霉素等 50 多种抗生素。

(四) 链孢囊菌属

链孢囊菌属的特点是孢囊由气生菌丝上的孢子丝盘卷而成。孢囊孢子无鞭毛,不能运动,有氧环境中生长发育良好。菌落与链霉菌属相似,能产生对革兰阳性菌、革兰阴性菌、病毒和肿瘤有作用的抗生素,如多霉素。

(五) 游动放线菌属

游动放线菌属的放线菌一般不形成气生菌丝,基内菌丝有分支并形成各种形状的球形孢囊,这是该属菌的主要特征。囊内有孢子囊孢子,孢子有鞭毛,可运动。生长缓慢,2~3周才能形成菌落,菌落湿润发亮。本属菌至今已报道 14 种,产生的抗生素有创新霉素、萘醌类的绛红霉素等,后者对肿瘤、细菌、真菌均有一定作用。

(六)高温放线菌属

高温放线菌属的基内菌丝和气生菌丝发育良好,单个包子则生在基内菌丝和气生菌丝上。孢子是内生的,其结构和性质与细菌芽胞类似,孢子外面有多层外壁,内含吡啶二羧酸,能抵抗高温、化学药物和环境中的其他不利因素。该菌属产生高温红霉素,对革兰阳性菌和革兰阴性菌均有作用。

此外,该菌属常存在于自然界高温场所中,如堆肥、牧草中,故可引起呼吸系统疾病。

二、病原性放线菌

病原性放线菌主要是厌氧放线菌和需氧诺卡菌属中的少数放线菌。厌氧放线菌属的基内菌丝有横隔,断裂为 V、Y、T 型,不形成气生菌丝和孢子。对人致病的主要是衣氏放线菌。它存在于正常人口腔中,如齿龈、扁桃体与咽部,为条件致病菌。近年来临床大量使用广谱抗生素、皮质激素、免疫抑制剂或进行大剂量放疗,造成机体菌群失调,使放线菌条件致病菌引起的二重感染发病率急剧上升,有时也因机体抵抗力减弱或拔牙、口腔黏膜损伤而引起内源性感染,导致软组织的化脓性炎症,疾病多发于面颈部、胸、腹部。病变部位常形成许多瘘管。在排除的脓汁中,可查见有硫磺样颗粒,肉眼可见,将可疑颗粒压片、镜检,可见放射状排列的菌丝。

牛型放线菌首先自母牛体内分离出,对人无致病能力,可引起牛的颚肿病。星形诺卡菌主要由呼吸道或创口侵入人体,引起肺部感染,其他症状类似脓肿的急性感染或并发脓肿的急性肺炎,也可播散至全身如肾、脾、心包及肾上腺等器官,引起脓肿及多发性瘘管。

思考题

1. 说出放线菌的形态与结构的组成。
2. 叙述链霉菌的生活周期。

(黄静芳)

第十三章　真　菌

真菌(fungus)是一类具有典型细胞核和完整细胞器,无根、茎、叶,不含叶绿素的真核细胞型微生物。真菌种类多,已报道的属达 1 万以上,种超过 10 万个,分布广,其中大多数对人体无害,甚至有利,如食用真菌、用真菌酿酒、发酵以及生产抗生素等。也有少数真菌可以引起人类感染性、中毒性及变态反应性疾病。特别是属于人体正常菌群的真菌,由于滥用抗生素引起菌群失调和(或)应用激素、抗癌药物导致机体免疫功能降低等原因,可引起真菌的机会性感染。

第一节　真菌的生物学特性

一、真菌的基本形态

真菌比细菌大几倍至几十倍,用光学显微镜放大 100 ~ 500 倍就可看清。真菌的细胞壁缺乏构成细菌细胞壁的肽聚糖,其坚韧性主要依赖于几丁质与葡聚糖组成的微细纤维骨架和不定形多糖基质构建的致密结构,它能阻挡大分子物质通过,占菌体干重的 80% ~ 90%。真菌细胞内微细结构与高等植物细胞基本相同,有典型的核结构和较多的细胞器。

真菌按形态可分为单细胞真菌和多细胞真菌两类。

(一) 单细胞真菌

单细胞真菌呈圆形或卵圆形,常见为酵母菌和类酵母菌两类,前者如新生隐球菌,后者如白假丝酵母菌。单细胞真菌以出芽方式繁殖,芽生孢子成熟后脱落成独立个体。对人致病的主要有白假丝酵母菌(白色念球菌)和新生隐球菌。

(二) 多细胞真菌

多细胞真菌系由菌丝与孢子组成,菌丝伸长分支,交织成团,这类真菌称为丝状菌或霉菌。多细胞真菌的菌丝和孢子形态不同,是鉴别真菌的重要标志。

另有一些真菌因寄生环境及培养条件(营养、温度、氧气等)的不同可交替出现两种形态,即在室温中呈霉菌型,在 37℃ 或体内呈单细胞的酵母型,这类真菌有双相性,所以称之为双态真菌或二相真菌。

二、真菌的基本结构

真菌的细胞结构与一般植物细胞相似,有典型的细胞核及完善的细胞器,但胞壁与细菌胞壁不同,不含粘肽而是由几丁质及葡聚糖组成,也含有脂多糖。其中酵母菌及类酵母菌不生长真菌丝,但类酵母菌的芽体可延长形成与母体相连的假菌丝,革兰染色呈阳性,丝状真菌分菌丝及孢子两部分,形态多种多样。

（一）菌丝

真菌在适宜环境中,由孢子出芽长成芽管,逐渐延长呈丝状,称为菌丝。除少数多细胞真菌和单细胞酵母菌、类酵母菌外,其他真菌都有分枝或不分枝的菌丝。有的菌丝在一定的间距形成横隔,称之为隔膜,它把菌丝分成一连串的细胞,称有隔菌丝。绝大多数的病原性丝状真菌为有隔菌丝,隔膜中央有孔,可使细胞质自一个细胞流入另一细胞。有些菌丝无隔膜,称无隔菌丝。菌丝可长出许多分支,交织成团,称菌丝体。伸入到培养基内者称为营养菌丝;露出于培养基表面的菌丝称为气生菌丝。部分气生菌丝可产生具有不同形状、大小和颜色的孢子,称为生殖菌丝。显微镜下菌丝的形态不同,如螺旋状、球拍状、结节状、鹿角状、破梳状等,菌丝的形态有助于真菌的鉴别(见图13-1)。

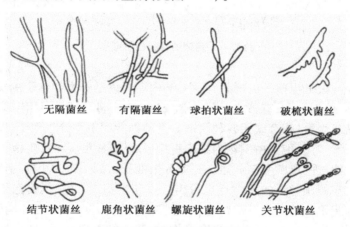

图 13-1 真菌的各种菌丝形态

（二）孢子

孢子是真菌的繁殖结构,真菌孢子的抵抗力、形态及作用等均与细菌芽胞不同,其区别见表13-1。孢子可分为有性孢子和无性孢子两种。有性孢子是由同一菌体或不同菌体上的两个细胞融合经减数分裂形成。无性孢子是菌丝上的细胞分化或出芽生成。孢子也是真菌鉴定和分类的主要依据。病原性真菌很少产生有性孢子,大多数是无性孢子。

表 13-1 真菌孢子与细菌芽胞的区别

	真菌孢子	细菌芽胞
抵抗力	不强,60~70℃短时间即死	强,煮沸短时间不死
数目	一条菌丝可产生多个孢子	一个细菌体只形成一个芽胞
作用	为繁殖方式之一	不是繁殖方式
形状	形状多种多样	圆形或椭圆形

1. 无性孢子 根据形态,可分为三种:分生孢子、叶状孢子及孢子囊孢子(见图13-2)。

（1）分生孢子 分生孢子是真菌常见的一种无性孢子。由生殖菌丝末端的细胞分裂或收缩形成,也可在菌丝侧面出芽形成。按其形态和结构又可分两种:① 大分生孢子:体积较大,分隔成较多细胞,形态各异,两端尖或圆或一端圆,厚壁或薄壁,壁光滑或粗糙,有色或无

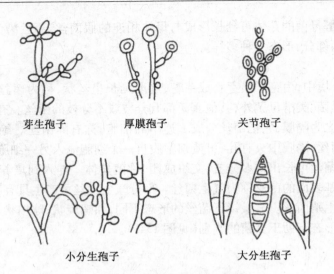

芽生孢子　　　　　厚膜孢子　　　　　关节孢子

小分生孢子　　　　　　　　大分生孢子

图 13-2　真菌的各种孢子形态

色,分隔有多有少。大分生孢子的形状、大小、结构和颜色是分类和鉴定的重要依据。② 小分生孢子:体积小,单细胞性,有蒂或无蒂,侧生或游离,分散或成群,圆形、梨形、卵圆形或其他形状,表面粗糙或光滑,或有或无各种纹饰。真菌都能产生小分生孢子,其诊断价值不大。

(2) 叶状孢子　叶状孢子由菌丝内细胞直接形成,有三种:① 芽生孢子:由菌丝体细胞出芽生成,常见于假丝酵母菌与隐球菌。一般芽生孢子长到一定大小即与母体脱离,若不脱离则形成假菌丝,在假菌丝上的收缩点也可出芽成芽生孢子。② 厚膜孢子:当真菌在不利环境中,由菌丝内胞浆浓缩和胞壁增厚而成,呈圆形,抵抗力增大。当环境好转时可生成芽管成长为菌丝。③ 关节孢子:在陈旧的培养物中,菌丝细胞壁变厚,形成长方形的节段,呈链状排列,如白地霉和粗球孢子菌。

(3) 孢子囊孢子　菌丝末端膨大成孢子囊,内含许多孢子,孢子成熟则破囊而出,如毛霉、根霉等。

2. 有性孢子　有性孢子是由细胞间配合(质配和核配)后产生的孢子,可分为卵孢子、接合孢子、子囊孢子及担孢子。多由非致病性真菌所形成。

三、真菌的培养

(一) 真菌的繁殖方式

真菌通过营养阶段之后,便进入繁殖阶段,经过繁殖产生许多新个体。真菌的繁殖方式通常分为有性繁殖和无性繁殖两类。有性繁殖以细胞核的结合为特征,无性繁殖是指不经过两性细胞的配合便能产生新的个体,即营养繁殖为特征。大部分真菌都能进行无性繁殖和有性繁殖,致病性真菌多是无性繁殖。

1. 无性繁殖　真菌的无性繁殖方式主要有以下几种形式:

(1) 芽管繁殖　有些真菌的孢子可萌发芽管,芽管延长后形成菌丝,大多数真菌都能进行这种无性繁殖。

(2) 分裂繁殖　营养细胞分裂产生子细胞,如裂殖酵母菌无性繁殖就像细菌一样,母细胞一分为二的繁殖。

（3）出芽繁殖　单细胞真菌出芽,芽生的孢子脱离母细胞即完成繁殖,酵母菌属的无性繁殖就是这种类型。

（4）生隔繁殖　有些分生孢子在分生孢子梗某一段落形成一横隔,原生质浓缩后形成一个新的孢子,该孢子又可再独立进行繁殖。

2. 有性繁殖

有性繁殖过程一般包括下列三个阶段:①质配:两个细胞的原生质进行配合。②核配:两个细胞里的核进行配合。真菌从质配到核配之间的时间有长有短,这段时间称双核期,即每个细胞里有两个没有结合的核。这是真菌特有的现象。③减数分裂:核配后或迟或早将继之以减数分裂,减数分裂使染色体数目减为单倍。

（二）真菌的培养

真菌的营养要求不高,在一般细菌培养基上能生长。检查时常用沙保培养基。皮肤癣菌在此培养基上生长较慢,但腐生性真菌在此培养基上生长迅速。故分离真菌时常在此培养基中加一定量的放线菌酮和氯霉素,前者用于抑制污染真菌,后者用于抑制细菌的生长。有些病原性真菌,如白假丝酵母菌、组织胞浆菌、新生隐球菌等加放线菌酮即不能生长,宜用无抗生素的血琼脂平板,见有生长后移种沙保培养基,并同时做玻片培养以观察自然状态下的形态结构。

培养真菌最适宜的酸碱度是 pH 4.0～6.0,浅部感染真菌的最适温度为 22～28℃。但某些深部感染真菌一般在37℃中生长最好。培养真菌需较高的湿度与氧气。真菌大多于1～2 周出现典型菌落。真菌的菌落有两类:酵母型菌落和丝状菌落。

第二节　真菌与环境

真菌的生命活动与环境有着密切关系。适宜的环境能促进真菌的繁殖;不适宜的环境则可抑制真菌繁殖,引起真菌变异甚至杀灭真菌。因此掌握真菌与环境的关系,利用对真菌的不利因素进行抑制真菌,是非常重要的。

一、真菌的抵抗力与控制

真菌的营养细胞抵抗力不强,60～70℃即可杀死,1%～3%的石炭酸、10%的福尔马林均可杀灭。霉菌孢子对热、射线、药物、渗透压、干燥等的抵抗力比其营养细胞要强,但比细菌的芽胞弱。

1. 热　真菌对热的抵抗力不强,任何能杀死细菌的温度,都能杀死真菌,一般加热60～70℃在短时间内即可死亡。但也有的真菌,如纯黄丝衣霉对高温抵抗力较强,成熟的子囊孢子能抵抗大部分真菌孢子致死的温度,往往给罐头生产带来很大麻烦。

2. 干燥　真菌对于干燥抵抗力虽较强,但在相对湿度<75%以下时,往往不利于真菌繁殖。

3. 低温　真菌对低温抵抗力较细菌为强,一些抑制细菌生长的低温环境,常不能有效地控制真菌生长。很多真菌能在0℃生长,甚至更低的温度,少数能生长在-60℃。如肉类上的芽枝霉菌在-10℃仍能生长;荧光极毛菌可在-4℃生长,并造成冷冻食品变质腐败。

4. 紫外线　不论真菌的孢子或菌丝,当暴露在富于紫外线的光源下,都能被迅速杀死,如紫外线对丝状真菌与假丝酵母菌在距离1m照射30min可杀死,但一些孢子壁具有黑色素的真菌,则有较强的抵抗紫外线能力。

5. 防腐剂　对于防腐剂,真菌也往往表现出一定的抵抗能力。能杀死真菌的大部分防腐剂,都不能用于工业产品,既有防腐蚀性又对人体有剧毒。有些防腐剂虽对人体毒性不大,但常受大气湿度影响而降低它的效果,很多在正常湿度下有效的防腐剂,当相对湿度超过95%时,则变为完全无效。同时也不能忽视防腐剂对真菌具有的选择性刺激生长作用,有些药物在低浓度可以刺激真菌生长。例如水杨酸对于大部分真菌生长都是有效的防腐剂,但可以被黑曲霉作为碳源。含氯化锌的纺织品是一个对真菌有效的防腐剂,但对土曲霉没有作用。硼酸及硼砂对大部分真菌毒性很低,在某些工农业产品不能应用毒性大的药品防腐时,可以有限度地应用它。

6. 消毒剂　1%~3%石炭酸,对防止细菌生长比防止真菌生长更为有效,尽管如此,对于大部分真菌仍能表现很高的毒性。真菌对2.5%碘酊、0.01%升汞及10%甲醛则比较敏感。用甲醛蒸气熏蒸被真菌污染的用品,可以达到灭菌的目的。某些染色剂对若干真菌生长也有抑制作用,如龙胆紫、孔雀石绿等可抑制白假丝酵母菌的生长繁殖。

7. 抗生素　抗细菌的各种抗生素,如青霉素、链霉素、金霉素、卡那霉素、庆大霉素等对真菌均无抑制作用,相反,有的抗生素可促进某些真菌生长。当前抗真菌抗生素,如灰黄霉素、制霉菌素B、二性霉素、克霉素、酮康唑、伊曲康唑等对多种真菌有抑制作用。中药中也有不少对真菌有抑制作用,如黄柏、紫草、土槿皮等。

二、真菌的变异

真菌是最容易发生变异的一种微生物,在人工培养基中多次移种或孵育过久,就可出现形态结构、菌落性状、色素以及各种生理性状(包括毒力)的改变。用不同的培养基和温度培养真菌,其性状也有改变。紫外线可使真菌发生变异和损伤,妨碍DNA的复制。真菌也可以通过准性生殖来实现遗传重组,在引起真菌变异和新性状的产生以及保持真菌遗传多样性方面具有重要的作用。

真菌的变异主要有三种表现形式:

1. 真菌形态、结构变异　从患者皮损中分离的皮肤真菌,初代可看到该真菌所特有的菌落外观、颜色及大、小分生孢子,但经过几代培养后,上述各种特有的外观、色素以及大、小分生孢子都可消失,使很多真菌外观上都成为羊毛状而难以区别。如新型隐球菌可由于几代培养后荚膜消失。

2. 真菌菌落变异　白色念珠菌长时间传代培养,细胞逐渐伸长成为假菌丝,菌落外观粗糙,类似克柔氏念珠菌。有些真菌的菌落因日久或多次传代培养而发生变异,菌落颜色减褪或消失,表面气生菌丝增多,如絮状表皮癣菌。

3. 真菌抗药性变异　真菌突变引起的胞嘧啶通透酶、胞嘧啶脱氨酶、尿苷-磷酸焦磷酸化酶三者中任何一个酶变异,都能使真菌产生耐药性。

真菌中,丝状真菌的变异远高于念珠菌的变异。丝状真菌是由许多细胞组成的具有众多分枝的丝状体,而每个细胞通常是多核的。因此在丝状真菌中,只要细胞中的一个核

DNA 发生变异,就可能形成异核体。异核体容易发生变异,如菌落颜色的改变、产孢能力的衰退、致病力的增强或减弱等。这是丝状真菌容易变异的一个主要原因。由于病原真菌的异核体的形成和分离,涉及致病性的问题,有关这方面的研究具有重要的理论和实际意义。

三、真菌与人类的关系

真菌在自然界分布广泛且种类繁多、数量庞大,与人类关系密切,其中绝大多数是有益于人类的,如酿酒、发酵、生产抗生素等;也有些真菌对人类有害,可引起人类及动、植物疾病。

1. 真菌的工业利用　世界范围内利用真菌进行大规模的工业生产还是近百年的事情。20 世纪 40 年代抗菌素的崛起开创了真菌工业利用的新局面,并得到了迅速发展。到目前为止,真菌的利用几乎遍及与人类生活有关的食品、纺织、制革、造纸、医药、洗涤、饲料以及石油发酵和三废处理等各种工业部门。如在食品工业中,真菌的发酵产物可以作为东方各民族所特有的调味品;许多大型真菌的子实体可以作为人类的美味食品,例如各种蘑菇、银耳、木耳、猴头、竹荪等。

2. 真菌与农业生产　真菌与农业生产有着密切的关系,直接影响着人类的生活。主要的栽培作物如稻、麦、棉、果树和蔬菜等,大都容易受到真菌的侵袭而发生病害。真菌对植物也有有益的作用,如真菌在其生长发育过程中能分泌生长素,如赤霉素、异生长素(吲哚乙酸)等,这些生长素可以促进植物的生长。

3. 真菌与医药　真菌药材历史悠久,应用普遍,许多是名贵的中药材,如灵芝、虫草、茯苓、猪苓、猴头、银耳、木耳、假蜜环菌等约百多种。另外从真菌中寻找抗癌药物已为世界瞩目,如猪苓多糖对许多癌症具有明显疗效。

真菌用作现代药物始于 20 世纪 40 年代。第一个抗菌素——青霉素的问世改变了传染病的治疗方式。1956 年 Newton 和 Abraham 发现了真菌的第二个抗菌素——头孢霉素,它不仅具有青霉素的主要优点,而且不易引起过敏反应。

甾族化合物的转化是继青霉素发现之后,真菌对医药界的又一重要贡献。甾族的激素药物对机体起着重要的调节作用,如肾上腺皮质激素和各种性激素等。过去因为这种药物需要在高温高压下进行化学合成,生产极其困难。现在利用真菌和其他微生物可以在常温常压下完成这些合成过程。

真菌来源的其他化学药物,如麻黄素、麦角碱、核黄素、β-胡萝卜素等也是目前医药界不可缺少的重要药物。

4. 真菌与生物工程　真菌作为真核生物的生物学研究的代表被推向生物工程的前沿,其中研究较多的是酵母菌、脉孢菌、头孢霉、黑粉菌、曲霉、镰刀菌、麦角菌和鬼孢菌等。以酵母菌为寄主体系的基因工程系统已经建立,目前主要用于人胰岛素和人干扰素等药物的生产,同时采用基因重组法,用酵母菌制造乙型肝炎抗原,在实验室中已获得成功。在医药工业中取得的成就显示了生物工程发展的巨大潜力,传统的医药工业面临着革命性的变革。

5. 真菌与疾病　真菌作为病原微生物也能侵入人体及动物体,引起疾病。至今对真菌致病性的研究仅限于少数几种真菌。不同的真菌可通过下列几种形式致病。

(1)致病性真菌感染　主要是一些外源性真菌感染。浅部真菌如皮肤癣菌是由于这些真菌的嗜角质性,并能产生角蛋白酶水解角蛋白,在皮肤局部大量繁殖后通过机械刺激和代谢产物的作用,引起局部炎症和病变。深部真菌感染后不被杀死,能在吞噬细胞中生存、繁殖,引起慢性肉芽肿或组织溃疡坏死。

(2)条件致病性真菌感染 主要是由一些内源性真菌引起的,如假丝酵母菌、曲霉、毛霉。这些真菌的致病性不强,只有在机体免疫力降低时发生,如肿瘤、糖尿病、免疫缺陷、长期应用广谱抗生素、皮质激素、放射治疗或在应用导管、手术等过程中易继发感染。例如导管、插管人口为真菌人侵提供门户,真菌粘附其上,并不断增殖,从而进入血液,并播散至全身。

(3)真菌超敏反应性疾病 当敏感患者吸入或食入某些菌丝或孢子时可引起各种类型的超敏反应,如荨麻疹、变应性皮炎与哮喘等。

(4)真菌性中毒症 粮食受潮霉变,人摄入真菌或其产生的毒素后可引起急、慢性中毒称为真菌中毒症。病变多样,因毒素而异。有的引起肝、肾损害,有的引起血液系统变化,有的作用于神经系统引起抽搐、昏迷等症状。

真菌中毒与一般细菌性或病毒性感染不同。真菌是在粮食中产生毒素,受环境条件的影响,所以发病有地区性和季节性,但没有传染性,不引起流行。粮食经多次搓洗可以减少污染的毒素,有一定的预防作用。

(5)真菌毒素与肿瘤 近年来不断发现有些真菌毒素和肿瘤有关,特别是黄曲霉毒素。根据荧光分析黄曲霉毒素有 20 多种衍化物,其中 B1 作用最强。在肝癌高发区的粮油作物中,黄曲霉毒素污染率很高,含量可高达 1ppm。大鼠试验饲料中只要含 0.15ppm 即可诱发肝癌。此外,镰刀菌的 T-2 毒素可诱发大鼠胃癌、脑部肿瘤等。

第三节 几类常见的真菌

我国有悠久的利用真菌直接作为药物的历史。我国最早的药物书籍《神农本草经》以及历代本草书上都有将真菌作为药物的记载。茯苓、灵芝、银耳、猴头、冬虫夏草等真菌类药物至今仍在广泛应用。现在,人们利用真菌的代谢物质生产药物,如青霉素、头孢菌素、灰黄霉素等抗生素以及维生素、酶制剂、麦角碱、柠檬酸等。真菌在自然界分布广泛,生存适应能力强,常污染药物制剂,使其霉败变质造成损失。下面介绍与药物生产和药物制剂霉败变质有密切关系的几类真菌。

一、酵母菌

酵母菌是人类应用较早的一类真菌,它在医药和工农业生产上是一类很重要的微生物,食品发酵、酿造啤酒、制造酒精都离不开它。酵母菌菌体内含丰富的维生素和蛋白质,可作药用酵母片及饲料酵母,也可提取制备核苷酸、维生素、辅酶 A、细胞色素 C 及多种氨基酸等生化药物。

酵母菌在分类上属于囊菌亚门,是单细胞真菌,一般呈圆形、卵圆形或圆柱形,有些酵母菌细胞也可形成假菌丝,如假丝酵母菌。酵母菌的个体比细菌大,高倍显微镜下即可看清楚。它具有典型的真核生物细胞结构,胞浆中可见若干个液泡,内含盐类、糖类、氨基酸等。随着细胞衰老,液泡中出现肝糖颗粒和脂肪滴。

酵母菌繁殖可分为无性繁殖和有性繁殖。无性繁殖方式多样,以出芽繁殖最常见,少数酵母菌以细胞分裂方式繁殖,如裂殖酵母菌。有性繁殖可产生子囊孢子,凡能产生子囊孢子的酵母菌称为真酵母菌。

二、毛霉菌属

毛霉菌属是接合菌亚门毛霉菌目中的一个大属。它的外形呈毛发状,菌丝一般呈白色,为管状分支的五隔菌丝。有性孢子为接合孢子,无性孢子为孢子囊孢子。毛霉菌广泛存在于土壤、蔬菜、水果和富含淀粉的食物中。毛霉菌丝发达、生长迅速,是引起食物、药物、药材霉变的常见污染菌。有的菌株有分解蛋白质的能力,可用于豆豉、豆腐乳的酿造,使蛋白质分解产生鲜味和芳香物质。有的菌株有较强的糖化能力,可以用于淀粉类原料的糖化和发酵

三、根霉菌属

根霉菌属与毛霉菌属同属毛霉菌目,形态与毛霉菌相似,菌丝无隔,形成孢子囊孢子。但与毛霉菌不同的是,根霉菌在培养基上生长时,菌丝伸入培养基内,生长为有分枝的假根,靠假根吸收营养。连接假根的弧形气生菌丝贴靠培养基表面匍匐生长,称为匍匐菌丝。有性繁殖产生接合孢子。根霉菌能产生高活性的淀粉酶,是工业上重要的发酵菌种,有的是甾体化合物转化的重要菌株。根霉菌分布广泛,也是淀粉类食物、药品等霉变的主要污染菌。

四、曲霉菌属

曲霉菌属中大多数为半知菌类,未发现有性繁殖阶段。曲霉菌丝为有隔菌丝。它的分生孢子梗常由营养菌丝分化的足细胞长出,在其顶端形成膨大的顶囊,在顶囊表面以辐射状长出一层或两层小梗,小梗顶端长出一串圆形的分生孢子。曲霉菌属各菌的菌丝和孢子常呈不同的颜色,故菌落的颜色各不相同,有黑、棕、黄、绿、红等颜色,且较稳定,是分类鉴定的主要依据。此外,分生孢子头和顶囊的形状、大小、小梗的构成,分生孢子梗的长度等特点也是鉴定的依据。

曲霉菌分解有机物质能力极强,是发酵工业的重要菌种,可应用曲霉菌的糖化作用和分解蛋白质的能力制曲、酿酒、造酱。医药工业上利用曲霉菌生产柠檬酸、葡萄糖酸等有机酸,以及酶制剂、抗生素等。曲霉菌也是引起食物、药品霉变的常见污染菌。本属代表菌有黑曲霉、黄曲霉、米曲霉等。黄曲霉中个别菌株能产生黄曲霉毒素。

五、青霉菌属

青霉菌属中的真菌与曲霉菌形态相似,菌丝有隔,但无足细胞,孢子结构与曲霉菌不同,分生孢子梗顶端不膨大,无顶囊,但有多次分枝,产生一轮或数轮分叉。在最后分枝的小梗上长出成串的分生孢子,形似扫帚状。不同种的分生孢子可产生青、灰绿、黄褐等不同的颜色。扫帚状的分枝也可作分类的依据。

青霉菌分布极广,几乎在一切潮湿的物品上均能生长。它分解有机物质的能力也很强,有的菌株能生产柠檬酸、延胡索酸、草酸等有机酸。产黄青霉菌是青霉素的产生菌,灰黄青霉菌是灰黄霉素的产生菌。青霉菌可使工农业产品、生物制剂、药物制品霉败变质,其危害

性不亚于曲霉菌。有的菌株产生的真菌毒素对人和畜类的健康也有很大的危害。

六、头孢霉菌属

头孢霉菌属真菌的菌丝有隔、分枝、常结成绳束状。分生孢子梗直立、不分枝,中央较粗而向末端逐渐变细,分生孢子从梗顶端生出后,靠黏液聚成圆头状,遇水即散。可从土壤、植物残体中分离出头孢霉菌菌种。有的菌株可产生抗癌物质及重要抗生素,如顶孢头孢菌可产生头孢菌素 C。

第四节 真菌与人类疾病

绝大多数真菌对人类是有益的,但也有少数真菌能引起人类疾病。如可引起机体浅部和深部真菌感染;真菌产生的毒素也可使机体致病。这些引起人类疾病的真菌称为病原性真菌,

一、引起机体浅部感染的真菌

引起机体浅部感染的真菌是指侵犯机体皮肤、毛发、指(趾)甲等浅部角化组织的真菌。这类真菌又统称为皮肤藓菌或皮肤丝状菌。它们包括毛藓菌属、表皮藓菌属和小孢子菌属。

皮肤藓菌属可在沙保培养基上生长,形成丝状菌落。菌丝有隔,可产生大、小分生孢子,未发现有性孢子。一般可根据菌落的形态、颜色和产生的大、小分生孢子的形状、排列,对各种皮肤藓菌进行初步鉴定。

三个属的皮肤藓菌均可侵犯皮肤,引起手藓、足藓、股藓、叠瓦藓等。毛藓菌属和表皮藓菌属可侵犯指(趾),引起甲藓,俗称"灰指甲",使指(趾)甲失去光泽、增厚变形。毛藓菌属和小孢子菌属可侵犯毛发,引起头藓、黄藓及须藓。浅部感染的真菌有嗜角质蛋白的特性,它们侵入皮肤等角质组织后,遇到潮湿、温暖的环境即大量繁殖,通过机械刺激和代谢产物的作用而引起局部的病变。

目前预防皮肤藓菌感染尚无有特效办法,主要是注意个人清洁卫生,避免直接或间接接触皮肤藓菌,保持鞋袜干燥,防止真菌滋生。局部治疗可用十一烯酸或水杨酸制剂。口服灰黄霉素对治疗藓症有一定疗效,但副作用大,使用时应注意。

二、引起机体深部感染的真菌

引起机体深部感染的真菌是指侵袭机体深部组织、内脏引起全身性感染的真菌。它们大多可引起机体慢性肉芽肿样炎症、溃疡和坏死等病损。这类真菌主要有新型隐球菌、白色念珠菌等。

(一)新型隐球菌

新型隐球菌又称溶组织酵母菌,为单细胞真菌。用墨汁负染色后,于显微镜下可见黑色背景中有原形或卵圆形的酵母样菌体细胞,外包一层很厚的荚膜。它以出芽方式繁殖,无假菌丝,在沙保培养基上经37℃ 3~5 天培养后,形成酵母型菌落。

新型隐球菌存在于土壤及鸽粪中,它从呼吸道侵入机体,可在肺部引起轻度炎症。一旦

侵入血液则可传播至全身,如皮肤、心脏、骨骼等部位,而最易受侵犯的是中枢神经系统,引起慢性脑膜炎,如不及时治疗,其病死率很高。治疗可用二性霉素 B 或庐山霉素静脉滴注,大蒜提取液也对本菌感染有一定疗效。

(二)白色念珠菌

白色念珠菌又称白色假丝酵母,其形态类似酵母菌,卵圆形,单细胞。以出芽的方式繁殖,形成芽生孢子。孢子延长成芽管,不与母细胞脱离,形成假菌丝。芽生孢子多集中在假菌丝的连接部位。在沙保培养基上于室温 37℃ 培养 2~3 天,可形成典型的酵母型菌落。在玉米粉培养基上可长出厚膜孢子。

白色念珠菌为条件致病菌,它常存在于正常人的口腔、上呼吸道、肠道及女性阴道的黏膜上。当机体抵抗力降低或长期使用广谱抗生素导致机体菌群失调时,白色念珠菌可导致机体内源性感染,如皮肤黏膜感染,引起鹅口疮、外阴炎、阴道炎;内脏感染,引起肺炎、肠炎、肾盂肾炎,偶可致败血症;中枢神经系统感染,引起脑膜炎、脑脓肿等。近年来,由于抗生素、皮质激素和免疫抑制剂在临床上大量应用,白色念珠菌引起的感染也日益增多,应予重视。治疗白色念珠菌感染,局部可用 1% 龙胆紫或克霉唑软膏、益康唑霜;内脏念珠菌病可选用二性霉素 B、制霉菌素等治疗。

三、真菌毒素

真菌毒素系真菌产生的毒性代谢产物,一般是产毒素的真菌在食物、饲料等物品上繁殖后产生的。人、畜、禽误食含有真菌毒素的食物,就可发生真菌毒素中毒症。真菌毒素中毒症不同于一般细菌性和病毒性疾病,它没有传染性,用一般的药物和抗生素治疗无效。它的发病与特定食物和饲料有关,并有一定的地区性和季节性。根据毒素的性质和摄入量及机体的敏感性,病人可表现出不同的症状。

目前已发现的真菌毒素达一百多种,按毒素损害机体的主要部位及病变特征不同,可分为肝脏毒素、肾脏毒素、神经毒素、造血组织毒素等,但一些真菌毒素的作用部位是多器官的。黄曲霉菌产生的黄曲霉毒素是毒性最强的真菌毒素,它可致人和动物的肝脏变性、坏死或肝硬化,甚至诱发肝癌。黄曲霉毒素毒性稳定,耐热性强,加热至 280℃ 以上才被破坏,因此用一般烹饪方法不能去除毒性。黄曲霉毒素主要污染粮油制品,尤其是花生、玉米、棉籽及其制品。由于黄曲霉毒素的毒性大,致癌力强,对人畜的健康威胁大,世界各国(包括我国)都制定了在各类食品和饲料中的最高允许量标准。我国卫生部规定在婴儿食品和药品中不得检出黄曲霉毒素。避免或减少真菌污染食物,根据食物不同采取晾晒、烘干、吸湿等措施降低水分,尽可能低温保存食物,防止霉变等,可预防真菌毒素中毒症。对被真菌毒素污染的食物,必须经过去毒处理,达到卫生标准后才能食用。

思考题
1. 叙述真菌的基本形态与结构。
2. 叙述真菌与人类的关系。

(黄静芳)

第十四章　动物实验

动物实验是微生物学实验中的一项基本技术,常用于分离病原体,测定毒力,制备抗原、免疫血清及探讨发病机制。动物实验的优点是发病与死亡指标明确,接种方法简单,为良好的实验模型。其不足在于它是一个开放的生物机体,易致污染,故管理麻烦,同时存在动物个体差异以及本身内源性病原体的干扰。

第一节　实验动物的分类与选择

对实验动物的要求:健康易感,易于饲养,纯种易得。按实验要求不同,选用不同种属、合适年龄、体重和性别的动物。最常用的小动物为小白鼠、豚鼠、大白鼠、家兔等,大动物有羊、猴、马等。

第二节　实验动物的接种途径和方法

接种时,应使用无菌注射器。吸取接种材料时,其吸取量应比使用量稍多些。吸入接种材料后,倒转注射器使针尖向上,在针尖上插一无菌棉球,使气泡上升并慢慢推动内管排除气泡,再将此棉球投入煮沸消毒器内,或予以焚烧。须防止菌液四溅,特别注意防止眼结膜感染。注射完毕将针尖拔出,用酒精棉球擦注射处消毒。接种后的动物应做好标记,填写实验动物记录卡或标签,包括实验动物名称、编号、注射材料及部位、剂量和注射日期等,并将卡片挂在动物容器上。

一、动物接种法

基本程序为固定动物→去毛→消毒→接种→填写动物实验记录标签(或卡片)→隔离饲养→观察、记录动物反应。

(一)皮内接种法

1. 注射部位　家兔、豚鼠常以背部为注射部位。如欲观察皮肤反应,宜选用纯白毛或局部为白毛处。

2. 注射方法 由助手固定动物,去毛消毒后,将皮肤绷紧,用1mL注射器,针孔向上平刺入真皮内,缓缓注射接种物0.1mL,可见一缺血小皮丘隆起,毛孔明显,无此现象则表示不在皮内。注射完毕,将针头旋转半周,再拔下,以免注射液随针流出。

（二）皮下接种法

1. 注射部位 一般选用家兔、豚鼠腹部或腹股沟皮下。

2. 注射方法 助手固定动物,局部去毛消毒,用左手拇指和食指将局部皮肤提起,右手将注射器针尖刺入提起的皮肤,然后左手放松,将接种物缓缓注入0.5~1.0mL,此时可见在注射处皮肤有片状的隆起,用酒精棉球按住注射孔再拔出针尖,以防接种物流出。

（三）肌肉接种法

1. 注射部位 常选用动物臀部和大腿部。

2. 注射方法 助手固定动物,局部去毛消毒,避开血管,穿刺入肌肉内,缓慢注入0.5~2.0mL接种物,拔出针头后,用酒精棉球压迫局部消毒。

（四）腹腔接种法

1. 注射部位 常选用小白鼠左下腹。

2. 注射方法 用右手轻拖鼠尾,使其爬行在装试管用的铁丝篓表面上,此时迅速用左手拇、食指捏住小白鼠两耳及头颈部皮肤提起急速翻转,使鼠腹部向上躺于掌面,右手将鼠尾巴置于左手小指及手掌之间固定。将腹部注射部位消毒。注射时,左手倾斜,将鼠头向下,使肠管倒向横膈。右手持注射器,针尖自鼠左侧腹股沟处刺穿皮肤,在皮下组织内向前移动约1cm,然后再轻轻向下刺入腹腔,注入0.1~1.0mL后,将针头退出,用酒精棉球轻压注射孔消毒。由于皮肤及腹腔刺破处不在同一直线上,故可避免腹腔内注入的菌液溢出。

（五）静脉注射法

1. 注射部位 常用家兔耳缘静脉,大鼠、小鼠尾静脉。

2. 注射方法 由助手双手按住家兔,术者以手指轻弹或酒精反复涂擦,使兔耳缘静脉充血,去毛消毒,并压迫耳根部静脉,使之怒张。右手持注射器,沿静脉一侧平行刺入,如无阻力,同时血管的红色立即消失,表示针尖已在血管内,可以继续注射,注射量一般为0.1~1.0mL。静脉注射应先从末梢端开始,并应避免注入气泡。大鼠、小鼠可在铁丝笼孔中拉出鼠尾,为使鼠尾皮肤变软,静脉扩张,常用二甲苯棉球擦拭。注射时以左手捏住鼠尾,针尖消毒后刺入尾静脉,缓慢注入0.5~1.0mL接种物。

（六）脑内接种法

1. 接种部位 以小白鼠脑内接种为多。在小白鼠外耳道至眼上角连线的1/2处。

2. 接种方法 注射时可先将小白鼠麻醉,实验者以左手固定小白鼠头部,但勿用力过大,以免窒息,右手持锋利的短小针头连接的1mL注射器进行注射,在眼耳连线的中间处垂直刺入,接种物注入时应缓慢进行,以免突然增高颅内压力,注射量不超过0.04mL。

（七）其他接种法

在某些检验和科研工作中,有时亦需将接种物喂饲接种、划痕接种于皮肤;吸入鼻腔、气管;接种于眼内或睾丸内。做角膜划痕接种或鼻腔、气管接种常须做局部麻醉或乙醚轻度麻醉。

二、实验动物的解剖

实验动物接种后,应每日观察1~2次,按实验要求做好实验观察记录。实验动物死亡后应尽快解剖,解剖时取组织器官接种培养,涂片染色,必要时做组织切片检查。

(一)动物的胸腹腔解剖

1. 固定动物,剪开皮肤 先以浸有3%~5%来苏尔或5%石炭酸棉球消毒皮毛,胸腹部向上,四肢伸展。若动物解剖目的是为了分离细菌,解剖器械均应无菌,并按无菌操作过程进行。每解剖某一组织层次,或摘取某一内脏组织,应更换解剖器械,以减少污染。一般是先以无菌有齿镊子提起耻骨部的皮肤,以无菌剪刀沿正中线将皮肤剪开到颈部,再将皮肤向两侧剥离,使整个胸部暴露出来,仔细观察皮下组织及淋巴结有无病理变化。

2. 切开胸腔 用75%的酒精消毒肌肉层的表面,更换剪、镊,将两侧肋骨沿锁骨中线切开,用镊子夹住胸骨下缘,剪断膈肌的肋骨缘,提起切下的胸壁向上掀起,观察胸腔和心肺。胸腔若有渗出液,则作培养或涂片染色。若做心血培养时,先以无菌镊子将心脏固定,再以无菌剪刀剪开心包膜,以接种环或其他金属物品,来烧灼心脏表面,再以注射器或吸管或直接用接种环由烧灼部位插入心室,取血进行培养。也可摘心肺放入无菌的玻璃皿内,再进行检查或细菌培养。

3. 打开腹腔 更换无菌剪、镊,将腹部肌肉横膈处沿中线向耻骨剪开,将腹壁肌肉连带腹膜翻向两侧,观察腹腔及腹中的内脏器官有无变化,若有渗出液则用接种环取出作培养和涂片染色,亦可无菌摘取内脏放入无菌的器皿内,再进行观察和检查。

(二)实验动物的颅内解剖

提取动物的脑组织,应沿动物头部正中线,剪开皮肤,露出颅顶骨。若为小白鼠,则用无菌剪刀剪开头骨,取出鼠脑。若系家兔、豚鼠,则先用骨剪剪开头骨,换剪,将脑与头骨剥离,将整个脑组织取出,置于无菌的玻璃器皿内,再做进一步的检查。实验动物的组织若需做组织切片检查,检材应立即浸于10%甲醛内固定。实验动物解剖完毕,用垫在解剖板上的纸将动物尸体包好,予以焚烧或进行高压灭菌,所用器械均应煮沸消毒,实验台用5%来苏尔进行擦洗。

以上是一般感染动物的解剖程序,解剖人员应对感染微生物之特性预先有所了解。若为烈性病原菌感染而死亡的动物,进行解剖时,必须严格遵守各种防范规定,严格隔离消毒,以避免污染周围环境。

第三节 动物采血法

按用血目的决定血液的处理方法。用全血或血细胞时,在容器中加玻璃珠,加入血液后反复摇匀,以脱去纤维蛋白;若用血浆,则容器中加抗凝剂,防止凝固;若用血清则于晨间未进食前采血,自凝后分离血清。如为免疫血清,最好分装成1~2mL保存。常用的采血方法有以下几种。

(一)心脏采血法

常用于家兔和豚鼠采血。将动物固定在解剖台上或由助手固定,充分暴露胸部。采血者先以左手在动物胸骨剑突上两横指正中线偏左侧的位置,触摸心跳最显著部位去毛,再以碘酒、酒精消毒局部皮肤,在心跳最明显处垂直刺入,如有血液涌进注射器,则表示已插入心内,再以左手拉针抽取血液。若无血液抽出,则表示针头不在心脏内或已穿过心脏,这时应将针头慢慢拉出到皮下再另行穿刺。

一般体重2kg的家兔,一次可采血20~30mL。体重在0.5kg以上的豚鼠,一次采血不超过10mL,隔3~4周可采血一次。

(二)颈静脉采血法

用于绵羊采血。采血地点应尽量避免在有风场所,以免吹起灰尘造成污染。将绵羊按倒侧卧在洁净的水泥地上,捆绑四肢,再用一干净的砖块垫在羊颈下,助手固定羊头,剪去一侧颈部羊毛,以止血带捆扎颈静脉(近心端),使颈静脉充血隆起,触之有弹性,以碘酒、酒精严密消毒局部皮毛。将灭菌之粗针头沿向心方向静脉旁刺入,推进一段针尖刺入血管内,缓慢抽取血。成羊一次可采血100~200mL。抽血完毕拔出针头,迅速将血液打入到盛有玻璃珠的无菌三角烧瓶内,并不停轻轻回旋摇动约5min,直至纤维蛋白粘绕于玻璃珠表面为止,中间不能停止摇动,以防止血液凝固。与此同时由助手以酒精棉球按住绵羊颈部穿刺点压迫数分钟,防止血液流出。

(三)尾静脉采血法

多用于大鼠、小白鼠采血。将鼠尾以碘酒、酒精消毒,用灭菌剪刀剪断尾尖,即可得少量血液,以供检测用。

(四)耳静脉采血法

多用于家兔采血。用手指轻弹家兔耳朵,使家兔耳静脉充血,再用酒精涂擦,使静脉怒张,用消毒针头挑破或用手术刀片划断末端静脉,即有血液流出,用小试管收集,一般可采血1~2mL。

(五)颈动脉放血法

多用于家兔采血。将家兔仰卧固定于动物实验台,固定好头颈部,除去颈部毛并消毒,沿颈部中线将皮肤切开,分离组织,暴露游离一侧颈动脉。结扎远心端,近心端以动脉夹阻断血流,在颈动脉壁剪一小口,沿向心方向插入灭菌的玻璃导管,玻璃导管的另一端导入盛血瓶内,松开动脉夹,血液即可直接流入无菌瓶内,放血至死亡,血量为80~100mL。

思考题

1. 叙述实验动物的接种方法。
2. 叙述实验动物的采血方法。

(孙中文)

第二篇　免疫学基础

第十五章　免疫学概述

学习目标
- 掌握免疫的概念
- 掌握免疫的功能
- 理解固有免疫与适应性免疫的特点

第一节　免疫的概念及功能

一、免疫的概念

免疫(immunity)是指机体识别和排除抗原性异物,从而维持机体的生理平衡和稳定的能力;是机体的免疫系统识别自身物质和"非己"物质,经过一系列的免疫应答,产生生物学效应的总称。正常情况下,对机体是有利的,但在某些情况下,则对机体是有害的。在正常情况下,机体的免疫系统对"非己"物质发生免疫应答并清除,对自身物质形成免疫耐受,从而维持机体内环境的平衡和稳定。在某些异常情况下,机体的免疫系统在对"非己"物质应答的同时也会对自身物质发生免疫应答,诱发机体组织细胞损伤和生理功能的紊乱,是引起疾病的一种病理机制。

二、免疫功能

免疫功能是机体的免疫系统在识别过程中产生的效应,因识别的对象不同,表现有免疫防御、免疫稳定和免疫监视等生理效应。

1. **免疫防御**　免疫防御指机体的免疫系统识别与清除病原生物及其代谢产物,抵御病原生物对机体的感染。若功能不正常可出现免疫缺陷病或超敏反应。

2. **免疫稳定**　免疫稳定指机体免疫系统识别和清除体内衰老的、损伤的组织细胞以及变性或死亡的细胞,从而维持机体的生理平衡。若功能不正常,可引起自身免疫性疾病。

3. **免疫监视**　免疫监视指机体免疫系统识别和清除体内突变细胞和防止持续性感染。若功能不正常,则可导致机体发生肿瘤或持续性感染。

表 15-1　免疫的功能与表现

免疫功能	正常表现（有利）	异常表现（有害）
免疫防御	抵抗病原体的入侵及毒素作用	超敏反应、免疫缺陷
免疫稳定	清除损伤、衰老、变性或死亡的细胞	自身免疫病
免疫监视	防止细胞癌变或持续性感染	肿瘤或持续性病毒感染

第二节　免疫类型

机体的免疫分为固有性免疫和适应性免疫，这两类免疫的发生时相、作用机制以及作用特点等方面均不相同。

一、固有性免疫

固有性免疫（innate immunity）是机体抗感染的第一道防线。行使固有性免疫功能的物质基础有各种屏障（包括皮肤黏膜屏障，局部细胞分泌抑菌、杀菌物质的化学屏障，局部正常菌群的生物屏障等），有各种组织和血循环中的吞噬细胞（包括单核-巨噬细胞、中性粒细胞）和自然杀伤细胞（natural killer，NK），有各种体液中存在的抗菌和杀菌的分子（包括补体、急性期蛋白、细胞因子和溶菌酶等）。其作用特点是：①先天具有，可遗传性，在整个个体发育过程中变化很小，故称固有性免疫。②发生作用较早、作用较弱，在病原感染数分钟至 96 小时内即可发生，可引起急性炎症反应。③非特异性：机体对不同的病原具有相同的作用机制。④无免疫记忆性：机体对抗原初次和再次进入机体所产生的免疫应答效应相同。

二、适应性免疫

适应性免疫（adaptive immunity）是机体抗感染的第二道防线，其执行者主要有 T、B 淋巴细胞及其产生的抗体和细胞因子。作用特点是：①获得性：此种免疫的获得只有通过后天接触抗原才可产生，在整个个体发育过程中变化很大，故称适应性免疫。②发生作用较迟、作用较强：在病原感染至少需要 4~5 天后才能产生效应，可进一步清除固有性免疫未清除的病原体。③特异性：机体通过 T、B 细胞表面的抗原识别受体，特异性识别、清除某一种病原。④具有免疫记忆性：机体对抗原初次和再次进入机体所产生的免疫应答效应不同。

固有性免疫与适应性免疫在机体的免疫应答中均具有重要的作用，两者缺一不可，相辅相成。当病原侵入机体时，固有性免疫即刻启动，使病原在感染早期终止，或者至少在适应性免疫应答发挥作用之前不能迅速扩散。随后固有性免疫触发适应性免疫应答，并伴随适应性免疫的全过程。适应性免疫产生的效应细胞和效应分子除可以直接作用外，还可以通过加强固有性免疫发挥作用，两者同心协力清除病原。

思考题

1. 叙述免疫的概念。
2. 简述机体的免疫功能及异常表现。
3. 固有性免疫与适应性免疫作用分别有何特点？

（黄静芳）

第十六章 抗 原

学习目标
- 掌握抗原、半抗原、抗原决定簇、异嗜性抗原的概念
- 掌握决定抗原免疫原性的条件
- 了解抗原的分类和医学上重要抗原的种类

抗原（antigen，Ag）是一类能被淋巴细胞抗原受体识别，刺激机体免疫系统产生特异性免疫应答，并能与相应的免疫应答产物（抗体或致敏淋巴细胞）发生特异性结合反应的物质。抗原具有免疫原性和抗原性两种基本特性。免疫原性（immunogenicity）是指能刺激机体产生特异性免疫应答的能力。抗原性（antigenicity）又称免疫反应性（immunoreactivity），是指能与抗体或致敏淋巴细胞发生特异性结合反应的能力。

第一节 抗原的免疫原性

一、异物性

异物性是指与自身物质结构之间差异的程度，是抗原物质的首要性质。具有异物性的物质通常包括以下三类：

1. 异种物质　对人体而言，各种微生物及其大分子代谢产物、异种动物蛋白和植物蛋白等均具有强免疫原性。抗原来源的物种与宿主间的种属亲缘关系越远，其免疫原性越强。

2. 同种异体物质　同种不同个体之间，由于遗传基因不同，其组织成分的化学结构也有差异，因此，具有免疫原性。如人类红细胞血型抗原、人类组织细胞上的 HLA 抗原等。

3. 自身物质　在某些异常情况下，自身组织成分也能刺激机体产生特异性免疫应答，并导致机体组织的损伤。

二、理化特性

1. 分子量　具有免疫原性的物质通常为大分子有机物，相对分子量在 10 000 以上。在一定的范围内，抗原的相对分子量越大，其免疫原性越强。抗原必须是大分子物质，可能是因为：①大分子胶体在体内不易被破坏或排泄，停留时间长，因而能更有效地刺激机体发生免疫应答；②分子量越大，该物质的化学结构可能越复杂，其抗原决定簇也会越多。

2. 化学组成和结构　具有较强免疫原性的抗原多为蛋白质，含有芳香族氨基酸（如酪

— 102 —

氨酸等）的蛋白质免疫原性更强。多糖是重要的天然抗原,纯化的多糖或糖蛋白、脂蛋白及糖脂蛋白都具有免疫原性。核酸分子的免疫原性很弱,若与蛋白质结合成核蛋白,即具有免疫原性。从抗原结构上看,分子结构越复杂,其免疫原性越强。多支链或带环状结构的物质具有很强的免疫原性。例如,明胶的相对分子质量为 100 000,因是无分支的直链结构,所以免疫原性很弱。若在明胶分子中连接2%酪氨酸,其免疫原性大大增强。

3. 物理性状　一般情况下,聚合状态的蛋白质较单体蛋白质免疫原性强;颗粒性抗原较可溶性抗原的免疫原性强。因此,许多免疫原性较弱的物质吸附在某种颗粒物质表面,可增强其免疫原性。总之,如果仅有一定的化学组成与结构而分子量不够大,或虽为高分子,但无环状结构的物质,它们一般均无免疫原性(见图 16-1)。

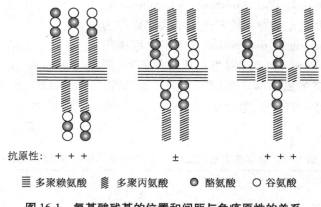

抗原性:　＋＋＋　　　　　±　　　　＋＋＋

▤ 多聚赖氨酸　▨ 多聚丙氨酸　◉ 酪氨酸　○ 谷氨酸

图 16-1　氨基酸残基的位置和间距与免疫原性的关系

三、宿主因素

机体的免疫应答受遗传因素的调控,并与机体的性别、年龄、健康状况、心理状态等因素有关。因此,不同种类、不同个体的动物,对同一种抗原的免疫应答能力有很大差异。

四、免疫方法

免疫应答的强弱与抗原进入机体的途径、剂量、次数以及是否使用佐剂等因素有关。适量抗原经皮内免疫,易刺激机体产生抗体或(和)致敏淋巴细胞。抗原剂量过高或过低均可诱导免疫耐受。佐剂可增强机体对抗原的免疫应答或改变免疫应答的类型。

第二节　抗原的特异性

特异性是指物质之间的相互吻合性或针对性、专一性。表现在两方面,即抗原的免疫原性的特异性和免疫反应性的特异性。一方面抗原从免疫原性来讲,某种抗原只能激发机体产生特异性的应答,产生一种相应的效应物质。从免疫反应性来讲,抗原只能和相应的抗体和(或)致敏淋巴细胞发生结合反应。抗原的特异性由抗原的决定簇决定。

一、抗原决定簇

抗原决定簇（antigenic determinant）或称抗原表位（antigenic epitope）是位于抗原物质分子表面或者其他部位的具有一定组成和结构的特殊化学基团，它能与免疫系统中淋巴细胞上的受体及相应的抗体分子结合，是免疫原引起机体特异性免疫应答和免疫原与抗体特异性结合的基本构成单位。抗原决定簇决定着抗原的特异性，即决定着抗原与抗体发生特异结合的能力。一般来讲，蛋白质抗原的 3~8 个氨基酸残基可以构成一个抗原决定簇，多糖抗原中的 3~6 个呋喃环可以构成一个抗原决定簇。抗原分子中直接由分子基团的一级结构序列决定的决定簇称为顺序决定簇（sequential determinants）或连续决定簇（continuous determinants）。抗原分子中由分子间特定的空间构象决定的决定簇称为构象决定簇（conformational determinants）或不连续决定簇（discontinuous determinants）。对蛋白质抗原而言，顺序决定簇决定于肽链的氨基酸序列即肽链的一级结构，而构象决定簇决定于由这个一级结构折叠而成的空间构象。（见图 16-2）

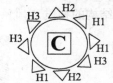

半抗原（Hapten，H）：H1、H2、H3······
完全抗原（Ag）= C + nH
载体（Carrier，C）：大分子，蛋白质等

图 16-2　抗原决定簇

表 16-1　化学基团的性质对半抗原-抗体反应特异性的影响

抗血清	基团的组成 \\ 反应 \\ 基团的位置	邻位	间位	对位
抗 NH₂ SO₃H 血清	R = SO₃H	+ +	+ + +	±
	R = AsO₃H₂	−	+	−
	R = COOH	±	±	−

二、共同抗原与交叉反应

天然抗原一般都具有多种抗原决定簇。不同抗原物质可具有相同或相似的抗原决定簇，称为共同抗原（common antigen）。一种抗原刺激机体产生的抗体，能与具有共同抗原的其他抗原物质发生结合反应，称为交叉反应（cross reaction）。

存在于同属不同种生物之间的共同抗原称为类属抗原，如伤寒沙门菌与甲型、乙型副伤寒沙门菌之间存在相同的菌体抗原。因此，伤寒沙门菌的免疫血清能与甲型、乙型副伤寒沙门菌发生凝集反应。存在于人、动物、植物和微生物之间的共同抗原称为异嗜性抗原，又称 Forssman 抗原。如溶血性链球菌的某些成分与某些人肾小球基底膜之间存在的共同抗原；当溶血性链球菌感染机体，机体产生的抗链球菌抗体与肾小球基底膜中的共同抗原结合，引起肾小球肾炎。

第三节　抗原的分类

一、根据抗原性能分类

1. 完全抗原　凡具有免疫原性和免疫反应性的物质称为完全抗原(complete antigen)。
2. 半抗原　只有免疫反应性而无免疫原性的物质称为半抗原(hapten)，又称不完全抗原(incomplete antigen)。半抗原均为简单的小分子物质，当它与大分子蛋白质载体(carrier)结合后，即获得免疫原性。

二、根据刺激 B 细胞产生抗体是否需要 T 细胞的协助分类

1. 胸腺依赖抗原(thymus dependent antigen，TD-Ag)　这类抗原含 T 细胞表位和 B 细胞表位，需要 Th 细胞的辅助才能刺激 B 细胞产生抗体。绝大多数的天然抗原都是 TD 抗原，如病原微生物和动物血清蛋白等。
2. 胸腺非依赖抗原(thymus independent antigen，TI-Ag)　这类抗原只含 B 细胞表位，不需要 Th 细胞辅助就能刺激 B 细胞产生抗体。TI 抗原主要有细菌脂多糖、细菌荚膜多糖及聚合鞭毛素等。

三、根据抗原的来源分类

1. 外源性抗原　外源性抗原指在机体组织细胞外产生或由机体组织细胞合成并分泌至细胞外的抗原，这类抗原主要由抗原递呈细胞经 MHC Ⅱ类分子加工处理。
2. 内源性抗原　内源性抗原指机体组织细胞内产生，并在产生的细胞内主要经 MHC Ⅰ类分子进行加工处理的抗原。该类抗原主要有病毒抗原和肿瘤抗原等。

第四节　医学上重要的抗原

一、异种抗原

1. 病原微生物　病原微生物如细菌、病毒等，都具有良好的免疫原性。病原微生物虽结构简单，但其化学组成相当复杂，每种结构均具有多种抗原成分，因此，每种病原微生物都是由多种抗原组成的复合体。例如，细菌有表面抗原、菌体抗原、鞭毛抗原和菌毛抗原等。病原微生物在侵入机体引起疾病的同时，其抗原物质刺激机体产生特异性免疫应答。因此，临床上以检测病原微生物抗原或患者体内相应的抗体，来鉴定病原微生物和辅助诊断传染病。
2. 细菌外毒素和类毒素　细菌外毒素是某些细菌在代谢过程中合成的蛋白质，对机体具有很强的毒性作用。外毒素具有很强的免疫原性，能刺激机体产生抗外毒素抗体，即抗毒素。外毒素经甲醛处理后，失去毒性，保留其免疫原性，称为类毒素(toxoid)。类毒素可作

为人工主动免疫制剂,常用于免疫预防的类毒素有白喉类毒素和破伤风类毒素等。

3. 动物免疫血清　临床上用抗毒素治疗或紧急预防外毒素所致的疾病。来源于异种动物的抗毒素具有两重性:一方面作为抗体,能中和患者体内相应的外毒素,具有防治疾病作用;另一方面,这种抗毒素是异种蛋白,对人体具有免疫原性,即能刺激人体产生特异性免疫应答,亦可引起超敏反应。所以在应用异种动物的抗毒素或抗病毒血清时,必须注意防止超敏反应的发生。临床上常用的抗毒素有白喉抗毒素、破伤风抗毒素和蛇毒抗毒素等。

二、同种异体抗原

1. 血型抗原　血型抗原是人类红细胞表面的同种异型抗原,有 40 多种系统,主要有 ABO 血型抗原系统和 Rh 血型抗原系统。

(1) ABO 血型抗原　根据人类红细胞表面含有的 A、B 抗原不同,将人类血型分为 A、B、AB 和 O 型。

(2) Rh 抗原　Rh 系统可能是红细胞血型中最复杂的一个系统,其重要性仅次于 ABO 系统。1940 年,Landsteiner 和 Wiener 用恒河猴的红细胞免疫家兔,所得抗血清能与约 85% 白种人红细胞发生凝集反应,因此认为这些人红细胞含有与恒河猴(Rhesus Macacus)红细胞相同的抗原,故取名为 Rh 抗原。目前已发现 40 多种 Rh 抗原,与临床关系最密切的为 D、E、C、c\e 种,其中以 D 抗原的免疫原性最强,临床意义最为重要。故临床上习惯地将含 D 抗原的红细胞称为 Rh 阳性,不含 D 抗原的称为 Rh 阴性。

2. 人类白细胞抗原(human leukocyte antigen, HLA)　HLA 是人类的主要组织相容性抗原,因首先在白细胞表面发现而命名。它是人体最复杂的同种异型抗原,其医学意义为:决定机体的组织相容性,参与机体的免疫应答和免疫调节,并且与人类某些疾病相关,如移植排斥反应。

三、自身抗原

刺激机体产生特异性免疫应答的自身组织成分称为自身抗原(autoantigen)。机体自身物质成为自身抗原的情况主要有:

1. 隐蔽抗原的释放　隐蔽抗原是指体内某些与免疫系统在解剖位置上隔绝的抗原成分。因这些抗原成分未曾与免疫系统接触,其相应的 T 细胞或 B 细胞克隆在分化发育过程中没有被清除而发育为成熟的具有免疫功能的 T 细胞和 B 细胞克隆。在手术、外伤或感染等情况下,这些隐蔽抗原释放入血液或淋巴液,就能刺激相应的 T 细胞、B 细胞发生免疫应答,甚至引起自身免疫病。通常被视为隐蔽抗原的有精子、眼晶状体等。

2. 自身组织成分的免疫原性发生改变　在病原微生物感染、电离辐射或化学药物等因素影响下,机体组织成分的分子结构可发生改变而导致免疫原性改变;外来半抗原(如某些药物)、完全抗原(如微生物及其代谢产物)与自身组织成分结合,从而使自身组织出现新的抗原成分。自身组织成分的免疫原性改变,可刺激机体产生免疫应答,并可导致机体组织的损伤或破坏。

四、肿瘤抗原

肿瘤抗原是指细胞在癌变过程中出现的新抗原和过度表达的抗原物质的总称。一般可将肿瘤抗原分为两大类。

1. 肿瘤特异性抗原(tumor specific antigen,TSA)　TSA 指某种肿瘤细胞特有的或只存在于某种肿瘤细胞而不存在于正常细胞的新抗原,大多是突变基因的产物。这类抗原经动物肿瘤移植排斥实验所证实,故又称肿瘤特异性移植抗原(tumor specific transplantation antigen,TSTA)。目前,应用单克隆抗体已在人类黑色素瘤、结肠癌、乳腺癌等肿瘤细胞表面检测出此类抗原。

2. 肿瘤相关抗原(tumor-associated antigen,TAA)　此类抗原非肿瘤细胞所特有,正常细胞也能微量表达,只是其含量在细胞癌变时明显增高。检测 TAA 对某些肿瘤的诊断及预后判断有一定的价值。TAA 主要有胚胎抗原和分化抗原等。

(1) 胚胎抗原(fetal antigen)　胚胎抗原是在胚胎发育阶段由胚胎组织产生的正常成分,于胚胎后期减少,出生后逐渐消失或仅存留极微量,当细胞癌变时,此类抗原又重新合成而明显增高。如原发性肝癌患者的甲胎蛋白(alpha-fetoprotein,AFP)的含量明显增高。

(2) 分化抗原(differentiation antigen)　分化抗原又称组织特异性抗原,表达于正常组织细胞的某一分化阶段。肿瘤细胞是从单一细胞发源的克隆性扩增群体,常过量表达正常细胞中较少出现的某种分化抗原。由于这些抗原是正常细胞的成分,因此不能刺激机体产生免疫应答,但可作为免疫治疗的靶分子和肿瘤组织来源的诊断标志。

五、超抗原

超抗原(superantigen,SAg)是一类特殊的抗原类物质,在极低浓度下(1～10 ng/mL)即可激活大量(约2%～20%)的 T 细胞或 B 细胞克隆,并产生极强的免疫应答。超抗原刺激淋巴细胞活化,不需要抗原递呈细胞加工处理,也无 MHC 限制性。它以完整的蛋白质分子的形式发挥作用,其一端直接与抗原递呈细胞表面的 MHC Ⅱ类分子抗原结合槽的外侧结合,另一端与 TCR 的 β 链 V 区结合,刺激 T 细胞活化。

超抗原的分类目前尚无定论,已提出的分类主要有:根据超抗原作用的靶细胞,分为 T 细胞超抗原和 B 细胞超抗原;根据超抗原的来源,分为外源性超抗原和内源性超抗原。超抗原参与某些中毒综合征的发生,如毒素休克综合征等;也可激活体内自身反应性 T 细胞和 B 细胞克隆,引发或加剧自身免疫性疾病,如类风湿性关节炎等。

思考题

1. 简述决定抗原免疫原性的因素。
2. 何谓自身抗原? 自身物质成为自身抗原的异常情况有哪些?
3. 试述 TD 抗原与 TI 抗原的不同点。
4. 简述异种动物免疫血清的两重性。

(黄静芳)

第十七章　免疫球蛋白与抗体

学习目标
- 掌握抗体与免疫球蛋白的区别
- 理解免疫球蛋白的结构、水解片段及功能区
- 掌握抗体的功能
- 掌握 5 种免疫球蛋白的特性

抗体(antibody,Ab)是 B 细胞识别抗原后增殖分化为浆细胞,由浆细胞产生的一类能与相应抗原发生特异性结合,并具有免疫功能的球蛋白。免疫球蛋白(immunoglobulin,Ig)是具有抗体活性或化学结构与抗体相似的球蛋白。免疫球蛋白是化学结构的概念,而抗体是生物学功能的概念。

抗体主要存在于血液、组织液和外分泌液等体液中,故以抗体为主介导的免疫应答称为体液免疫应答。Tiselius 和 Kabat(1939)证明抗体活性与血清 γ 球蛋白(丙种球蛋白)组分有关。此后的一系列研究发现,除了 γ 球蛋白外,抗体的活性还存在于 α 和 β 球蛋白处。免疫球蛋白可分为分泌型和膜型。前者主要存在于体液中,具有抗体的各种功能;后者是 B 细胞的抗原识别受体。

第一节　免疫球蛋白的结构

一、免疫球蛋白的基本结构

免疫球蛋白的基本结构由两条相同的重链(heavy chain,H 链)和两条相同的轻链(light chain,L 链)组成,链间经二硫键连接(见图 17-1)。

1. H 链与 L 链　H 链由 450~570 个氨基酸残基组成,相对分子量约 50 000~75 000。H 链根据免疫原性的差异分为 μ、γ、α、δ 和 ε 链。免疫球蛋白根据组成的 H 链不同分为 IgM、IgG、IgA、IgD 和 IgE 5 类。L 链由 214 个氨基酸残基组成,相对分子量约 25 000。L 链根据免疫原性不同分为 κ 和 λ 两个型。组成各类 Ig 的 L 链可以是 κ 型,也可以是 λ 型。

2. 可变区　在多肽链的 N 端,占 L 链 1/2 和 H 链 1/4 或 1/5 部分,其氨基酸残基的种类和排列随抗体特异性不同而变化,称为可变区(variable region,V 区)。此区是抗体分子与抗原特异性结合的部位。H 链与 L 链的 V 区分别称为 VH 和 VL。VH 和 VL 各由 3 个区域的氨基酸残基组成,排列高度易变,称为高变区(hypervariable region,HVR),分别用 HVR1、

HVR2 和 HVR3 表示。VL 三个高变区分别位于 28～35、49～56 和 91～98 位氨基酸残基；VH 三个高变区分别位于 29～31、49～58 和 95～102 位氨基酸残基。这些高变区共同组成 Ig 的抗原结合部位,该部位形成一个与抗原决定簇位置互补的空间结构,故高变区又称为互补决定区(complementarity determining region,CDR)。

3. 恒定区 在多肽链的 C 端,占 L 链 1/2 和 H 链 3/4 或 4/5 部分,其氨基酸残基的种类和排列比较恒定,称为恒定区(constant region,C 区)。Ig 的 C 区执行抗体的效应功能,如激活补体等。H 链与 L 链的恒定区分别称为 CH 和 CL。各类 Ig 重链 CH 长度不一,有的包括 CH1、CH2 和 CH3 三个功能区,有的包括 CH1、CH2、CH3 和 CH4 4 个功能区。

4. 铰链区 铰链区是介于 Ig CH1 与 CH2 之间的一段肽链,含丰富的脯氨酸,易伸展弯曲,且易被木瓜蛋白酶、胃蛋白酶等水解。铰链区连接 Fab 段与 Fc 段,当抗体与抗原结合时,此区发生伸展或转动,从而使抗体分子上的抗原结合部位更好地与抗原决定簇结合。5 类 Ig 中,IgM 和 IgE 没有铰链区。

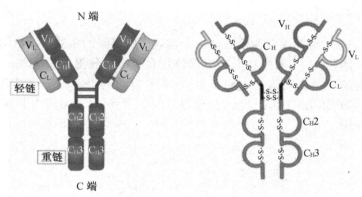

图 17-1 免疫球蛋白基本结构

二、免疫球蛋白的水解片段

用木瓜蛋白酶水解 IgG,可于 H 链链间二硫键近 N 端水解,获得两个相同的 Fab 段 (fragment antigen binding,Fab)和一个 Fc 段(fragment crystallizable,Fc)。Fab 段由一条完整的 L 链和 H 链的 VH 和 CH1 功能区组成,可结合一个相应的抗原决定簇,即为一个抗原结合价。Fc 段相当于 IgG 的 CH2 和 CH3 功能区,无抗原结合活性,是抗体分子与效应分子和效应细胞相互作用的部位。胃蛋白酶可在 H 链链间二硫键近 C 端水解 IgG,产生一个大分子片段 $F(ab')_2$ 和一些小分子片段 pFc'。$F(ab')_2$ 由两个 Fab 及铰链区组成,可同时结合两个抗原决定簇,pFc'没有生物学活性(见图 17-2)。

三、免疫球蛋白的功能区

Ig 分子的每条肽链都以一定的方式折叠成若干个球状结构,即结构域。每个球状结构域约由 110 个氨基酸残基组成,具有一定的功能,又称功能区。轻链有 VL 和 CL 两个功能区;IgG、IgA 和 IgD 重链有 VH、CH1、CH2、CH3 4 个功能区,IgM 和 IgE 重链有 5 个功能区,即比 IgG 多一个 CH4。各功能区的功能为:①VH 和 VL 是结合抗原部位;②CH1 和 CL 是抗体分子的遗传标记所在部位;③IgG 的 CH2 和 IgM 的 CH3 是补体 C1q 的结合位点;④IgG 的

CH3 可与单核细胞、巨噬细胞、中性粒细胞、B 细胞和 NK 细胞表面的 IgG Fc 受体(FcγR)结合;⑤IgE 的 CH2 和 CH3 可与肥大细胞和嗜碱性粒细胞表面的 IgE Fc 受体(FcεRⅠ)结合。

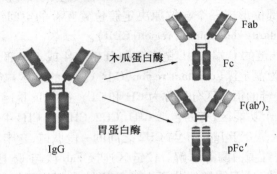

图 17-2　免疫球蛋白的水解片段示意图

四、J 链和分泌片

J 链(joining chain)是由浆细胞合成的一条富含半胱氨酸的多肽链,其作用是连接 Ig 单体,使其成为多聚体。IgA 二聚体和 IgM 五聚体均含 J 链。分泌片(secretory piece)是一条含糖的多肽链,由黏膜上皮细胞合成和分泌,以非共价键与 IgA 二聚体结合成分泌型 IgA(SIgA)。分泌片的作用为:①保护 SIgA 免遭蛋白酶的降解;②介导 IgA 二聚体从黏膜下转运到黏膜表面(见图 17-3)。

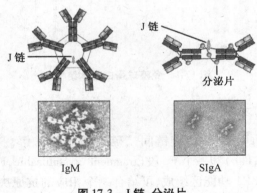

图 17-3　J 链、分泌片

第二节　抗体的生物学功能

一、特异性结合抗原

特异性结合抗原是抗体主要的生物学功能。抗体与相应抗原特异性结合后,在体内可介导多种免疫效应,如中和毒素、中和病毒等,在体外引起多种抗原抗体反应。

二、激活补体

IgM、IgG 与抗原特异性结合后，可通过经典途径活化补体系统，产生多种效应功能。凝聚的 IgA 可通过替代途径激活补体系统。

三、与 Fc 受体结合

免疫球蛋白 Fc 段与细胞表面的 Fc 受体（FcR）结合，可产生多种效应。

1. 调理作用（opsonic action）　调理作用指抗体、补体等调理素与细菌或其他颗粒性抗原结合后，促进吞噬细胞对细菌等颗粒性抗原的吞噬作用。结合抗原的 IgG 类抗体以其 Fc 段与中性粒细胞、巨噬细胞表面的 IgG Fc 受体（FcγR）结合，从而增强吞噬细胞的吞噬作用。IgA 也具有调理作用。

2. 抗体依赖的细胞介导的细胞毒作用（antibody-dependent cell-mediated cytotoxicity，ADCC）　ADCC 指效应细胞通过识别抗体的 Fc 段，直接杀伤被抗体包被的靶细胞。如 IgG Fab 段与靶细胞上相应抗原结合后，NK 细胞、中性粒细胞、巨噬细胞等效应细胞以其膜表面的 FcγR 与 IgG Fc 段结合发挥杀伤作用，即将 IgG 抗体包被的靶细胞杀灭。

3. 介导 I 型超敏反应　IgE 以其 Fc 段与肥大细胞和嗜碱性粒细胞表面的 IgE Fc 受体（FcεR I）结合；相应抗原再次进入机体，与肥大细胞和嗜碱性粒细胞表面的 IgE 结合，引发 I 型超敏反应（见第二十三章）。

四、穿过胎盘和黏膜

IgG 是人类唯一能通过胎盘的 Ig，这种自然被动免疫，对于新生儿抗感染具有重要意义。SIgA 可从黏膜下转运到黏膜表面，成为呼吸道、消化道等黏膜局部免疫的主要因素。

第三节　免疫球蛋白的生物学特性

一、IgG

IgG 通常以单体形式存在于血液与其他体液中，是血清中含量最高的 Ig，占血清总 Ig 的 75%～80%。IgG 半衰期约 20～23 天。人类的 IgG 有 IgG1、IgG2、IgG3 和 IgG4 4 个亚类。IgG 是抗感染的主要抗体，抗毒素、抗病毒和抗菌抗体多为 IgG。不少自身抗体和引起 II、III 型超敏反应的抗体也属于 IgG。IgG 与相应抗原结合后，通过中和作用、激活补体系统、调理作用、介导 ADCC 等机制发挥免疫效应。IgG 是唯一能通过胎盘的 Ig，是新生儿抗感染的重要因素。

二、IgM

IgM 单体比 IgG 多一个 CH4 功能区。IgM 分子是由 5 个 IgM 单体借一个 J 链和若干个二硫键连接而成的五聚体（见图 17-3）。在 5 类 Ig 中，IgM 相对分子量最大，故有巨球蛋白之称，主要分布于血液中，占血清 Ig 的 5%～10%。IgM 在胎儿晚期就能合成，且不能通过胎盘,因此,若新生儿脐带血中 IgM 增高,提示有宫内感染的可能。机体受抗原刺激后,最早产生的抗体是 IgM,且 IgM 半衰期短(约5天)。因此,检测 IgM 类的特异性抗体有助于感染性疾病的早期诊断。

IgM 是高效能的抗菌抗体,在早期抗感染中发挥重要作用。IgM 激活补体、溶菌与杀菌作用以及凝集作用等都比 IgG 强。研究表明,IgM 通过 CH1 结构域与 C3b 相互作用,使与 IgM 结合的抗原抗体复合物通过 C3b 与吞噬细胞表面的 C3b 受体结合,从而加强吞噬细胞对抗原的吞噬作用。IgM 可经黏膜上皮进入外分泌液,在黏膜局部发挥免疫作用。天然 ABO 血型抗体是 IgM。也有 IgM 类抗体参与 Ⅱ、Ⅲ 型超敏反应。膜型 IgM(mIgM)是 B 细胞抗原受体的组成部分。

三、IgA

IgA 有 IgA1 和 IgA2 两个亚类。在体内存在的 IgA 有两种:血清型 IgA 和分泌型 IgA(SIgA)。血清型 IgA,占血清 Ig 的 10% ~20%,主要以 Ig 单体的形式存在于血液中,具有中和毒素、调理吞噬等作用。SIgA 由两个 IgA 单体、一个 J 链和一个分泌片组成(见图 17-3),主要分布于呼吸道、消化道、泌尿生殖道黏膜表面,以及唾液、初乳和与黏膜相关的外分泌液中,是机体黏膜局部防御感染的重要因素。婴儿可从母乳中获得 SIgA,这对婴儿抵抗呼吸道和消化道病原微生物感染具有重要作用,是临床上提倡母乳喂养婴儿的原因之一。

四、IgD

IgD 的分子结构与 IgG 相似,以单体形式存在于血清中,含量很低,约占血清 Ig 的 1%,其免疫功能尚不清楚。表达在 B 细胞表面的 IgD(mIgD)也是 B 细胞抗原受体的组成部分。成熟的 B 细胞表达 mIgM 和 mIgD,未成熟的 B 细胞只表达 mIgM。

五、IgE

IgE 有 CH4 功能区。它是血清中含量最低的 Ig,占血清 Ig 的 0.002%,但在过敏性疾病和某些寄生虫感染的患者血清中,其含量显著升高。IgE 可经 Fc 段与肥大细胞和嗜碱性粒细胞表面的 FcεRⅠ结合,当结合在肥大细胞、嗜碱性粒细胞表面的 IgE 再次与相应抗原结合后,即发生 Ⅰ 型超敏反应。另外,IgE 在抗蠕虫感染中发挥重要作用。

思考题

1. 简述 Ig 基本结构。
2. 简述 Ig 各功能区的功能。
3. 试述抗体的功能。
4. 简述各类 Ig 的主要特性。

(黄静芳)

第十八章　补体系统

第一节　补体系统的组成与性质

补体(complement,C)是存在于人和脊椎动物血清及组织液中的一组具有酶样活性的球蛋白。补体系统参与机体的抗感染及免疫调节,也可介导病理性反应,是体内重要的免疫效应系统和放大系统。

一、补体系统的组成

补体系统的组成可按其生物学功能分为下列三类。

1. 补体固有成分　指存在于体液中参与补体活化过程的补体成分,包括经典途径和共同末端通路的成分,有 C1q、C1r、C1s、C2、C3、C4、C5、C6、C7、C8 和 C9;甘露聚糖结合凝集素(mannan-binding lectin,MBL)途径的 MBL、丝氨酸蛋白酶(serine protease);旁路活化途径的 B 因子、D 因子、P 因子等。

2. 补体调节蛋白　补体调节蛋白以可溶性和膜结合两种形式存在。前者包括 C1 抑制物(C1 inhibitor,C1INH)、I 因子、H 因子、C4 结合蛋白、S 蛋白等;后者包括促衰变因子、膜辅助蛋白等。

3. 补体受体(complement receptor,CR)　补体受体与相应的补体活性片段结合,介导补体生物学效应。补体受体包括 CR1 ~ CR5、C2aR、C3aR、C4aR、C5aR 等。

二、补体系统的命名和性质

1968 年世界卫生组织(WHO)命名委员会对补体系统进行了统一命名。参与补体经典激活途径的固有成分按其被发现的先后顺序分别称为 C1、C2、……C9,C1 由 C1q、C1r、C1s 三种亚单位组成。补体系统的其他成分以英文大写字母表示,如 B 因子、D 因子、P 因子、H 因子等;补体调节成分多以其功能进行命名,如 C1 抑制物、C4 结合蛋白、衰变加速因子等;补体活化后的裂解片段以该成分的符号后面加小写英文字母表示,如 C3a、C3b 等;具有酶活性的成分或复合物在其符号上划一横线表示,如 $\overline{C1}$、$\overline{C3bBb}$ 等;灭活的补体片段在其符

— 113 —

号前面加英文字母 i 表示,如 iC3b 等。

补体固有成分均为球蛋白,多数为 β 球蛋白,少数为 α 或 γ 球蛋白。血清中补体含量相对稳定,约占血清球蛋白总量的 10%。正常生理状况下,多数补体成分以非活化形式存在,按一定顺序活化后,才能发挥生物学功能。

补体性质极不稳定,56℃30min 即被灭活。另外,如机械振荡、酸碱、酒精等多种理化因素均可使补体灭活,甚至在室温下也会很快失去生物学活性。

第二节　补体系统的活化与调控

在生理情况下,大多数补体成分均以酶原的形式存在。在激活物作用下,启动酶促反应,依次活化各补体成分,发挥其生物学效应。补体的活化途径有经典激活途径、MBL 激活途径和旁路途径。上述三条激活途径具有共同的末端通路,即膜攻击复合物(membrane attack complex,MAC)的形成及其溶解细胞效应。

一、经典激活途径

补体经典激活途径的激活物主要是 IgG 和 IgM 类抗体与相应抗原结合形成的免疫复合物(IC)。

1. 识别阶段　识别阶段是 C1 识别免疫复合物,活化形成 C1 酯酶的阶段。C1 是由 C1q、C1r 和 C1s 分子组成的多聚复合物(见图18-1)。C1q 由 6 个相同的亚单位结合而成六聚体,每个亚单位由 A、B、C 三条肽链相互盘绕而成,其羧基端形成球形头部,是 C1q 与 Ig 补体结合位点结合的部位;其氨基端 6 个亚基结合成杆状。抗体与抗原结合后,抗体分子的构象改变,导致 Fc 段上的补体结合位点(IgG 的 CH2、IgM 的 CH3)暴露;C1q 与补体结合位点结合后,发生构象改变,使 C1r 活化成为具酶活性的 $\overline{C1r}$,进而激活 C1s,形成具有丝氨酸蛋白酶活性的 C1 酯酶。

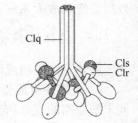

图 18-1　C1 分子结构示意图

一个 C1q 分子必须同时有两个或两个以上的球形头部与 Ig 的补体结合点结合,才能进一步活化补体其他成分。IgG 为单体分子,与抗原结合时需要两个相邻的 IgG 共同与 C1q 桥联,才能使 C1 活化;而 IgM 为五聚体,可同时提供 5 个补体结合位点,故一个 IgM 分子与抗原结合即可有效启动补体活化的经典途径。(见图18-2)

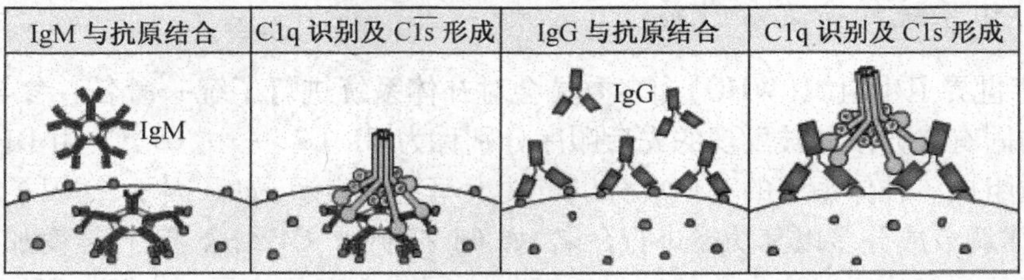

IgM 与抗原结合	C1q 识别及 $\overline{C1s}$ 形成	IgG 与抗原结合	C1q 识别及 $\overline{C1s}$ 形成
IgM		IgG	

图 18-2　识别阶段

2. 活化阶段　活化阶段是 C3 转化酶和 C5 转化酶形成阶段。在 Mg^{2+} 存在的条件下，可裂解 C4，产生 C4a 和 C4b。C4a 游离于液相，C4b 可与邻近细胞或免疫复合物结合，形成固相 C4b，游离在液相中的 C4a 很快被灭活。C2 能与固相 C4b 结合，继而被裂解为 C2a 和 C2b。C2a 游离于液相；C2b 与固相 C4b 结合成稳定的 C $\overline{4b2b}$ 复合物，此即经典途径的 C3 转化酶。在 C3 转化酶的作用下，C3 被裂解为 C3a 和 C3b。C3a 游离于液相，C3b 与 C $\overline{4b2b}$ 结合，形成 C $\overline{4b2b3b}$，此为经典途径的 C5 转化酶（见图 18-3）。

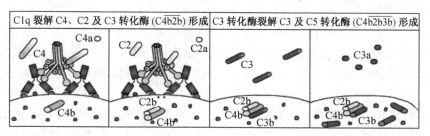

| C1q 裂解 C4、C2 及 C3 转化酶 (C4b2b) 形成 | C3 转化酶裂解 C3 及 C5 转化酶 (C4b2b3b) 形成 |

图 18-3　活化阶段

3. 膜攻击阶段　膜攻击阶段是三条补体活化途径的共同末端通路，也是补体活化的效应阶段。此阶段形成 MAC，导致靶细胞溶解。

在这一阶段，C5 转化酶将 C5 裂解为 C5a 和 C5b。C5a 游离于液相，C5b 结合在细胞表面，并依次与 C6、C7 结合形成 C5b67，并插入细胞膜脂质双层中；C5b67 进而与 C8 结合成 C5b678。C5b678 可牢固附着于细胞表面，并与 12～15 个 C9 分子结合成 C5b6789，即 MAC。在 MAC 中，C9 聚合体插入靶细胞的脂质双层，形成跨膜孔道。该孔道允许小分子和离子等从胞内逸出，而蛋白质类的大分子则难以从胞内逸出，导致大量水分子内流，最终引起细胞裂解（见图 18-4）。

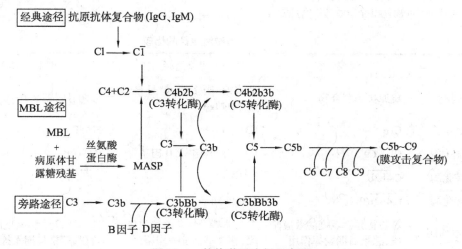

图 18-4　补体激活途径示意图

二、MBL 激活途径

MBL 途径是由 MBL 与细菌甘露糖残基和丝氨酸蛋白酶结合而启动的补体激活途径。MBL 是一种钙依赖性糖结合蛋白，属于凝集素家族，可与甘露糖残基结合。生理状态下，血清中 MBL 含量极低;病原微生物感染早期,体内中性粒细胞和单核-巨噬细胞产生 IL-1、IL-6 和 TNF-α,导致机体发生急性期反应,诱导肝细胞合成和分泌急性期蛋白,其中包括 MBL。MBL 首先与细菌的甘露糖残基结合,然后与丝氨酸蛋白酶结合,形成 MBL 相关的丝氨酸蛋白酶(MBL-associated serine protease,MASP-1、MASP-2)。MASP 裂解 C4 和 C2,产生 C4b 和 C2b,两者结合形成 $\overline{C4b2b}$,即 C3 转化酶。此后的活化机制与经典途径的后面部分相同。

三、旁路激活途径

旁路途径又称为替代途径,是在 B 因子和 D 因子等参与下,不经 C1、C4、C2,直接激活 C3 的补体活化途径,其激活物质有细菌肽聚糖、脂多糖、酵母多糖、葡聚糖以及凝聚的 IgA 等。旁路途径和 MBL 途径活化补体系统不依赖特异性抗体,在早期抗感染中发挥重要作用。

在生理状态下,血液中的 C3 可被降解,产生少量 C3b,游离的 C3b 很快被体液中的 I 因子所灭活;当激活物存在时,C3b 与激活物结合而不易被灭活。在 Mg^{2+} 存在的情况下,B 因子与 C3b 结合,并被 D 因子裂解为 Ba 与 Bb 两个片段。Ba 游离到液相;Bb 与 C3b 结合形成 $\overline{C3bBb}$,此为旁路途径的 C3 转化酶。$\overline{C3bBb}$ 极不稳定,可迅速被降解。血清中 P 因子可与之结合形成 $\overline{C3bBbP}$,使之稳定。因此,在生理情况下,$\overline{C3bBb}$ 保持极低的水平,避免 C3 大量裂解及后续补体成分的激活。C3 转化酶形成后即可裂解 C3 产生 C3b,后者与结合在激活物上的 C3bBb 结合形成 $\overline{C3bBb3b}$,该复合物就是旁路途径的 C5 转化酶,能裂解 C5 产生 C5b,最终引起相同的末端效应。同时,经典途径催化产生的 C3b 也可以与 B 因子结合,进而形成更多的 C3 转化酶,这一过程构成了旁路途径的反馈性放大机制。

补体系统的活化在体内受一系列的调节机制的严格控制,使反应适度,以防止补体成分过度消耗和自身组织产生损伤。补体系统活化的调控机制有补体活化片段的自身衰变和存在于体液中和细胞膜上的多种调节因子的灭活作用。

表 18-1　补体三条激活途径的比较

	经典途径	旁路途径	MBL 途径
激活物质	抗原抗体复合物	肽聚糖、脂多糖、酵母多糖、凝聚的 IgA	细菌甘露糖残基、MBL
起始分子	C1q	C3	MASP
参与的补体成分	C1 ~ C9	C3 ~ C9、B 因子、D 因子	C2 ~ C9
C3 转化酶	$\overline{C4b2b}$	$\overline{C3bBb}$	$\overline{C4b2b}$
C5 转化酶	$\overline{C4b2b3b}$	$\overline{C3bBb3b}$	$\overline{C4b2b3b}$
生物学作用	参与特异性免疫的效应阶段,感染后期发挥作用	参与非特异性免疫的效应阶段,感染早期发挥作用	参与非特异性免疫的效应阶段,感染早期发挥作用

四、补体活化的调控

补体系统被激活后,进行系统有序的级联反应,从而发挥广泛的生物学效应,参与机体的防御功能。但如果补体系统活化失控,可形成过多的膜攻击复合物而产生自身损伤或过多的炎症介质造成病理效应。正常机体的补体活化处于严密的调控之下,从而维持机体的自身稳定。

1. 补体的自身调控　补体激活过程中生成的某些中间产物非常不稳定,成为补体级联反应的重要自限因素。如 C3 转化酶 C 4b2b和 C 3bBb均易衰变,从而限制了 C3 的裂解及其后的酶促反应,与细胞膜结合的 C4b、C3b 及 C5b 也易衰变,可阻断级联反应。此外,只有细胞表面形成的抗原抗体复合物才能触发经典途径,而旁路途径的 C3 转化酶则仅在特定的物质表面才具有稳定性,故正常机体内一般不会发生过强的自发性补体激活反应。

2. 调节因子的作用　体内存在多种可溶性膜结合的补体调节因子,它们以特定方式与不同的补体成分相互作用,使补体的激活与抑制处于精细的平衡状态,因此,调节蛋白的缺失有时是造成某些疾病发生的原因。目前发现的补体调节蛋白有十余种,按其作用特点可分为三类:① 防止或限制补体在液相中自发激活的抑制剂;② 抑制或增强补体对底物正常作用的调节剂;③ 保护机体组织、细胞免遭补体破坏作用的抑制剂。

第三节　补体系统的生物学活性

补体系统是机体重要的免疫效应系统之一。补体系统活化可以溶解细胞,在活化过程中产生的中间复合物及某些片段也具有多种多样的生物活性,所以补体系统对机体的作用是多方面的,既可参与机体的防御效应和自身稳定,亦可引起免疫损伤。

一、溶细胞作用

不论何种途径活化,补体系统都能对其粘附的细胞产生溶解作用。在经典活化途径中,抗体的作用只是特异性地定位靶细胞和活化补体,而靶细胞的溶解则是补体系统的作用结果。对不同种类的靶细胞,补体的溶解效果亦不相同。例如,革兰阴性杆菌、支原体、异体红细胞和血小板对补体很敏感,而革兰阳性菌对补体不敏感。

一方面,补体的溶细胞反应不仅可以抗菌,也可抵抗其他微生物及寄生虫的感染。病毒在与相应的抗体结合后,补体的参与可显著增强抗体对病毒的灭活作用,其机制可能是直接溶解有包膜的病毒,防止病毒对易感细胞的吸附和穿入,或干扰病毒在细胞内的增殖。补体缺陷的病人,机体易受病原微生物的侵害。另一方面,补体也常常引起病理性反应,例如异型输血时的溶血反应,自身免疫病时的细胞损伤等。

二、免疫复合物清除作用

补体在活化过程中生成的中间产物,例如 C3b 和 C4b 等,对抗原抗体复合物有很强的亲和力,可共价结合到免疫复合物上,然后通过补体的其他效应对免疫复合物产生抑制或清除作用。

1. 吞噬调理作用　人及哺乳类动物的单核-巨噬细胞和中性粒细胞表面都存在 C3b 和 C4b 受体,能与带有补体成分的免疫复合物相结合,将两者连接起来,促进吞噬细胞对免疫复合物的吞噬作用。在这种意义上,补体也可称为非特异性调理素(opsonin)。补体成分 C3b、C4b、iC3b 均有调理作用,这种调理作用在机体的抗感染过程中具有重要意义。

2. 免疫粘附作用　带有补体成分的免疫复合物还可通过 C3b 受体结合到红细胞和血小板的表面(免疫粘附作用)。被粘附的免疫复合物在肝脏中得到处理,或者通过吞噬作用促进其清除。

3. 免疫复合物抑制作用　C3 和 C4 对免疫复合物的共价结合可导致如下结果:①阻碍免疫复合物相互结合形成大的网格而易于在组织中沉积;②阻止免疫复合物激活补体而诱发一系列的病理损伤;③可破坏免疫复合物的空间结构而使其溶解。上述作用对免疫复合物病有抑制效果,因此,在补体活性降低或补体缺乏时,易发生免疫复合物病或使病情加重。

三、炎症介质作用

补体是机体重要的炎症介质之一,可通过许多途径引起不同的炎症。

1. 过敏毒素作用　C5a 和 C3a 可以作用到肥大细胞和嗜碱性粒细胞的细胞膜上,使细胞脱颗粒,释放组胺、白三烯及前列腺素等活性介质,引起类似过敏反应的病理变化(见第二十三章),所以将 C5a 和 C3a 称为过敏毒素(anaphylatoxin);现已发现 C4a 亦有较弱的过敏毒素作用。这类作用可被抗组胺药物封闭。

2. 趋化作用　C4a、C5a、C3a 和 C5b67 是中性粒细胞和单核-巨噬细胞的趋化因子(chemotaxin),可使这些吞噬细胞向炎症部位聚集,加强对病原体的吞噬和消除,同时引起炎症反应。

3. 激肽样作用　C2a、C4a 等具有激肽样活性,能增强血管的通透性,引起炎性充血。

四、免疫调节作用

补体成分可与多种免疫细胞相互作用,调节免疫细胞的增殖、分化功能。例如,C3b 与 B 细胞表面的 CR1 结合,可使 B 细胞增殖分化为浆细胞。

思考题

1. 试述补体经典激活途径的过程。
2. 试比较三条补体激活途径的不同点。
3. 试述补体的生物学功能。

(王勤)

第十九章 免疫系统

学习目标
- 掌握免疫系统的组成
- 掌握中枢免疫器官和外周免疫器官的概念、组成
- 掌握免疫细胞的种类、功能

免疫系统(immune system)由具有免疫功能的免疫器官、免疫细胞和免疫分子组成,是机体免疫机制发生的物质基础。免疫系统是伴随着生物种系发生和发展过程逐步进化而建立起来的。与机体的其他系统一样,免疫系统虽有着一系列的内部调节机制,但不是完全独立运行,而是与其他系统互相协调,尤其是受神经体液调节,又可进行反馈影响,共同维持机体的生理平衡。

第一节 免疫器官

免疫器官(immune organ)可分为中枢免疫器官(central immune organ)和外周免疫器官(peripheral immune organ)。

一、中枢免疫器官

中枢免疫器官是免疫细胞产生、分化、成熟的场所,对外周免疫器官的发育具有主导作用,包括胸腺、骨髓和鸟类法氏囊。

(一)胸腺

胸腺(thymus)是 T 细胞发育、分化、成熟的场所,位于前纵隔、胸骨后。胸腺分为左右两叶,外包结缔组织被膜;被膜伸入胸腺实质内形成隔膜,将胸腺分成许多小叶;小叶的外周部分称为皮质,中央部分称为髓质;相邻的小叶髓质彼此相连。祖 T 细胞随血流迁入胸腺后即称胸腺细胞。胸腺细胞在胸腺微环境的作用下,在从皮质向髓质迁移的过程中,约 95%以上的胸腺细胞发生细胞凋亡而被淘汰,仅有约 5%的胸腺细胞发育为成熟 T 细胞。

(二)骨髓

骨髓(bone marrow)是 B 细胞产生、分化、成熟的器官,是成年人和动物所有血细胞的唯一来源,各种免疫细胞也是从骨髓的多能干细胞发育而来。胚胎早期造血干细胞直接在胎儿肝脏发育为 B 细胞,胚胎后期至出生后即由骨髓产生 B 细胞并在骨髓成熟。B 细胞发育成熟过程中,约 75%的 B 细胞识别自身抗原后发生细胞凋亡,只有不到 25%的 B 细胞发育

为成熟 B 细胞。

二、外周免疫器官

外周免疫器官是成熟免疫细胞定居、增殖及产生免疫应答的场所,包括淋巴结、脾脏和黏膜相关淋巴组织。不同器官分工不同:淋巴结主要针对淋巴液中的抗原应答,脾脏主要针对血液中的抗原应答,而黏膜相关淋巴组织主要保护黏膜表面。

(一) 淋巴结

淋巴结(lymph node)位于淋巴循环的交接处,分布于颈部、腋窝、腹股沟、纵隔和腹腔等,用以收集机体浅表和深部的淋巴液,以保护机体的各个部位。在淋巴结内,T 细胞约占 75%,B 细胞约占 25%,其他含少量巨噬细胞和树突状细胞。在淋巴结内约有 95% 的细胞分布相对固定,如 T 细胞主要分布于淋巴结深皮质区,称 T 细胞区或胸腺依赖区;B 细胞主要分布于浅皮质区,称 B 细胞区或胸腺非依赖区。淋巴结依赖巨噬细胞和 T、B 细胞发挥作用,具有滤过淋巴液和执行免疫应答的功能。

(二) 脾脏

脾脏(spleen)是体内最大的外周免疫器官,也是血液的主要滤器。脾脏的 T 细胞区位于包绕中央小动脉的淋巴鞘中,B 细胞区位于淋巴鞘外周的淋巴小结。侵入血液中的病原体或衰老的血细胞可被其中的巨噬细胞和树突状细胞吞噬杀灭或捕捉。脾脏中 T 细胞约占 35%,B 细胞约占 55%,巨噬细胞约占 10%。脾脏功能与淋巴结相似,此外还具有贮存和调节血量,合成免疫活性物质的作用。

(三) 黏膜相关淋巴组织

黏膜相关淋巴组织(mucosa-associated lymphoid tissue,MALT)是在呼吸道、消化道、泌尿生殖道的黏膜固有层聚集的无包膜淋巴组织,有些形成完整的淋巴滤泡,如扁桃体、小肠的派氏集合淋巴结(Peyer's patches)及阑尾。这些淋巴组织内有 B 细胞、浆细胞、T 细胞和巨噬细胞,主要防御入侵黏膜表面的抗原(见图 19-1)。在派氏小结上方的 M 细胞(无绒毛细胞)从肠腔内吞饮外来抗原,在细胞内形成内体,内体穿过 M 细胞,在其另一侧排除,传递给派氏小结内的巨噬细胞,继而活化 Th 细胞。Th 细胞辅助 B 细胞产生 IgA 抗体,经小肠绒毛细胞以 SI-gA 的形式分泌于小肠黏膜表面,可特异结合相应的抗原。

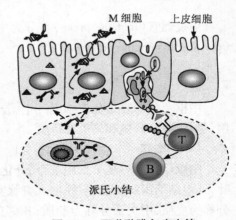

图 19-1　肠道黏膜免疫应答

三、淋巴细胞再循环

外周免疫器官的淋巴细胞可经淋巴循环通过胸导管进入血循环,又可通过毛细血管后微静脉处,穿过内皮细胞(high endothelial venules,HEV)再次进入淋巴循环至外周免疫器官。如此周而复始,使淋巴细胞从一个免疫器官到另外一个免疫器官,这种现象称淋巴细胞再循环(recirculation of lymphocyte)。机体内每小时进入再循环的淋巴细胞约占总淋巴细胞的 1% ~ 2%。淋巴细胞再循环不仅增加了淋巴细胞识别抗原的机会,而且使分散在全身各处的淋巴细胞成为一个相互关联的统一体,从而加强全身免疫器官之间的信息互通,使机体免疫系统成为有机的整体。

第二节　免疫细胞

免疫细胞(immunocyte)指参与免疫应答或与免疫应答有关的细胞,包括 T 细胞、B 细胞、NK 细胞、树突状细胞、巨噬细胞及粒细胞等。免疫细胞参与调节固有性免疫及适应性免疫。

一、淋巴细胞

淋巴细胞(lymphocyte)是免疫系统的主要细胞,按其性质和功能可分为 T 细胞、B 细胞和 NK 细胞。不同类型的淋巴细胞很难从形态学上分辨,只能通过其不同的表面标志和不同的反应性进行区分。

(一) T 细胞

T 细胞是在胸腺中成熟的淋巴细胞,故称胸腺依赖性淋巴细胞(thymus-dependent lymphocyte),简称 T 淋巴细胞或 T 细胞,是血液和再循环中的主要淋巴细胞。

1. T 细胞的发育和分布

T 细胞来源于骨髓干细胞,在胸腺内发育成熟。迁移至胸腺的初期,这些胸腺细胞只表达 T 细胞系的早期特征 CD2 和 CD7,不表达 CD4 或 CD8,称为双阴性胸腺细胞。在此期间,TCR 基因开始重排,当重排的结果产生了 α 和 β 链时,TCR 和 CD3 便开始低水平地协同表达在细胞表面。这时 CD4 和 CD8 也开始表达,并且同时出现在细胞膜上,这样的细胞称为双阳性胸腺细胞。因双阳性胸腺细胞已经表达 TCR 和 CD3,故能够识别与自身 MHC 连接的抗原,但是这时的 TCR 刺激不是诱导细胞增殖,而是诱导细胞凋亡。由于在此期间能遇到的抗原通常都是自身物质,所以死亡的细胞基本上都是自身反应细胞,这种现象称为阴性选择(negative selection)。另一方面,能识别非自身抗原的双阳性细胞得以继续发育,其 TCR 和 CD3 分子的表达增强,并且丢失 CD4 或 CD8 分子中的一个,分化为只表达 CD4 或 CD8 的单阳性胸腺细胞,即成熟的 T 细胞,这种选择称为阳性选择(positives election)。

成熟的 T 细胞离开胸腺进入血循环,分布于外周免疫器官的胸腺依赖区,例如淋巴结的副皮质区等,受抗原刺激后参与免疫应答。T 细胞是淋巴细胞再循环的主要细胞,在血液中约占 60% ~ 70%,在淋巴结中约占 65% ~ 85%,在胸导管中占 90% 以上。当胸腺发育不全时,T 细胞发育受阻,外周血淋巴细胞显著减少,外周淋巴器官的胸腺依赖区萎缩。

2. T 细胞的表面标志

在 T 细胞发育的不同阶段,细胞表面可表达不同种类的分子,这些分子与细胞功能有关,也可作为鉴别 T 细胞及其活化状态的表面标志。

(1) T 细胞受体(T cell receptor,TCR)　TCR 又称 T 细胞抗原受体,可表达于所有成熟 T 细胞表面,是 T 细胞识别外来抗原并与之结合的特异性受体。TCR 由 α 和 β 两条肽链组成,两肽链之间由二硫键连接,其结构和功能均类似 IgG 分子的一个 Fab 段。α 链与 IgG 的轻链相似,由 V、J 和 C 区 3 个基因片段重组的基因进行编码;β 链类似于 IgG 重链的 V 区和 CH1 区,由 V、D、J 和 C 区 4 个基因片段重组的基因进行编码。在 T 细胞发育过程中,编码

α 及 β 链的基因经历突变和重排,因此 TCR 具有高度的多态性,以适应千变万化的抗原分子。

(2) 分化抗原(cluster of differentiation,CD)　T 细胞在分化成熟过程中,不同的发育阶段和不同亚类的淋巴细胞可表达不同的分化抗原,这是区分淋巴细胞的重要标志。1986 年世界卫生组织(WHO)命名委员会建议应用 CD 系列来统一命名白细胞分化抗原,包括淋巴细胞和其他白细胞。目前已经鉴定出 CD 抗原 70 余种。

T 细胞主要的 CD 抗原有以下几类:

① CD2　为分子量约 49kD 的糖蛋白,表达于全部 T 细胞和 NK 细胞表面,由 3 种抗原性不同的分子(CD2-1,CD2-2,CD2-3)组成。CD2-1 及 CD2-2 表达于静止细胞表面,CD2-3 表达于活化的 T 细胞表面。应用抗 CD2-2 及抗 CD2-3 可直接活化静止的 T 细胞,这是成熟 T 细胞活化的旁路途径。CD2 是粘附分子之一,抗原递呈过程中起辅助作用。CD2 分子还可与绵羊红细胞(SRBC)结合,又称绵羊红细胞受体。在一定条件下,将外周血淋巴细胞与 SRBC 混合,则血中 T 细胞能结合若干 SRBC,染色后在显微镜下观察呈玫瑰花环状,故称 E 花环形成试验。临床上可用于测定外周血 T 细胞总数。

② CD3　为 6 肽复合分子,表达于全部 T 细胞表面,是 T 细胞共同的表面标志。CD3 分子与 TCR 分子紧密连接,但 CD3 分子的肽链伸入胞浆的部分比 TCR 长得多,所以 CD3 可将 TCR 与抗原结合所产生的活化信号传递到细胞内部并激活细胞。因此,应用抗 CD3 单克隆抗体也可直接活化 T 细胞。

③ CD4/CD8　CD4/CD8 是相互关联,但意义不同的 2 个分子,是 T 细胞亚群的表面标志。表达 CD4 的主要是辅助性 T 细胞,表达 CD8 的主要是细胞毒性 T 细胞。CD4 和 CD8 分子可增强 CD3-TCR 对 MHC 抗原的亲和力,CD4 分子增强对 MHC-Ⅱ-Ag 复合物的结合,CD8 分子则增强对 MHC-Ⅰ-Ag 复合物的结合。在再次免疫应答中,由于 TCR-CD3 与外来抗原-MHC 复合分子结合的亲和力提高,即使细胞表面的 CD4 或 CD8 分子丢失,亦可发生免疫应答。

④ 其他 CD 分子　CD7 也是 T 细胞的共同标志,而且较早地出现在细胞表面,还可出现在 NK 细胞和少数其他淋巴样细胞前体上。某些 T 细胞亚群(Th)表达 CD28,该分子可传递协同刺激信号,与细胞活化相关。

3. 其他表面标志

(1) 组织相容性抗原　T 细胞主要表达 MHC Ⅰ类抗原,个别活化的 T 细胞可表达 MHC Ⅱ类抗原;MHC 及其意义见第二十章。

(2) 有丝分裂原受体　有丝分裂原(mitogen)简称丝裂原,可通过相应受体刺激静止期淋巴细胞转化为淋巴母细胞,发生有丝分裂而增殖。丝裂原种类很多,常见的有植物血凝素(phytohemagglutinin,PHA)、刀豆素 A(concanavalin A,ConA)等。因此可利用 PHA 和 ConA 等活化 T 细胞,也可借此进行淋巴细胞转化试验,判断细胞免疫的功能状态。

(3) 病毒受体　淋巴细胞表面还存在病毒受体,例如麻疹病毒受体和人类免疫缺陷病毒(HIV)受体等。通过这类受体,病毒可以选择性地感染某个 T 细胞亚群,例如 HIV 可以通过 CD4 感染辅助性 T 细胞引起艾滋病。

4. T 细胞的亚群及其功能

T 细胞根据 TCR 不同分为 αβ⁺ T 细胞和 γδ⁺ T 细胞。αβ⁺ T 细胞又可分为两个亚群:

CD4⁺T 细胞和 CD8⁺T 细胞。

（1）CD4⁺T 细胞　识别抗原肽-MHCⅡ类分子复合物。根据分泌的细胞因子不同分为
Th1 细胞和 Th2 细胞。Th1 细胞主要分泌 IL-2、IFN-γ、TNF-β,介导细胞毒作用和迟发型超
敏反应性炎症。在抗细胞内寄生病原感染的免疫中具有重要的作用。Th2 细胞主要分泌
IL-4、IL-5、IL-6、IL-10、IL-13,主要辅助体液免疫,在抗细胞外病原感染中发挥作用。

Th1 细胞和 Th2 细胞来源于同一前体 Th0 细胞。Th0 细胞是否分化为 Th1 细胞或 Th2
细胞会受到许多因素的影响,其中细胞因子 IL-12 和 IL-4 分别是 Th0 细胞向 Th1 细胞和
Th2 细胞分化的主要诱导因子。

（2）CD8⁺T 细胞　主要是细胞毒性 T 细胞(cytotoxicity T lymphocyte,Tc 或 CTL),识别
抗原肽-MHCⅠ类分子复合物。通过使靶细胞裂解或靶细胞凋亡的机制,特异性杀伤病毒感
染细胞和肿瘤细胞。

（二）B 细胞

1. B 细胞的发育

B 细胞在骨髓发育过程中经历祖 B 细胞、未成熟 B 细胞、成熟 B 细胞三个阶段。同 T
细胞一样,未成熟 B 细胞在骨髓若识别自身抗原肽即发生细胞凋亡,以清除大多数对自身
反应的 B 细胞克隆。

成熟 B 细胞随血流至外周淋巴组织分布于 B 细胞区,在 B 细胞区识别抗原,发生免疫
应答分化为浆细胞,产生抗体,抗体进入血循环发挥特异性体液免疫。

2. B 细胞表面膜分子

（1）B 细胞受体与 CD79 分子　B 细胞受体(B cell receptor,BCR)是 B 细胞表面特异识
别抗原的 Ig 分子(mIg),绝大多数 B 细胞表达 mIgM 和 mIgD,少数 B 细胞表达 mIgG、mIgA
或 mIgE。与 BCR 构成 B 细胞受体复合结构的分子是 CD79α/CD79β (Igα/Igβ)二聚体(见
图 19-2)。CD79 分子胞质区各有一个 ITAM 基序,主要参与抗原信号转导,激活 B 细胞。

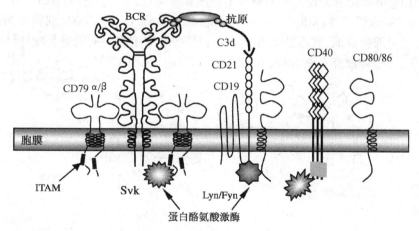

图 19-2　B 细胞表面主要的 CD 分子

（2）协同刺激分子　B 细胞表面的协同刺激分子有 CD80/CD86、CD40 等。CD80/
CD86 在静息的 B 细胞中不表达或低表达,活化的 B 细胞表达增加。CD80/CD86 与 CD28
相互作用是 T 细胞活化的第二信号。CD40 恒定表达于成熟 B 细胞表面,与活化的 T 细胞

表达的 CD40L 结合是 B 细胞活化的第二信号。CD80/CD86、CD40 高表达于树突状细胞和活化的巨噬细胞。

（3）CD19/CD21/CD81 复合体　CD21 是 C3d 或 C3dg 受体，可通过后者和抗原的结合与 BCR 交联，并通过 CD19 将此信息传入细胞内，加强抗原对 B 细胞的刺激，故称其为 B 细胞的共受体，类似 T 细胞的 CD4/CD8 分子。B 细胞表面也具有有丝分裂原，如脂多糖（LPS）、葡萄球菌 A 蛋白（SPA）、美洲商陆（PWM）等的受体和细胞因子受体，与相应配体结合可促进 B 细胞的活化、增殖、分化等效应。

2. B 细胞亚群及功能

B 细胞根据 CD5 标志分为两个亚群：$CD5^+$ B1 细胞和 $CD5^-$ B2 细胞。

（1）B1 细胞　主要识别非蛋白抗原，对 TI 抗原产生应答，不需要 Th 细胞的协助，主要产生 IgM 型抗体，无记忆细胞，不具有严格的特异性。

（2）B2 细胞　B2 细胞即通常所指的 B 细胞，主要识别蛋白质抗原，在 Th 细胞协助下对 TD 抗原产生应答，抗体的主要类型是 IgG，有记忆细胞形成。B2 细胞还具有抗原递呈和分泌细胞因子的作用，参与免疫调节。

二、NK 细胞

自然杀伤细胞（natural killer cell，NK）属淋巴细胞谱系中一个细胞群。NK 细胞具有细胞毒效应，无需抗原预先致敏，即能自发杀伤靶细胞。

NK 细胞来源于骨髓，由造血干细胞分化成熟，主要分布于外周血，占外周血淋巴细胞总数的 5%～10%，其他淋巴组织也有少量 NK 细胞。

（一）NK 细胞表面膜分子

1. CD 分子　大多数 NK 细胞是 $CD3^-$，$CD16^+$、$CD56^+$、$CD94^+$ 的细胞。CD16 是 NK 细胞表面的 IgG Fc 受体Ⅲ型（FcγRⅢ），当 IgG 抗体与靶细胞表面相应抗原特异结合后，可通过其 Fc 段与 FcγRⅢ 结合而使 NK 细胞产生定向非特异性杀伤作用，即 ADCC 作用。

2. 杀伤细胞激活受体（killer-cell activating receptor，KAR）　当 NK 细胞表面的 KAR 与分布于自身组织细胞表面、病毒感染细胞表面和某些肿瘤细胞表面的糖类配体结合后，可使 NK 细胞活化，通过释放穿孔素和颗粒酶产生杀伤效应（见图 19-3）。

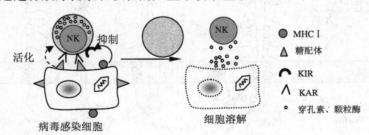

图 19-3　NK 细胞的杀伤作用

3. 杀伤细胞抑制受体（killer-cell inhibitory receptor，KIR）　其配体为自身组织细胞表面的 MHC Ⅰ类分子，当 NK 细胞表面的 KIR 与 MHC Ⅰ类分子结合后可产生抑制信号，NK 细胞则处于抑制状态。

NK 细胞表面的 KAR 和 KIR 通过与配体的结合调节 NK 细胞的非特异杀伤作用，使 NK

细胞在杀伤肿瘤细胞和病毒感染细胞(MHC I 类分子表达减少或缺失)的同时保护了自身正常组织细胞。

(二) NK 细胞的功能

1. 非特异杀伤作用 NK 细胞通过 KIR 和 KAR 非特异识别杀伤 MHC I 类分子低表达的病毒感染细胞和某些肿瘤细胞,以发挥抗肿瘤和抗病毒的作用,或通过表达 FcγR III 定向杀伤 IgG 特异性包被的靶细胞。

NK 细胞的杀伤作用没有抗原的特异性和 MHC 限制性,因此在感染早期即可发挥作用,并与 CTL 细胞杀伤的抗原特异性和 MHC 限制性形成了互补效应,分别构成机体抗病毒和抗肿瘤的第一道防线和第二道防线。

2. 免疫调节作用 NK 细胞通过分泌 IFN-γ、TNF-β、GM-CSF 等细胞因子对免疫应答进行调节,其他细胞产生的细胞因子如 IL-2、IL-12、IFN-γ 还可激活 NK 细胞的杀伤活性。IL-2 激活的 NK 细胞称淋巴因子激活的杀伤细胞(lymphokin activated killer cell,LAK),具有比 NK 细胞更广泛的抗肿瘤作用。目前将 LAK 细胞与 IL-2 联合应用,治疗肾细胞癌、黑色素瘤,且有一定的疗效。

三、抗原递呈细胞

抗原递呈细胞(antigen presenting cell,APC)是指具有摄取、处理及递呈抗原能力的细胞,又称为辅佐细胞。早期的医学研究发现,在胸腺依赖性抗原诱导 B 淋巴细胞产生抗体的过程中,不仅需要 T、B 淋巴细胞的协同作用,还需要另一类细胞的协助,遂将该类细胞称为辅佐细胞(accessory cells)。现已知辅佐细胞在机体的免疫应答过程中起着十分重要的作用,能摄取、加工、处理抗原并将抗原信息递呈给 T 淋巴细胞,故又称为抗原递呈细胞(APC)。

通常所说的抗原递呈细胞多指单核-巨噬细胞、树突状细胞、B 淋巴细胞等能表达 MHC II 类分子的细胞,即所谓专职性抗原递呈细胞;其他细胞,如内皮细胞、纤维母细胞、各种上皮及间皮细胞等也具有一定的抗原递呈功能,称这类细胞为非专职性抗原递呈细胞。

第三节 免疫分子

参与免疫应答的免疫分子包括细胞因子及其受体、MHC 分子、CD 分子、粘附分子、补体和 Ig 等。本节主要介绍细胞因子和粘附分子。

一、细胞因子

细胞因子(cytokine)是由细胞分泌产生,具有高活性、多功能的小分子多肽或蛋白,能在细胞之间进行信息的传递。

(一) 细胞因子的种类

细胞因子种类很多,目前已知的细胞因子有 200 多种,而且人类基因组图谱显示还会有新的细胞因子家族出现,所以对细胞因子准确的命名和归类很困难。目前惯用的细胞因子分类是依据细胞因子的功能来归类的,主要有:白细胞介素、干扰素、肿瘤坏死因子、集落刺激因子、生长因子和趋化因子等。

1. 白细胞介素(interleukin,IL)　IL最初是指由白细胞产生的在白细胞之间发挥作用的细胞因子,但后来发现IL的产生细胞和作用的靶细胞并不局限于白细胞,但此名称一直被沿用着。目前报道的IL已有30多种。

2. 干扰素(interferon,IFN)　IFN是由病毒感染细胞或活化T细胞、NK细胞产生的具有抗病毒、抗肿瘤及免疫调节功能的糖蛋白。

3. 肿瘤坏死因子(tumor necrosis factor,TNF)　TNF是一种能使肿瘤发生出血坏死的物质,分为TNF-α和TNF-β两种。TNF-α主要由活化的单核-巨噬细胞产生,TNF-β主要由活化的T细胞产生,又称淋巴毒素(lymphotoxin,LT)。

4. 集落刺激因子(colony stimulating factor,CSF)　CSF是指能够刺激多能造血干细胞和不同发育分化阶段的造血干细胞进行增殖分化的细胞因子,包括粒细胞-巨噬细胞集落刺激因子(GM-CSF)、单核-巨噬细胞集落刺激因子(M-CSF)、粒细胞集落因子(G-CSF)、红细胞生成素(erythropoietin,EPO)和血小板生成素(TPO)等。

5. 生长因子(growth factor,GF)　GF是具有刺激细胞生长作用的细胞因子,包括转化生长因子-β(TGF-β)、表皮细胞生长因子(EGF)和血管内皮细胞生长因子(VEGF)等。

6. 趋化性细胞因子(chemokine)　主要指白细胞与造血微环境中的基质细胞分泌的具有趋化作用的一个蛋白质家族,主要有中性粒细胞趋化因子(IL-8)、单核细胞趋化蛋白-1和淋巴细胞趋化蛋白等。

(二)细胞因子的共同特性

1. 低分子量　细胞因子多为小分子蛋白或多肽,相对分子质量为8 000~80 000。大多数是单链分子,只有少数是双链(如IL-12)或三聚体(如TNF)。

2. 局效性　细胞因子通常在局部产生效应,以自分泌(作用于产生细胞因子的细胞)和旁分泌(作用于邻近的细胞)的方式发挥作用。只有极少数的细胞因子如IL-1、TGF-β、M-CSF可进入血循环产生内分泌效应。

3. 高效性和短效性　细胞因子与相应受体特异性结合启动其效应,细胞因子在局部的浓度很低,但效应很强,即具有高效性。如在体外进行细胞培养,局部1pg浓度(10^{-12}g/L)的IFN即可保护一百万个易感细胞免受一千万个病毒颗粒的攻击。但因细胞因子半衰期很短,所以这种强效应持续的时间很短,故细胞因子作用具有短效性。

4. 网络性　一种细胞因子可由多种细胞产生,而且对不同的细胞发挥不同的作用。若两种以上细胞因子同时作用于一种靶细胞时则可产生协同或拮抗效应。另外,细胞因子很少单独产生或单独发挥作用,一种细胞因子可诱导或抑制其他细胞因子的产生,又可调控自身和其他细胞因子受体的表达,这样在细胞因子之间就形成一个复杂而有序的细胞因子网络。细胞因子作用于靶细胞的最终效应是将其不同受体接受不同来源细胞因子信息进行整合后作出的反应。

(三)细胞因子的作用

细胞因子与其受体发生特异性结合后,随即将此信号传入细胞引起细胞内一系列蛋白酪氨酸激酶活化,产生级联反应。最终,细胞内转录因子活化并转位到细胞核内,与相应的基因调控序列结合,使基因活化,产生一系列生物学效应。

细胞对细胞因子反应的结果包括：增殖、分化、生长抑制、凋亡、趋化、细胞毒效应、吞噬效应、细胞间粘附或细胞与细胞外基质粘附等。

表 19-1　重要细胞因子的主要功能

名称	产生细胞	功能
IL－1	巨噬细胞、内皮细胞	刺激 T 细胞活化；B 细胞增殖与抗体反应；吞噬细胞活化；肝细胞急性期应答；诱导其他细胞产生细胞因子；发热与炎症反应
IL－2	活化 T 细胞和 NK 细胞	T 细胞和 B 细胞活化、增殖、分化，产生细胞因子；NK 活化和增殖
IL－4	活化 Th2 细胞、肥大细胞	B 细胞增殖、分化；IgE 类别转换；抑制 Th1 细胞；促进 Th2
IL－6	T 细胞、巨噬细胞、内皮细胞	T、B 细胞增殖分化；急性期应答；发热；与 IL－1、TNF 协同作用
IL－10	活化 Th2 细胞、巨噬细胞	强烈抑制巨噬细胞；抑制 Th1、NK 细胞；促进 B 细胞增殖、产生抗体
IL－12	B 细胞、巨噬细胞	增强 NK、CTL 细胞杀伤活性；诱导 Th1 产生；诱导 IFN－γ 产生
IFN－α/β	白细胞、成纤维细胞	抗病毒；促进 MHC I 类分子表达；增强 NK 杀伤活性
IFN－γ	活化 Th1 细胞、NK	活化巨噬细胞；提高 MHC 分子和抗原加工成分的表达；参与 Ig 类别转换；促进 Th1 分化，抑制 Th2
TNF－α	巨噬细胞、NK、T 细胞	局部炎症；内皮细胞激活；引起发热；引起恶液质
TNF－β	T、B 细胞	杀伤作用；内皮细胞激活

二、粘附分子

粘附分子(cell adhesion molecules,CAM)是指细胞产生的、介导细胞间或细胞与基质间相互接触和结合的分子。粘附分子大多数为糖蛋白，分布于细胞表面，主要参与细胞的信号转导与活化、细胞的伸展和移动、细胞的生长与分化，在炎症、血栓形成、肿瘤转移、创伤愈合等生理和病理过程中发挥重要的作用。

根据粘附分子的结构特点不同将其分为 4 类。

1. Ig 超家族　结构类似 Ig，包括 CD2、CD3、CD4、CD8、CD28、MHC 分子，主要表达于 T 细胞、B 细胞或其他抗原递呈细胞表面，介导细胞与细胞的粘附，参与 T、B 细胞活化过程。

2. 整合素家族　由 α 和 β 链构成的二聚体分子，有 7 个亚家族，每个亚家族有一个共同的 β 链，但 α 链不同。主要表达于单核细胞、T 细胞、B 细胞、血小板等细胞表面，介导细胞与基质间的粘附。

3. 选择素家族　有类似凝集素(lectin)的特性，可结合细胞膜糖蛋白的糖基，分布于白细胞、活化的内皮细胞、血小板表面，介导白细胞、血小板与内皮细胞粘附，促进炎症过程。

4. 钙粘着素超家族　钙粘着素超家族是一类钙离子依赖的粘附分子家族，分布于上皮细胞、神经细胞、胎盘细胞，介导细胞与细胞的连接，对维持实体组织的形成以及对在生长发育过程中细胞选择的相互聚集、重排有重要作用。

思考题

1. 免疫系统由哪几部分组成？免疫器官有何功能？

2. 抗原递呈细胞如何递呈抗原？

3. T、B 细胞表面与抗原识别、细胞活化有关的 CD 分子有哪些？

4. NK 细胞如何发挥作用？与 CTL 细胞的杀伤作用有何区别？

5. 细胞因子有哪几类？有何共同的特性？

（易丽娴）

第二十章　主要组织相容性复合体

学习目标
- 掌握 MHC 的概念
- 掌握 HLA 的结构和功能
- 理解 HLA 与临床医学的关系

第一节　概述

组织相容性(histocompatibility)是指器官或组织移植时供者与受者相互接受的程度,如相容则不互相排斥,不相容就会出现排斥反应的一种免疫应答效应,诱导排斥反应的抗原称为组织相容性抗原,也称为移植抗原。人和各种哺乳动物的组织相容性抗原都十分复杂,但有一组抗原起决定性作用,称为主要组织相容性抗原(major histocompatibility antigen,MHA),其余的称为次要组织相容性抗原。编码 MHA 的基因是一组呈高度多态性的基因群,集中分布于各种动物某对染色体上的特定区域,称为主要组织相容性复合体(major histocompatibility complex,MHC)。MHC 编码的产物称为 MHC 分子,可分布于不同类型的细胞表面,不但决定着宿主的组织相容性,而且与宿主的免疫应答和免疫调节密切相关,其意义已远远超出了移植免疫的范畴。

除了人和哺乳动物之外,很多脊椎动物及两栖动物均有各自独特的 MHC。在迄今为止所研究过的哺乳动物中,除小鼠的 MHC 称为 H-2 外,其他种属多以白细胞抗原(leukocyte antigen,LA)命名,例如人的 MHC 是 HLA(human leukocyte antigen),恒河猴的为 RhLA,狗的为 DLA,家兔的为 RLA,豚鼠的为 GPLA 等。MHC 的研究开创了免疫遗传学的新领域,许多免疫学的重要问题可望从 MHC 研究中找到答案。

第二节　HLA 基因复合体

一、HLA 的基因组成

人类的 MHC 称为 HLA 复合体,位于第 6 对染色体的短臂上,全长 3 600kb,共有 224 个基因座位,其中 128 个为功能性基因,其余 96 个为假基因。根据编码分子的特性不同,可将整个复合体的基因分成三个区域,即Ⅰ类、Ⅱ类和Ⅲ类基因区。

Ⅰ类基因区位于着丝点的远端,主要包括 HLA-A、B、C 三个位点;新近又提出 E、F、G、H、K 和 L 位点。

Ⅱ类基因区位于着丝点的近端,是结构最为复杂的一个区,主要由 DR、DQ、DP 三个亚区构成,每个亚区又有若干个位点。新近又鉴定了 DO、DZ、DX 三个亚区。

Ⅲ类基因区位于Ⅰ类和Ⅱ类基因区之间,这类基因不显示或只显示有限的多态性,含有编码补体成分 C2、C4、B 因子及 TNF、热休克蛋白和 21 羟化酶的基因。

二、HLA 的遗传特点

(一)单元型遗传

单元型(haplotype)是指一条染色体上 HLA 各位点基因紧密连锁组成的基因单位。人体细胞为二倍体型,两个单元型分别来自父亲和母亲,共同组成个体的基因型(genotype)。由于一条染色体上 HLA 各位点的距离非常近,很少发生同源染色体之间的交换,因此亲代的 HLA 以单元型为单位将遗传信息传给子代。例如,父亲的基因型为 ab,母亲的为 cd,则子代可能有 4 种基因型:ac,ad,bc,bd,某一个体获得任一基因型的可能性都是 1/4。故两个同胞有完全相同或完全不同 HLA 基因型的可能性都是 1/4,一个单元型相同的可能性是 1/2,而子代和亲代总是共有一个相同的单元型。

(二)共显性遗传

共显性(co-dominance)是指某位点的等位基因不论是杂合子还是纯合子,均能同等表达,两者的编码产物都可在细胞表面检测到。故每个位点可具有两个抗原,可能相同,也可能不相同,这些抗原组成了个体的表型(phenotype)。多数个体的 HLA 位点都是杂合子,但当父亲和母亲在某位点上具有相同的等位基因时,其子代的这个位点就成为纯合子。

(三)连锁不平衡

理论上,一个 HLA 位点的等位基因与另一个或几个位点的等位基因在某一单倍型出现的频率应等于各自频率的乘积。然而在很多情况下,预期的单倍型频率往往与实际检测的频率相差很大,在不同的地区或不同的人群,某些基因相伴出现的频率特别高,这种现象称为连锁不平衡(linkage disequilibrium)。HLA 基因连锁不平衡的发生机制目前尚不清楚,但已经发现某些疾病的发生与 HLA 复合体中某些特定的等位基因密切相关;某些连锁不平衡倾向于出现在某些区域、某些人种和某些民族。深入探讨连锁不平衡的发生机制无疑将有助于对某些疾病的诊断和治疗,亦将为人类学研究增添新的内容。

第三节　HLA 的分子结构、分布与功能

虽然不同个体、不同种属的 HLA 复合体不同,但其编码的分子在化学结构、组织分布及功能上均十分相近,可以分成三类,即Ⅰ类分子,Ⅱ类分子和Ⅲ类分子。

一、HLA-Ⅰ类分子

(一)Ⅰ类分子的结构

人类的Ⅰ类分子由 HLA 的 A、B、C、E、F、G、H、K 和 L 等基因编码,但因后几类基因的

性质和作用尚不清楚,所以目前所称的几类分子主要指 HLA-A、B、C 位点的抗原。

Ⅰ类分子是由非共价键连接的两条肽链组成的糖蛋白,其中一条称为重链或 α 链,另一条为轻链或 β_2 微球蛋白(β_2m)。α 链的分子量为 44kD,结构呈多态性,其羧基端穿过细胞膜,伸入胞浆之中,氨基端则游离于细胞膜外(见图 20-1)。α 链的膜外区肽段折叠形成三个功能区,分别称为 α_1、α_2 和 α_3 区;每个功能区约含 90 个氨基酸残基,其结构与 Ig 相似;α_1 和 α_2 区的氨基酸顺序变化较大,决定着Ⅰ类分子的多态性。β_2m 是第 15 号染色体上单个基因编码的产物,分子量为 12kD,其结构与 Ig 恒定区(CH3)有较大同源性,属于 Ig 超家族成员,没有同种异型决定簇,但具有种属特异性。β_2m 不穿过细胞膜,也不与细胞膜接触,而是以非共价形式附着于 α_3 的功能区上。虽然 β_2m 不直接参与Ⅰ类分子的抗原递呈过程,但是它能促进内质网中新合成的Ⅰ类分子向细胞表面运输,并对稳定Ⅰ类分子的结构具有一定作用。

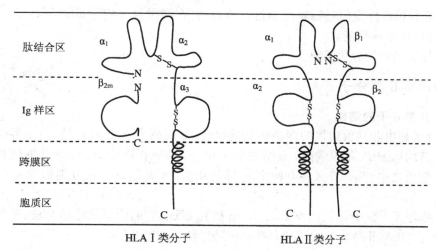

图 20-1　HLAⅠ类和Ⅱ类分子结构示意图

1. **肽结合区**　位于 α 链的氨基端,由 α_1 和 α_2 功能区组成,它们共同构成抗原肽的结合槽,是与抗原肽结合的区域。不同个体间 HLA-Ⅰ类分子抗原结合槽的结构差异导致它们递呈抗原能力的不同。

2. **免疫球蛋白样区**　由重链 α_3 和 β_2 微球蛋白组成。α_3 功能区氨基酸序列高度保守,与 Ig 恒定区具有同源性,故称 Ig 样区。α_3 功能区是与 CD8 分子的结合部位。β_2 微球蛋白与 α_3 通过非共价键的形式相连,维持 HLA-Ⅰ类分子结构的稳定性。另外,β_2 微球蛋白本身无同种异型抗原特异性,只具有种属特异性。

3. **跨膜区和胞质区**　跨膜区由 25 个疏水性氨基酸残基组成,它们形成螺旋状结构穿过细胞膜并将 HLA-Ⅰ类分子锚定在细胞膜上。胞质区为重链末端约 30 个氨基酸序列,这些氨基酸约半数为极性氨基酸,可能与细胞内外信号传递有关。

（二）Ⅰ类分子的分布

HLA-Ⅰ类分子分布于几乎所有有核细胞表面,但不同组织细胞的表达水平差异很大:淋巴细胞表面Ⅰ类抗原的密度最高,肾、肝、肺、心及皮肤次之,肌肉、神经组织和内分泌细胞上抗原最少,而成熟红细胞、胎盘滋养层细胞上未能检出,血清、尿液及初乳等体液中也有可溶性形式存在的Ⅰ类抗原。干扰素、肿瘤坏死因子在体内外均可增强各种细胞对Ⅰ类分子的表达。

（三）Ⅰ类分子的功能

1. 结合和递呈内源性抗原肽　内源性抗原是指自身细胞合成的抗原,如病毒、肿瘤抗原。这些内源性抗原必须和自身 HLA-Ⅰ类分子结合后,以内源性抗原肽- HLA-Ⅰ复合物的形式表达于细胞表面,才能被 CD8$^+$T 细胞所识别。

2. 限制 Tc 细胞的杀伤作用　Tc 细胞能够杀伤靶细胞,在这一杀伤过程中,Tc 细胞通过抗原识别受体(TCR)结合抗原肽,与此同时还要通过辅助受体 CD8 分子识别自身的 MHC-Ⅰ类分子,这种现象称为 MHC 限制性。MHC 限制性是指一定功能的 T 细胞在与其他免疫细胞或非免疫细胞相互作用时,在识别特异性抗原的同时,还要识别一定类型的 HLA 分子。

3. 引起移植排斥反应　器官或细胞移植时,将在同种异体内移植的 HLA 分子作为异己抗原诱导移植排斥反应。

4. 参与 T 细胞的分化成熟。

二、HLA-Ⅱ类分子

（一）Ⅱ类分子的结构

Ⅱ类分子是由非共价连接的两条多肽链组成,分别称为 α 链和 β 链,与Ⅰ类分子不同的是,两条链均由 HLA 基因编码。α 链的分子量约 34kD,β 链约 29kD;两条肽链均嵌入细胞膜,伸入胞质之中,其膜外区各有两个 Ig 样的功能区(见图 20-1),分别称为 $α_1$、$α_2$、$β_1$ 和 $β_2$ 功能区。

1. 肽结合区　位于 α 链的氨基端,由 $α_1$ 和 $β_1$ 组成,它们构成抗原结合槽,是与抗原肽结合的区域。HLA-Ⅱ类分子的同种异型抗原特异性也位于此处。

2. 免疫球蛋白样区　由 $α_2$ 和 $β_2$ 功能区组成。这些功能区氨基酸序列高度保守,与 Ig 恒定区具有同源性;故称 Ig 样区。CD4 分子可与 HLA-Ⅱ类分子的免疫球蛋白样区结合,对 CD4$^+$T 细胞的识别起限制作用。

3. 跨膜区和胞质区　两条链均穿过细胞膜,它们各有 25 个氨基酸残基组成跨膜区,并借此将 HLA-Ⅱ类分子锚定在细胞膜上,两条链的胞质部分各含有 10 ~ 15 个氨基酸残基,具有一定的信号转导功能。

（二）Ⅱ类分子的分布

Ⅱ类分子的分布比较局限,主要表达于 B 细胞、单核-巨噬细胞和树突状细胞等抗原递呈细胞上,精子细胞和某些活化的 T 细胞上也有Ⅱ类分子。

（三）Ⅱ类分子的功能

1. 结合和递呈外源性抗原肽　外源性抗原肽是指非机体细胞内合成的抗原,如细菌、可溶性异体蛋白。这些抗原经抗原递呈细胞处理为抗原肽,需与 HLA-Ⅱ类分子结合,以外源性-HLA-Ⅱ类分子复合物的形式表达于 APC 细胞表面才能被 CD4$^+$T 细胞识别。

2. 限制 CD4$^+$T 细胞的功能　CD4$^+$T 细胞与 APC 细胞相互作用时,TCR 与抗原肽结合,辅助受体 CD4 分子需识别自身的 HLA-Ⅱ类分子,即 HLA-Ⅱ类分子对 CD4$^+$T 细胞识别抗原具有限制性。

3. 引起移植排斥反应　在同种异体移植排斥反应中,HLA-Ⅱ类分子也是重要的靶抗原。

4. 参与 T 细胞的分化成熟。

第四节　MHC 在医学上的意义

一、HLA 与器官移植

前已述及,通过移植排斥的研究发现了 MHC,所以 MHC 的意义首先与器官移植相关。Ⅰ类和Ⅱ类分子是引起同种异体移植排斥反应的主要抗原,供者与受者 MHC 的相似程度直接反映两者的相容性;供-受者间的 MHC 相似性越高,移植成功的可能性越大。同卵双胎或多胎兄弟姊妹之间进行移植时几乎不发生排斥反应;亲子之间有一条 HLA 单倍型相同,移植成功的可能性也较大;在无任何亲缘关系的个体之间进行器官移植时存活率要低得多。为了降低移植排斥反应,延长移植个体的存活时间,移植前的重要工作就是通过 HLA 检测的方法进行组织配型,选择 HLA 抗原与受者尽量相同的供者;在移植后发生排斥反应时进行恰当的免疫抑制。

二、MHC 与免疫应答

1. 免疫调控作用　动物实验证明,不同品质的小鼠对同一抗原的应答能力大不相同:甲小鼠可产生抗体应答和细胞性应答,乙小鼠完全无应答,两者杂交的 F1 有应答能力。这说明对某抗原的应答能力受遗传调控,Benacerraf 将这种控制基因称为免疫应答基因(immune responsegene,Ir 基因),Ir 基因的编码产物称为免疫应答抗原(immune response associated antigen,Ia 抗原),后来发现实际上就是 MHCⅡ类基因及其抗原。Ⅱ类分子调控免疫应答的机制尚不清楚,可能是不同Ⅱ类分子与抗原结合的部位不同,因此递呈给 TH 细胞的抗原表位也不相同。

2. MHC 限定性识别　当抗原递呈细胞向免疫活性细胞递呈抗原时,免疫活性细胞在识别特异性抗原的同时,必须识别递呈细胞的 MHC 抗原,这种机制称为 MHC 限定性(MHC restriction)。CD4$^+$T 细胞必须识别Ⅱ类分子的特异性,CD8$^+$T 细胞必须识别Ⅰ类分子的特异性。

三、HLA 与疾病

近 20 年来,已发现 50 余种人类疾病与 HLA 的一种或数种抗原相关,例如某些传染病和自身免疫病,强直性脊柱炎就是其中一个典型代表。在美国白人中,强直性脊柱炎患者的 HLA-B27 达 90%,而正常人的 HLA-B27 仅为 9%,表明 HLA-B27 与强直性脊柱炎的发生高度相关。需要指出的是,这种"相关性"只是一种统计学的概念,并不表明两者之间有绝对的因果关系,因为除了 HLA 之外,其他基因及许多未知的环境因素都可能影响疾病的发生。HLA 与某疾病的相关程度常用相对危险性(relativerisk,RR)表示,这是带有某种 HLA 抗原的人群发生某种疾病的频率与不带该抗原的人群发生某病频率的比值,其公式为:

$$RR = 患者(Ag + /Ag -)/对照(Ag + /Ag -)$$

RR 数值越大,表示某病与该抗原的相关性越强。一般地说,RR 值大于 3 就表示相关性较强;但是如果某抗原在患者中出现的频率低于 20% ,即使 RR 值很大,也无较大意义。

MHC 在 HLA 相关疾病中的作用机制目前尚不十分清楚,抗原决定簇选择(determinant selection)学说部分地解释了 MHC 的作用:① 某些自身抗原的抗原片段与某个或几个特定 HLA 抗原的结合力比与其他 HLA 分子的结合力高得多,因此带有该特异性 HLA 分子的个体较易针对此抗原产生 MHC 限制性的免疫应答,引起自身免疫病;② 某些 HLA 分子与病原体的某些抗原相同(共同抗原),不能有效地产生对该病原体的免疫应答,导致机体对该病原体所致的感染性疾病的易感性增强。虽然决定簇选择学说还未得到证实,但是许多动物实验结果均支持这一学说。

四、HLA 与法医学

HLA 是体内最复杂的多态性基因系统,其表现型数以亿计,两个无血缘关系的个体很难具有完全相同的 HLA,而且 HLA 终身不变。因此 HLA 检测至少具有两方面的意义:①由于 HLA 具有单元型遗传的特点,每个子代均从其父母方各得到一个单元型,因此可用于亲子关系鉴定;②如用分子生物学方法,尚可对极少量的陈旧性标本进行检测,在法医学上可用于凶犯身份鉴定和死者身份鉴定。

五、HLA 与人类学研究

不同民族的种族起源等人类学研究可从多方面进行,如历史、文化、语言、体质和基因等,其中唯基因受外界环境的影响最小,故其意义最大。因为 HLA 的基因连锁不平衡,某些基因或单元型在不同种族或地区人群的频率分布有明显差异,故在人类学研究中可为探讨人类的源流和迁移提供有用的资料。

思考题

1. 简述 HLA 复合体的基因组成。
2. 比较 HLA-Ⅰ、Ⅱ类分子的结构、分布和功能的异同。

(黄静芳)

第二十一章　免疫应答

学习目标
- 掌握免疫应答的类型、基本过程
- 掌握抗体产生的规律及免疫耐受的概念
- 了解免疫应答的机制

第一节　概述

免疫应答(immune response)是机体免疫系统对抗原刺激所产生的以排除抗原为目的的生理过程。这个过程是免疫系统各部分生理功能的综合体现,包括了抗原递呈、淋巴细胞活化、免疫分子形成及免疫效应发生等一系列的生理反应。通过有效的免疫应答,机体得以维护内环境的稳定。本章所述的免疫应答,主要是指适应性免疫应答。免疫反应(immune reaction)是指免疫应答过程中所产生的抗体或致敏淋巴细胞与相应抗原之间的特异结合所发生的反应。

一、免疫应答的类型

根据不同种类抗原刺激、参与细胞或应答效果等各方面的差异,免疫应答可以分成不同的类型。

1. **按参与细胞分类**　根据主导免疫应答的活性细胞类型,可分为 B 细胞介导的体液免疫(humoral immunity)和 T 细胞介导的细胞免疫(cell mediated immunity,CMI)两大类。对同一抗原这两种免疫应答类型常同时出现,并相互发挥协同免疫应答。

2. **按抗原刺激顺序分类**　根据某种抗原进入体内的时间、次数不同分为初次应答(primary response)和再次应答(secondary response)两类。

3. **按应答效果分类**　根据抗原进入体内,机体是否表现出效应,分正免疫应答和负免疫应答。正免疫应答是指免疫细胞对抗原特异性识别而活化、增殖、分化,形成效应细胞,并通过直接作用于靶细胞或通过其分泌的抗体或细胞因子表现出一定生物学效应的过程,也是我们通常所指狭义的免疫应答。负免疫应答指免疫细胞对抗原特异性识别后而发生细胞凋亡或细胞无能,表现出特异性免疫无应答状态,又称免疫耐受(immunotolerance)。

二、免疫应答的基本过程

免疫应答的发生、发展和最终效应是一个相当复杂,但又规律有序的生理过程,这个过程可以人为地分成三个阶段。

1. 抗原识别阶段　抗原识别期是抗原通过某一途径进入机体，并被免疫细胞识别、递呈和诱导细胞活化的开始时期，又称感应阶段。一般，抗原进入机体后，首先被局部的单核-巨噬细胞或其他辅佐细胞吞噬和处理，然后以有效的方式（与 MHC Ⅱ 类分子结合）递呈给 TH 细胞；B 细胞可以利用其表面的免疫球蛋白分子直接与抗原结合，并且可将抗原递呈给 TH 细胞。T 细胞与 B 细胞可以识别不同种类的抗原，所以不同的抗原可以选择性地诱导细胞免疫应答或抗体免疫应答，或者同时诱导两种类型的免疫应答。另一方面，一种抗原颗粒或分子片段可能含有多种抗原表位，因此可被不同克隆的细胞所识别，诱导多特异性的免疫应答。

2. 淋巴细胞活化阶段　指 T/B 细胞特异性识别抗原后，在多种细胞间粘附分子和细胞因子协同作用下，活化、增殖、分化为 T 效应细胞或浆细胞，并分泌免疫效应分子。此阶段，部分接受抗原激活的 T、B 细胞可终止分化，转变为长寿记忆细胞。记忆细胞再次接触相同抗原时，可迅速分化为免疫效应细胞，产生免疫效应。

3. 效应阶段　效应阶段是免疫效应细胞和效应分子共同发挥作用，产生细胞免疫和体液免疫效应的阶段。其结果是排除非己抗原物质或诱导产生耐受，从而维持机体正常的生理状态，也可引发免疫相关性疾病。

三、免疫应答的特点

免疫应答的主要特点包括排异性、特异性、记忆性和放大性。

1. 排异性　免疫应答的本质就是排异性。机体的免疫系统能识别自身成分和异己成分，对自身成分不发生排斥反应，但对异己成分具有排斥和清除的作用。

2. 特异性　免疫应答是由抗原选择性刺激具有相应抗原受体的特异性淋巴细胞诱发的。机体存在含有不同抗原受体的 T、B 细胞克隆。当某一抗原进入机体后，可诱导具有相应受体（TCR/BCR）的 T、B 细胞识别该抗原，发生免疫应答。而免疫应答的效应物质（抗体和效应 T 细胞）也只能与相应抗原细胞或分子特异性结合发挥排异作用。

3. 记忆性　已被某一抗原免疫的机体，当再次接触相同抗原时，能迅速发挥排异效应的现象称为免疫应答的记忆性（immune memory）。免疫记忆的物质基础是机体对抗原初次应答时产生的记忆细胞。

4. 放大性　免疫应答的过程是一个逐级扩大免疫功效的过程。T、B 细胞接受抗原刺激后活化、增殖、分化形成较多的效应细胞，而效应细胞又可产生更多的效应分子，进而导致较强的排异效应。

第二节　T 细胞介导的免疫应答

一、识别阶段

（一）抗原递呈细胞递呈抗原

不同类型的抗原递呈细胞递呈不同类型的抗原。细菌等颗粒性抗原主要由巨噬细胞递呈,病毒性抗原主要由树突状细胞和病毒感染细胞递呈,可溶性抗原主要由 B 细胞递呈。外源性抗原主要由具有 MHC-Ⅱ类分子的抗原递呈细胞递呈给 CD4⁺Th 细胞,内源性抗原主要由具有 MHC-Ⅰ类分子的细胞递呈予 CD8⁺CTL 细胞,因此抗原递呈细胞可通过 MHC 分子诱导不同类型的免疫应答,对免疫应答具有指导作用。

(二)T 细胞识别抗原

初始 T 细胞(未接受抗原刺激的 T 细胞)TCR 识别抗原肽-MHC 复合物,即双识别。同时,T 细胞表面 CD4 或 CD8 分子也必须识别 MHC 分子,以提高 T 细胞识别抗原的限制性和敏感性。CD4/CD8 具有稳定 TCR 与抗原肽-MHC 复合物结合的作用,并参与信号的转导。因此,CD4 和 CD8 又称为 T 细胞的共受体。

部分 T 细胞识别由 CD1 分子递呈的脂类抗原,而超抗原则以独特的方式激活 T 细胞,两类抗原激活 T 细胞均不受 MHC 分子的限制。

二、活化、增殖、分化阶段

此阶段主要包括活化信号的跨膜传递、胞内的信号转导、转录因子活化和转位、基因的转录激活、新分子的表达、细胞因子的分泌、细胞增殖、细胞亚群的分化和免疫记忆的形成。

(一)活化信号的产生

初始 T 细胞的活化需要双重信号。第一信号来源于 TCR-CD3 复合物对抗原肽-MHC 复合物的特异性双识别信号,同时 CD4/CD8 分子作为共受体识别 MHC-Ⅱ/Ⅰ类分子;第二信号来源于以 CD28 为主的 T 细胞表面膜分子识别抗原递呈细胞/靶细胞相应的配体 CD80/CD86 的协同刺激信号。缺乏第二信号将诱导细胞为无能状态(anergy)(见图 21-1)。

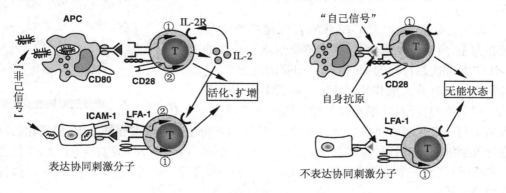

图 21-1　T 细胞活化双信号示意图

T 细胞对各种抗原都能识别,即在抗原识别时并不能区分"自己"和"非己",但 T 细胞并非对所有抗原产生免疫应答,而且产生免疫应答的类型不同。这一现象主要依赖于抗原递呈细胞对"非己"成分的保守性分子模式的识别。静止的抗原递呈细胞一般不表达 CD80/CD86 分子,只有当抗原递呈细胞通过表达的多种模式识别受体如脂多糖受体等,识别病原所特有的保守性分子模式如脂多糖等后,才表达 CD80/CD86 分子;而机体自身抗原和环境中无害的抗原,因不具有病原所特有的保守性分子模式,则不能诱导抗原递呈细胞表达 CD80/CD86。因此,抗原递呈细胞提供的协同刺激信号是触发免疫应答的关键,也是机体识别"自己"与"非己"的关键。

抗原递呈细胞表面的其他协同刺激分子与 T 细胞表面相应的配体相互作用,可促进 T 细胞活化。

(二) 信号转导

双信号传递至细胞内,经一系列级联酶促反应使细胞内转录因子活化,活化的转录因子进入细胞核内分别与特定的基因结合,启动基因(如 IL-2 基因、IL-2R 基因等)的转录,使细胞活化并表达其产物(如 IL-2、IL-2R),进一步引起细胞的增殖和分化。

(三) 细胞亚群的分化

活化的 Th0 细胞,在细胞因子等多种因素的参与下进一步分化为 Th1 细胞和 Th2 细胞亚群。IL-12 促进 Th0 向 Th1 分化,IL-4 促进 Th0 向 Th2 分化。

CTL 细胞活化的第一信号是由靶细胞提供的,第二信号可由两种途径提供:① 活化 CD4[+]T 细胞释放细胞因子,如 IFN-γ 作用于靶细胞,使其表达协同刺激分子 CD80/CD86;② 直接由活化 CD4[+]T 提供 IL-2,然后与 CTL 细胞表面 IL-2R 结合,促进其增殖分化。

在 T 细胞分化过程中,部分细胞分化为记忆性 T 细胞(Tm),可长期存在。

三、效应阶段

当效应 T 细胞识别抗原递呈细胞/靶细胞表面的抗原肽-MHC 复合物后即可触发效应,此时一般不再需要协同刺激分子信号。

(一) CD4[+]Th 细胞的效应

CD4[+]Th 细胞主要通过分泌多种细胞因子而发挥效应。

Th1 主要分泌 IL-2、TNF-β、IFN-γ,以促进细胞免疫应答为主,负责清除胞内菌、病毒感染细胞和肿瘤细胞。IL-2 促进抗原特异的 Th 和 CTL 细胞活化和增殖,对细胞免疫具有放大的作用。IFN-γ 和 TNF-β 均具有激活巨噬细胞的作用,使细胞内各种杀菌酶活性增强、

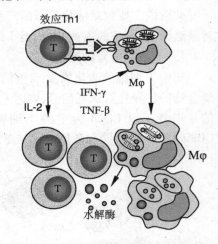

图 21-2 单个核细胞浸润的炎症反应

超氧离子和一氧化氮等杀菌物质大量增加,使细胞内寄生病原菌彻底被杀灭,但活化的巨噬细胞释放至细胞外的各种酶对自身组织也会造成损伤。因此,Th1 细胞在产生效应时,会伴随以单核-巨噬细胞和 T 细胞浸润的局部炎症反应和自身组织的损伤(见图 21-2),称其为迟发型超敏反应。

Th2 细胞主要分泌 IL-4、IL-5、IL-6、IL-10、IL-13,促进 B 细胞的增殖和分化,加强体液免疫,以清除胞外菌及其代谢产物。这些细胞因子在 B 细胞产生不同 Ig 类型转换时作用不同。

(二) CD8[+]CTL 细胞的效应

效应的 CD8[+]CTL 细胞识别靶细胞表面的抗原肽-MHC Ⅰ类分子复合物后,主要通过两种机制杀伤靶细胞(见图 21-3)。

1. 细胞裂解 随着 TCR 对靶细胞表面抗原肽-MHC Ⅰ类分子复合物的识别,效应的 CTL 胞质颗粒向靶细胞膜方向移动,最终,颗粒内穿孔素、颗粒酶通过胞吐的方式释放于 CTL 与靶细胞间隙,穿孔素插入靶细胞中,形成跨膜通道。细胞膜内外渗透压的差异,使水

分子经由通道进入靶细胞内,靶细胞胀裂而死。颗粒酶经通道进入细胞内进行蛋白酶解,也使细胞裂解。同时,效应 CTL 分泌 TNF-α/β,与靶细胞受体结合也可介导靶细胞溶解。CTL 的杀伤作用具有高效性,即一个 CTL 可连续杀伤多个靶细胞,而自身完好无损。这是由于 CTL 表面表达的硫酸软骨素蛋白聚糖,可结合并灭活穿孔素,以保护自己。

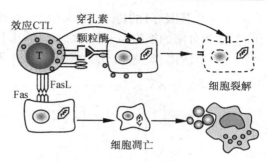

图 21-3 CTL 的效应

2. 细胞凋亡 ① FasL 途径:效应 CTL 表达 Fas 配体(FasL)与靶细胞表面的 Fas 分子结合,诱导靶细胞内死亡结构域活化,引起细胞内级联反应,最终活化内源性 DNA 内切酶即半胱天冬蛋白酶(Caspase),如 Caspase 3 使靶细胞 DNA 降解,细胞发生凋亡;② 穿孔素/颗粒酶途径:效应 CTL 通过释放穿孔素,使细胞膜出现跨膜通道,随即释放的颗粒酶经通道进入细胞内引起胞内级联反应,活化 Caspase 3,使靶细胞 DNA 降解,细胞凋亡;③ TNF 途径:TNF-α/β 与靶细胞表面的相应受体结合,类似 FasL 途径,诱导靶细胞凋亡。效应 CTL 诱导靶细胞凋亡的同时也可降解感染病毒在靶细胞内的 DNA,阻止病毒的复制,阻止病毒释放再感染邻近的正常细胞。细胞凋亡比细胞裂解更有利于彻底清除病毒。

第三节 B 细胞介导的免疫应答

B 细胞对 TI 抗原与 TD 抗原均产生应答,但应答的机制不同。

一、B 细胞对 TD 抗原的免疫应答

(一)识别阶段

初始 B 细胞通过 BCR 直接识别游离的抗原,包括完整的、天然的蛋白质抗原,多糖或脂类抗原,也可识别由抗原递呈细胞递呈的天然抗原。抗原递呈细胞仅通过其表面的多种受体固定和浓缩抗原,并不对抗原分子进行加工,也无 MHC 分子参与。BCR 特异结合抗原后,由 Igα 和 Igβ 将抗原识别信号传入细胞内,类似 T 细胞的 TCR-CD3 分子。Igα 和 Igβ 胞内区均有与 B 细胞活化有关的免疫受体酪氨酸活化基序(ITAM)。B 细胞表面的 CD21/CD19/CD81 复合体与 C3d 结合,再通过 C3d 和抗原的结合与 BCR 交联,显著提高了 B 细胞对抗原刺激的敏感性。

(二)活化、增殖、分化阶段

1. 活化信号的产生 B 细胞活化仍然需要双信号,而在此过程中 B 细胞必须依赖 Th 细胞的协助。B 细胞既是 Th 细胞辅助的对象,又是 Th 细胞活化的抗原递呈细胞。

抗原与 BCR 以及辅助受体结合传递 B 细胞活化的第一信号,同时 B 细胞表达的 CD40 分子与活化 Th 细胞表达的 CD40L 结合成为 B 细胞活化的第二信号,B 细胞即活化。

2. B 细胞活化、增殖、分化 双信号传递至细胞内,经一系列级联反应使转录因子活化,活化的转录因子进入细胞核内分别与特定的基因结合,启动基因(如 IL-2R 基因、IL-4R

基因、IL-5R 基因等)的转录,使细胞活化并表达其产物(如 IL-2R、IL-4R、IL-5R)。同时,活化 Th 细胞分泌的细胞因子如 IL-2、IL-4、IL-5 等与活化 B 细胞表面的相应受体结合,促进 B 细胞进一步活化、增殖、分化为浆细胞,产生不同类型的抗体(见图 21-4)。

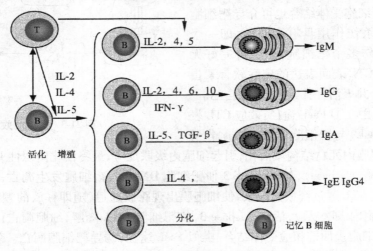

图 21-4　细胞增殖、分化过程

(三) 效应阶段

1. 抗体产生的规律　B 细胞对 TD 抗原的应答因抗原刺激机体的次数不同而不同。机体初次接受抗原刺激产生的应答称初次应答,机体再次接受相同抗原刺激产生的应答称再次应答。

(1) 初次应答　抗原刺激机体产生的抗体经历 4 个阶段的变化。第一阶段为潜伏期,即从抗原刺激机体至血清中能检测到特异性抗体所需的时间。此期一般需 1～2 周,特殊情况可短至 3 小时或长达几周;第二阶段为对数期,抗体的量随着时间的延长,呈对数级增长;第三阶段为平台期,血清中抗体的浓度保持恒定,即产生抗体的速度与抗体降解的速度抗衡;第四阶段为下降期,随着抗原的清除,抗体降解速度超过抗体的产生速度,血清中抗体的浓度慢慢下降。各个阶段持续的时间与抗原的性质、抗原剂量、佐剂类型、免疫途径以及机体因素均有关。

(2) 再次应答　抗体的产生类似初次应答(见图 21-5),其不同之处有:① 潜伏期缩短、平台期和下降期延长;② 平台期抗体的滴度明显增高,可达初次应答的 10 倍以上;③ 抗体类型由初次应答以 IgM 为主转换为以 IgG 为主;④ 抗体亲和力成熟,即抗体与抗原的亲和力较初次应答产生的抗体的亲

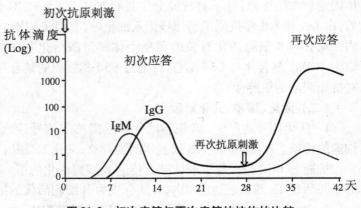

图 21-5　初次应答与再次应答的抗体的比较

和力增强。

2. 抗体的效应 抗体最主要的活性是与相应抗原特异结合产生效应。针对不同的抗原产生的效应不同,如具有中和外毒素和中和病毒的作用;具有阻止细菌粘附的作用或通过激活补体杀灭细菌,通过调理作用促进吞噬细胞吞噬细菌的作用;与靶细胞结合的抗体可通过 ADCC 作用将靶细胞杀伤。不同 Ig 类型的抗体又有不同的作用特点,有些抗体可介导超敏反应。

二、B 细胞对 TI 抗原的应答

在正常机体内,TI 抗原可直接刺激 B 细胞产生抗体,无需 T 细胞辅助,但 T 细胞、NK 细胞和巨噬细胞能增强 B 细胞对 TI 抗原的应答。

TI 抗原因结构和作用机制不同,分为 TI-1 抗原和 TI-2 抗原。TI-1 抗原为细菌的脂多糖,其本身具有双重身份,既作为抗原与 BCR 结合,又作为 B 细胞的有丝分裂原与 B 细胞的相应受体结合,受体的交联使 B 细胞被激活。TI-2 抗原为细菌的荚膜多糖、葡聚糖以及聚合鞭毛素,它们均具有高度重复的抗原表位,可与 B 细胞表面 mIg 结合发生广泛的交联,激活 B 细胞产生抗体。TI 抗原刺激 B 细胞只产生 IgM 类型抗体,无免疫记忆。

第四节 免疫调节

免疫应答使机体处于积极的"应战"状态,但这种状态不能持久,持续的"战斗"将会误伤自身的成分,引起自身免疫性疾病或超敏反应。因此,为使免疫应答控制在适当的强度范围之内,机体从多个层次进行调节,使外来抗原被清除之后迅速恢复平衡,以"备战"新的入侵者。

一、基因水平的调节

不同机体由于 MHC 基因拥有状态不同,表达的 MHC 分子的结构也不相同,而不同的 MHC 分子与相同抗原肽结合的能力不同,故导致不同机体对相同抗原的应答强度不同。因此,从这个意义上讲,MHC 等位基因多态性决定了个体免疫应答能力的差异。其他非 MHC 基因,如 TCR、Ig、补体等免疫分子基因,均从不同的角度对免疫应答进行基因水平的调节。

二、分子水平的调节

参与免疫调节的分子包括抗原、抗体、补体、细胞因子、膜分子以及信号转导分子等。

(一)抗原的调节

1. 抗原的反馈调节 抗原的存在是发生特异性免疫应答的前提,抗原的降解、中和及清除,直接制约特异性免疫应答的强度。随着抗原浓度的减少及消失,相应免疫应答的强度逐渐下降。

2. 抗原的竞争性抑制 实验证实,两种不同的抗原如果在相隔 1~2 天先后进入机体,则机体对后进入的抗原反应下降,这说明抗原之间具有竞争性抑制作用。

（二）抗体的反馈调节

抗体中和清除了相应抗原，从而减弱了抗原对免疫系统的刺激。另外，形成的抗体抗原复合物分别与 B 细胞表面的 BCR 和 IgGFc II 型受体结合引起交联，对 B 细胞产生抑制性信号，抑制 B 细胞应答。因此，临床上通过被动注射抗体，抑制对相应抗原的应答以治疗疾病。如给 Rh^- 的母亲注射抗 D 抗体，可预防再次妊娠引起的新生儿溶血。

（三）补体的调节

补体主要通过与抗原递呈细胞表面相应受体结合，促进抗原递呈细胞递呈抗原和 B 细胞活化。如补体 C3b，分别与抗原和抗原递呈细胞表面的 CR1（C3b 受体）结合，促进了抗原递呈细胞对抗原的摄取；B 细胞表达的 CD21/CD19/CD81 复合体，经与 C3dg 的结合桥联抗原-BCR，提高了 B 细胞活化的敏感性。

（四）细胞因子的调节

细胞因子是免疫细胞间相互作用的信号分子。细胞因子作用具有多样性和网络性，因此，对免疫应答的调节是一个综合性的效应。参与免疫应答调节的细胞因子有促进免疫细胞生长因子、趋化因子和激活因子，同时还有抑制因子（见第十九章）。

（五）膜分子以及信号分子的调节

免疫细胞通过其细胞膜表面表达的膜分子与细胞内的信号转导分子实现对免疫应答的调节。如 B 细胞、T 细胞、NK 细胞表面的 BCR、TCR、KAR 等为激活性受体，BCR 与 TCR 连接的 CD79α/CD79β 和 CD3 分子内均具有免疫受体酪氨酸活化基序（ITAM），可被细胞内蛋白酪氨酸激酶（PTK）活化，转导活化信号，对免疫应答产生正调节；同时，B、T、NK 细胞表面存在的抑制性受体，如 IgGFcR II（CD32）、CTLA-4（CD152）、KIR 等，胞质内具有免疫受体酪氨酸抑制基序（ITIM），可被细胞内蛋白酪氨酸磷酸酶（PTP）活化，转导抑制信号，对免疫应答产生负调节。

三、细胞水平的调节

（一）抗原递呈细胞的调节

抗原递呈细胞（APC）通过表达 MHC 分子和协同刺激分子能有效地递呈抗原和激活 T、B 细胞，参与对免疫应答的正调节。现已知，未活化的巨噬细胞和未受刺激的 B 细胞均不表达协同刺激分子，因而不能激活 T 细胞，反而诱导 T 细胞耐受。只有活化的巨噬细胞和 B 细胞以及树突状细胞高表达 MHC 分子和协同刺激分子才可有效地递呈抗原，激活 T 细胞。抗原递呈细胞通过协同刺激分子的表达与否赋予 T 细胞识别"自己"与"非己"的能力并诱导和控制 T 细胞免疫应答的类型。不表达协同刺激分子为"自己"，表达协同刺激分子则为"非己"。

佐剂因可刺激抗原递呈细胞表达 MHC 分子和协同刺激分子，所以具有加强免疫的作用。

（二）T 细胞的调节

Th1 和 Th2 细胞是一对重要的调节细胞，又互为抑制细胞。Th1 细胞分泌的 IFN-γ 可下调 Th2 细胞的应答，Th2 细胞分泌的 IL-4、IL-10、IL-13 可下调 Th1 细胞的应答。Th1 细胞和 Th2 细胞的平衡状态直接影响到机体的免疫功能，而且与疾病状态密切相关。如 Th1 细胞功能亢进则易引起器官特异性免疫紊乱、不明原因反复流产、多发性硬化症等；Th2 细胞功能亢进则易引起自身免疫病,如变应性哮喘、系统性红斑狼疮(SLE)等。因此,调节Th1细胞和Th2细胞的应答可用于这些疾病的治疗。

(三)细胞凋亡的调节

T细胞活化后表达FasL分子,与表达Fas分子的活化T、B细胞结合,诱导活化T、B细胞发生凋亡,从而使抗原诱导的细胞免疫和体液免疫均受到抑制。

其他免疫细胞,如NK细胞等,也可通过分泌细胞因子对免疫应答进行调节。

四、神经、内分泌对免疫应答的调节

免疫系统内具有神经支配,神经系统可通过其神经末梢释放神经递质对免疫器官的功能进行调节;免疫细胞表达内分泌激素的受体(如生长激素受体、甲状腺素受体等),接受内分泌激素的调节,如糖皮质激素具有免疫抑制作用,生长激素具有免疫增强作用。另外,神经细胞和内分泌腺细胞也可表达细胞因子受体,接受免疫系统的调节,如IL-1、IL-6、TNF-α可作用于下丘脑发热中枢,引起发热。因此,免疫系统与神经、内分泌系统之间形成了一个大的

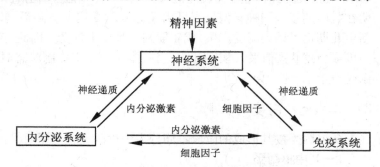

图21-6　神经、内分泌和免疫系统的相互调节

调节网络,细胞因子、神经递质与内分泌激素是连接这个网络的"导线"(见图21-6)。

第五节　免疫耐受

免疫耐受(immune tolerance)是指特异性免疫细胞对抗原特异识别后而发生细胞凋亡或细胞无能,表现出特异性免疫无应答的状态,又称负免疫应答。正常情况下,机体对自身抗原识别产生自身耐受。免疫耐受不同于免疫缺陷和免疫抑制的特点是:免疫耐受具有抗原特异性和记忆性,即只对某种抗原的刺激产生耐受,对其他抗原的应答正常,而免疫缺陷和免疫抑制无抗原特异性,对所有的抗原均出现低应答或无应答。免疫抑制在撤除外界因素的影响后可逐渐恢复,而免疫缺陷如不加以治疗是不会主动恢复的。

一、免疫耐受形成的条件

免疫耐受是抗原刺激机体产生的特殊类型的免疫应答。因此,机体是否产生耐受取决于抗原与机体两方面的因素。

(一)抗原

1. 抗原的性质　多糖抗原和小分子、可溶性、单体的蛋白质抗原易引起耐受,而大分子、颗粒性及多聚蛋白质易激发免疫应答。

2. 抗原的剂量　适量的抗原刺激机体产生适度的免疫应答。抗原量过多或过少均会

诱导机体产生耐受,而且不同类型抗原对不同免疫细胞的诱导能力也不同。如高剂量 TI 抗原才能诱导 B 细胞耐受,而低剂量和高剂量的 TD 抗原均可诱导 B 细胞耐受。低剂量抗原易诱导 T 细胞耐受,且持续时间长;高剂量抗原易诱导 B 细胞耐受,持续时间较短。

3. 免疫途径　抗原经口服、静脉进入机体易诱导耐受,而经皮下、皮内进入机体则引起强的免疫应答。口服抗原产生肠道局部免疫应答,诱导全身免疫耐受,称耐受分离现象。

（二）机体因素

1. 遗传因素　免疫耐受的诱导和维持因动物种属和品系的不同而不同。同一种属不同个体因遗传基因不同对抗原的应答能力不同,所以诱导的难易度也不同。

2. 免疫状态　机体在胚胎期最易诱导免疫耐受,新生期次之,成年期最难。1945 年,Owen 观察到异卵双胎小牛由于胚胎期共用一个胎盘,出生后相互之间出现免疫耐受。这说明在胚胎期接触同种异型抗原可出现免疫耐受现象。随后,Medawar 又通过实验证实了在新生儿期也可诱导耐受产生,成年期则较难产生耐受。因此,免疫耐受与机体免疫系统的成熟度或免疫状态有关。实践证明,当机体处于免疫抑制状态时,如使用免疫抑制剂,易诱导耐受产生。

二、免疫耐受的机制

免疫耐受按其形成的阶段不同分为中枢耐受和外周耐受。

（一）中枢耐受

中枢耐受指未成熟淋巴细胞在中枢免疫器官中形成的耐受。T(B)细胞在胸腺(骨髓)发育过程中,如果细胞表面的 TCR(BCR)识别自身抗原肽-MHC 复合物,则相应细胞克隆被诱导凋亡或细胞无能,机体针对自身抗原反应的淋巴细胞克隆则被排除,表现为自身耐受。

（二）外周耐受

外周耐受指成熟淋巴细胞在外周免疫器官中形成的耐受。T(B)细胞在外周免疫器官发生免疫应答时,必需接受双信号的刺激才能被活化,若缺乏协同刺激分子信号,T(B)细胞则不能活化,相反被诱导克隆无能,表现自身耐受。如 T 细胞的 TCR 可与 MHC-自身组织特异性抗原肽结合,但因自身组织细胞正常不表达协同刺激分子,缺乏第二信号,致使 T 细胞克隆无能,产生自身耐受。

三、免疫耐受的临床应用

免疫耐受与临床疾病的发生、发展及转归密切相关。打破正常生理性耐受使机体易患自身免疫性疾病,而病理性免疫耐受的产生,又使机体易患肿瘤和慢性、迁延性感染疾病。因此,利用免疫耐受产生机制指导临床疾病治疗成为目前研究免疫耐受的热点。

（一）诱导免疫耐受

诱导免疫耐受主要用于治疗器官移植排斥反应、自身免疫病和超敏反应。器官移植排斥反应是影响器官移植成败的关键。目前,临床上防止器官移植排斥反应的方法主要有组织配型和使用免疫抑制剂。但由于 MHC 的多态性以及免疫抑制剂的负效应,移植器官的存活率仍然很低。因此,诱导受者对供者器官组织产生耐受成为阻止排斥反应最理想和最有前途的治疗方法。根据免疫耐受形成的条件,在适宜的时机选择合适的抗原,经一定的途径注入机体,可诱导耐受。如临床试用口服自身抗原治疗糖尿病和 I 型超敏反应;静脉注射供者的血细胞,诱导受者产生免疫耐受,可延长移植器官的存活期。

(二) 打破免疫耐受

打破免疫耐受主要用于治疗肿瘤和慢性病毒性感染疾病。治疗主要从外周耐受着手,加强对 T、B 细胞刺激的双信号。目前用 CD80/CD86、CD40 或 MHC 基因转染的肿瘤疫苗或树突状细胞疫苗,增强肿瘤细胞和树突状细胞的 CD80/CD86、CD40 或 MHC 分子的表达,加强双信号刺激,活化 T、B 细胞,通过免疫作用杀伤肿瘤细胞,以治疗肿瘤。

思考题

1. 免疫应答的基本过程分几个阶段,各阶段的主要内容是什么?
2. T、B 细胞介导的免疫应答有哪些主要区别?
3. 研究免疫耐受在临床上有何意义?

(孙中文)

第二十二章　抗感染免疫

学习目标
● 掌握固有免疫和适应性免疫的概念
● 掌握吞噬细胞的吞噬过程

一、概述

抗感染免疫是指机体抵抗各种生物病原体感染以维持机体生理平衡和稳定的功能。抗感染免疫有赖于机体免疫系统的正常发育和免疫应答的正常发挥。

抗感染免疫包括固有免疫和适应性免疫。固有免疫是机体在长期的种系发育和进化过程中逐步建立和完善起来的一系列天然的、非特异性的防御功能，多为生来就有，其作用广泛、稳定、无专一性。适应性免疫是个体接触抗原性异物后产生的抵抗和清除该抗原的能力，它属个体所有，不遗传，对抗原应答具有特异性和记忆性，包括体液免疫和细胞免疫两种类型。抗感染免疫因素包括：

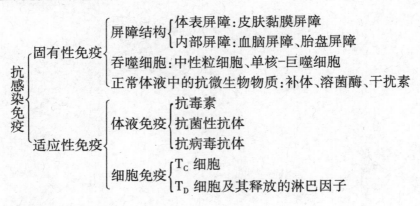

二、固有性免疫的抗感染作用

（一）屏障结构

1. 皮肤与黏膜　健康完整的皮肤黏膜构成了机体防御病原菌入侵的第一道防线。其作用有：① 机械阻挡与排除：如呼吸道黏膜表面分泌的黏液和纤毛向上的摆动，可使吸入的病原菌粘附并将其运送至咽部咳出。流泪、排尿、唾液分泌等，均有冲洗局部和排除病原菌的作用。② 分泌杀菌物质：如汗腺分泌的乳酸，皮脂腺分泌的脂肪酸，胃分泌的胃酸和肠道分泌的蛋白酶，泪液、乳汁、唾液及呼吸道分泌液中的溶菌酶等均有抑菌和杀菌作用。③ 正常菌群的拮抗作用:如咽喉部的甲型溶血性链球菌能抑制肺炎链球菌的生长,肠道中大肠埃希菌产生的大肠菌素和酸性产物,能抑制志贺菌、金黄色葡萄球菌的生长。

2. **血脑屏障**　血脑屏障是建立在机体血液循环与中枢神经系统之间的一道屏障,由软脑膜、脉络膜、脑血管和星状胶质细胞组成。它能阻止病原微生物及毒性产物从血液进入脑组织或脑脊液,从而保护中枢神经系统免受细菌的侵害。但婴幼儿血脑屏障发育尚未完善,故较易发生脑炎、脑膜炎等中枢神经系统的感染。

3. **胎盘屏障**　胎盘屏障是建立在母体血液循环与胎儿之间的一道屏障,由母体子宫内膜基蜕膜和胎儿绒毛膜共同组成,可防止母体感染的病原微生物及其毒性产物进入胎儿体内。妊娠 3 个月内,胎盘屏障尚未发育完善,母体感染的病原微生物可进入胎儿体内,影响胎儿发育,导致胎儿畸形或死亡。

(二) 吞噬细胞

吞噬作用是非特异免疫中最有效的防御功能之一。大部分细菌被吞噬后可被消灭,也有少数几种细菌如结核杆菌、麻风杆菌、布氏杆菌和伤寒杆菌等,在无特异性免疫力机体的吞噬细胞内不被消灭而继续繁殖,它们被称为胞内寄生菌(intracellular parasites)。

1. **吞噬过程**　一般分为三个阶段。① 接触:吞噬细胞与病原菌的接触可以是随机相遇,亦可以通过趋化因子的吸引。② 吞入:吞噬细胞与病原菌接触后,接触部位的细胞膜内陷,伸出伪足将病原菌包围并摄入细胞浆内,形成由部分细胞膜包绕的吞噬体。对于病毒等微粒物质只是局部细胞膜内陷形成吞饮体。③ 杀灭:吞噬体形成后,溶酶体与之靠近接触,融合成为吞噬溶酶体,溶酶体中的各种水解酶和其他杀菌物质即可发挥杀灭、溶解及消化作用,并将不能消化的残渣排出吞噬细胞外。(见图 22-1)

2. **吞噬作用的后果**　一般有两个后果。① 完全吞噬:指病原菌不仅被吞噬,而且被完全杀死、消化。多数细菌被完全吞噬。② 不完全吞噬:指病原菌虽被吞噬,但未被吞噬细胞杀死,反而可在吞噬细胞内生长繁殖,并随吞噬细胞游走扩散或破坏吞噬细胞。

吞噬大体包括以下几个连续步骤:① 吞噬细胞粘附于炎性部位、血管内皮,进入组织,趋向入侵的细菌;② 识别、吞入病菌,形成吞噬小体,细胞脱颗粒;③ 杀菌、消化。

某些胞内寄生菌,如结核杆菌、布氏杆菌、伤寒杆菌等在免疫力缺乏或低下的机体中,虽被吞噬却不被杀灭,称不完全吞噬。不完全吞噬可使这些病原菌在吞噬细胞内得到庇护,免受体液中特异性抗体、非特异性抗菌物质或抗菌药物的作用。有时病原菌甚至在吞噬细胞内生长繁殖,或导致吞噬细胞死亡,或使携带其游走的吞噬细胞随淋巴液或血液在体内扩散,并在易发部位引起病变。

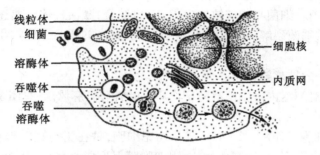

图 22-1　吞噬细胞吞噬过程示意图

（三）体液中的抗微生物物质

正常人体的组织和体液中天然存在着多种抗微生物物质,如补体、溶菌酶、乙型溶素、干扰素等。它们对某些微生物具有抑杀或溶解作用。

1. 补体 补体是存在于正常人新鲜血清中一组具有酶原活性的球蛋白,常称之为补体系统,由巨噬细胞、肠上皮细胞及肝、脾等细胞产生。当补体系统被激活后,可发挥杀菌、溶菌、灭活病毒、溶解靶细胞等生物学活性。

2. 溶菌酶 溶菌酶是一种低分子、不耐热的碱性多肽,乳汁、唾液、肠液以及吞噬细胞溶酶体颗粒中含量较多。它作用于 G^+ 菌细胞壁的肽聚糖,切断 N-乙酰葡糖胺和 N-乙酰胞壁酸之间的糖苷键,而使细菌易于溶解。

3. 干扰素 干扰素是宿主某些细胞受病毒感染或由干扰素诱导剂作用后合成的一类具有广泛生物学效应的糖蛋白。巨噬细胞、内皮细胞、淋巴细胞等能合成干扰素。干扰素作用于正常细胞,使之产生抗病毒蛋白,抑止病毒的分子生物合成,从而起到抗病毒作用。此外,干扰素还有调节免疫应答的功能。

三、适应性免疫的抗感染作用

适应性免疫是指机体出生后与病原菌及其毒性代谢产物等抗原性物质接触后而获得的免疫,其特点是:① 后天获得,不能遗传;② 有特异性,只对相应的病原菌感染有防御作用。

（一）体液免疫的抗感染作用

1. 中和作用 ① 抗毒素能中和细胞外毒素,其机制是外毒素分子上抗原决定簇与毒性基团在空间位置上靠近,抗毒素与抗原决定簇结合时封闭了毒性基团,使外毒素失去毒性作用。抗毒素只中和游离的外毒素,而对已与敏感细胞结合的外毒素无效。② 病毒中和抗体能与相应的病毒结合,并消除或减弱该病毒对细胞感染的能力。中和抗体一般不杀死病毒,但能阻止病毒吸附或穿入易感细胞,抑制病毒血症,防止病毒扩散。

2. 抑制细菌对黏膜的吸附 细菌对黏膜上皮细胞的吸附是感染的先决条件。抗体,尤其是黏膜表面的 SIgA 能干扰、阻止细菌的吸附。

3. 对细菌的调理和吞噬 吞噬细胞通过与抗体和补体的协同作用,能大大增强吞噬细胞的吞噬能力。单核细胞和中性粒细胞表面既有 Ig 的 Fc 受体,又有 C3b 受体,细菌与相应抗体 Fab 段结合,该抗体 Fc 与吞噬细胞结合,从而促进吞噬细胞对该细菌的吞噬;细菌与相应抗体及补体形成 Ag-Ab-C3b 复合物,又可借免疫粘连吸附到有 C3b 受体的红细胞上,以增大抗原体积,大大促进吞噬作用。

4. 对细菌的杀伤、溶解 抗体本身不能溶解细菌,但在补体系统或 NK 细胞参与下可溶解或杀伤某些细菌。细菌与相应抗体(IgG、IgM)结合,激活补体经典途径,最后造成细胞膜不可逆损伤,导致细菌裂解。细菌与相应抗体结合,通过 IgFc 段与 NK 细胞结合,NK 细胞可杀伤细菌。

（二）细胞免疫的抗感染作用

细胞免疫主要对细胞内寄生菌有防御作用,如结核菌、麻风菌、军团菌、布鲁菌和某些真菌等。

1. Tc 介导的细胞毒作用 Tc 溶解或杀伤靶细胞,是在它与靶细胞直接接触时释放细胞毒介质穿孔素。穿孔素由 Tc 产生,能在靶细胞膜上形成小孔道,从而导致胶体渗透并破坏靶细胞。Tc 在攻击溶解靶细胞时,自身不溶解。

2. T_D 介导的炎症反应 T_D 在感染局部与相应抗原接触,合成并释放多种淋巴因子而发挥抗感染免疫作用。例如,吸引单核-巨噬细胞的 MCF、MIF、MAF 等,能引起单核-巨噬细胞聚集于抗原所在部位,清除抗原。

四、抗各类病原体感染的免疫特征

病原体种类繁多,各自的抗原结构、致病物质基础和发病机制不同,抗各类病原体感染免疫也就具有不同的特征(见表 22-1)。

表 22-1 抗感染免疫因素及其功能

感染类型	病原体	免疫因素及其功能
化脓菌感染	葡萄球菌、链球菌、淋球菌、脑膜炎球菌、绿脓杆菌、变形杆菌、流感杆菌、鼠疫杆菌、厌氧类杆菌	1. 吞噬细胞、抗体、补体,协同清除病原菌 2. 抗体中和毒素和其他产物
中毒性细菌感染	1. 白喉杆菌、破伤风杆菌 2. 霍乱弧菌、产毒大肠杆菌	1. 抗体中和外毒素 2. 抗体中和肠毒素和抑制粘附寄居及增殖
胞内寄生菌感染	结核杆菌、麻风杆菌、布氏杆菌球菌、绿脓杆菌、变形杆菌、流感杆菌、鼠疫杆菌、厌氧类杆菌	抗原致敏 T 淋巴细胞、释放淋巴因子、激活巨噬细胞、增强吞噬、清除抗原
无包膜病毒感染	腺病毒、鼻病毒、灰质炎病毒、柯萨奇病毒、埃可病毒、甲型肝炎病毒、轮状病毒	1. 干扰素抑制细胞内病毒增殖 2. 抗体抑制感染性和扩散
有包膜病毒感染	流感病毒、麻疹病毒、疱疹病毒、风疹病毒、脑炎病毒、出血热病毒	1. 干扰素抑制细胞内病毒增殖 2. 致敏淋巴细胞(Tc)和 NK 细胞杀伤感染靶细胞,从而抑制病毒增殖 3. 抗体灭活病毒的感染性和体内播散,在再次感染时,作用尤为明显

五、感染对免疫的影响

机体感染病原体后,对免疫功能的影响是多方面的。感染可使免疫功能增强,据此,建立了免疫接种;感染也可使免疫功能低下或免疫调节紊乱,导致免疫缺陷、自身免疫病或超敏反应。

1. 感染增强免疫功能 感染使机体发生特异性免疫应答,发挥各种抗感染效应,使机体得以恢复、痊愈,并可抵抗该病原体的再次感染。

2. 感染削弱免疫功能 如患麻疹时,OT 试验阴转;患流感时,有并发细菌性肺炎倾向;患风疹、流行性腮腺炎、水痘时,可使体液免疫和(或)细胞免疫下降,并易继发其他感染。获得性免疫缺陷综合征是人体感染 HIV 后,细胞免疫功能下降,继而体液免疫功能下降,最终导至全部免疫功能崩溃,继发肿瘤、结核及各种机会致病菌感染。

3. 感染诱发自身免疫病 例如某些 A 族溶血性链球菌感染后一定时间,少数患者可发生风湿热或急性肾小球肾炎。

4. 感染引起超敏反应 例如传染性超敏反应,结核菌、布氏菌等胞内寄生菌,一些病毒及真菌感染过程中,几乎都能引起机体对病原体的 IV 型超敏反应。

思考题

1. 说明抗感染免疫的组成因素。
2. 以吞噬细胞和体液中抗微生物物质为例,概述固有免疫的抗感染作用。
3. 概述体液免疫和细胞免疫在抗各类细菌和病毒感染中的保护作用。

（王勤）

第二十三章　超敏反应

超敏反应是机体在致敏状态下,受同样抗原再次刺激后所发生的组织损伤或生理功能紊乱,是一种异常的或病理性的免疫反应。

超敏反应的发生与两方面因素有关:一是抗原物质的刺激。引起超敏反应的抗原称为变应原,可以是完全抗原或半抗原,主要来自外源性物质,如微生物、寄生虫及代谢产物,异种动物血清,动物组织蛋白、花粉、皮毛、鱼、虾、蛋、奶等动物性食品,粉尘及某些药物等,自身抗原也可刺激机体产生超敏反应。二是机体的反应性。同样接触某些抗原,只有少数机体发生超敏反应,这在 I 型超敏反应中尤为突出。它与机体的免疫功能状态、生理功能状态等密切相关,而这些特性的表现既受环境因素影响,也受先天遗传控制。过去,以反应发生的快慢将超敏反应分为速发型和迟发型两大类,现主要按其发生机制分为 I、II、III、IV 型超敏反应,前三型为抗体参与的反应,第 IV 型为致敏 T 细胞参与的反应。

第一节　I 型超敏反应

I 型超敏反应又称速发型超敏反应,是抗原与已固定在肥大细胞及嗜碱性粒细胞上的特异性 IgE 结合后,使细胞释放过敏介质而引起的病理反应。它的主要特点是反应发生快,在反应过程中一般不破坏损伤自身组织细胞,反应的发生具有明显的个体差异和遗传倾向。

一、豚鼠实验性过敏反应

于豚鼠皮下注射 0.1mL 或更少量马血清,经 10~14 天潜伏期后再以 1~2 mL 较大剂量马血清经静脉注射。几分钟后,动物就会出现显著不安状态,表现为耸毛、抓鼻、喷涕、大小便失禁、呼吸困难,严重者窒息而死。若豚鼠不死,可有暂时性脱敏,此时,再注射较大剂量马血清,也不会发生过敏反应,但这只是暂时的脱敏,该豚鼠可重新处于致敏状态。

二、发生机制

抗原进入机体刺激产生 IgE 类抗体,这类亲细胞抗体的 Fc 段可结合于肥大细胞或嗜碱性粒细胞的膜表面 Fc 受体上,当达到一定数量时,机体即处于致敏状态。这种状态可以维持数月到数年,此间若无同样抗原再刺激则逐渐消失。

若处于此致敏状态时又有同样抗原再次进入,即可与肥大细胞和嗜碱性粒细胞上 IgE 的 Fab 段结合,一个抗原可与两个以上 IgE 结合,使膜上相邻 IgE 搭桥联结。这种桥联作用引起 IgE 变构,从而激活细胞,导致细胞内颗粒脱出,释放组胺、白三烯等活性介质。这些活性介质作用于靶器官,引起平滑肌痉挛,毛细血管通透性增加,黏膜肿胀,黏液分泌增加等病理变化。这些作用发生在局部,可有皮肤荨麻疹、腹痛腹泻、喉头水肿、哮喘、鼻炎等表现,发生在全身可有过敏性休克。另外,在上述细胞脱颗粒过程中,还能释放出嗜酸性粒细胞趋化因子,使嗜酸性粒细胞在局部聚集,此种细胞在炎症部位又释放出多种酶类,它们分别有抑制组胺释放、拮抗组胺等作用,显然这对调节控制 I 型超敏反应的发展有重要作用(见图 23-1)。

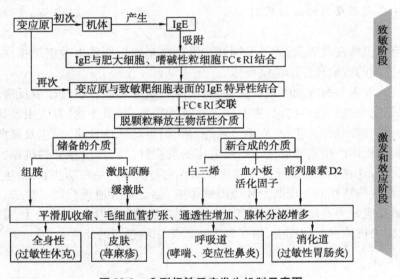

图 23-1　I 型超敏反应发生机制示意图

三、常见疾病

(一)过敏性休克

由应用青霉素、链霉素、先锋霉素、普鲁卡因等药物引起的过敏性休克和由注射动物免疫血清引起的血清过敏休克。

(二)胃肠道过敏反应

由食入鱼、虾、蟹、蛋等食物所引起的过敏反应,主要表现为呕吐、腹痛、腹泻等胃肠症状。

(三)呼吸道过敏反应

由吸入花粉、动物皮毛、尘螨等引起的过敏反应,主要表现为过敏性鼻炎和支气管哮喘。

(四)皮肤过敏反应

可因药物、食物、花粉、肠道寄生虫及寒冷刺激等引起,主要表现为荨麻疹、湿疹和血管神经性水肿。

　　另外,实验动物对于再次注入的某些抗原物质(如豚鼠对于再次注入的马血清)所发生的实验过敏症,也属于Ⅰ型超敏反应。了解这一点对医学检验工作人员有重要意义,因为在实验室中用实验动物制备抗血清,尤其是初次注射10～15天后的又一次抗原注射,常可造成动物的过敏反应甚至死亡,其预防方法是按照少量多次注射的原则使动物暂时脱敏。

四、防治原则

(一)预防原则

　　预防原则包括:① 询问病史,明确变应原,尽量避免与其接触。② 通过皮肤过敏试验检出和明确变应原,避免发生超敏反应。如青霉素皮试,异种免疫血清皮试。③ 脱敏:对于异种动物免疫血清,如遇病人皮试阳性又急需应用此血清时,可采用少量、短间隔、多次注射的方法。一般认为,小剂量变应原刺激机体释放小剂量组胺等生物活性介质,可被体液中的组胺酶分解不至对机体造成严重损害,短时间多次注射逐渐消耗了体内已有的IgE,使机体处于暂时脱敏状态,最后大量注射抗毒素血清时,便不会发生超敏反应。

(二)治疗原则

　　治疗原则主要是阻断或干扰Ⅰ型超敏反应的某个环节,包括:① 抑制生物活性物质释放的药物(如色苷酸二钠可稳定肥大细胞的胞膜,阻止其脱颗粒及组胺等介质释放);② 拮抗生物活性物质的药物(如苯海拉明等可拮抗组胺);③ 改善效应器官反应性的药物(如肾上腺素可解除支气管平滑肌痉挛,减少腺体分泌)等。

第二节　　Ⅱ型超敏反应

　　Ⅱ型超敏反应又称细胞毒型超敏反应或细胞溶解型超敏反应,它的特点是抗体与细胞表面的抗原结合后,在补体、巨噬细胞和NK细胞的参与下,造成细胞溶解或组织损伤。

一、发生机制

　　当携带某种抗原的组织细胞进入机体,或某些半抗原进入机体与体细胞结合后,都可刺激机体产生相应的IgG与IgM抗体,这些抗体又与体细胞表面的抗原或半抗原结合(也可能是抗原抗体结合后非特异地吸附于体细胞表面),由如下三个途径使体细胞遭到损伤或溶解:① 激活补体,经补体经典途径引起细胞溶解;② 通过抗体调理作用由吞噬细胞吞噬裂解体细胞;③通过NK细胞的ADCC作用破坏体细胞(见图23-2)。

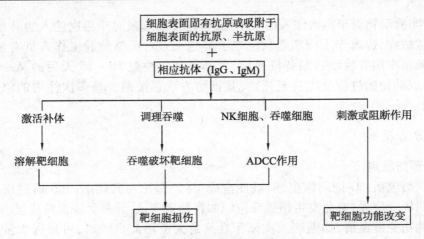

图 23-2　Ⅱ型超敏反应发生机制示意图

二、常见疾病

（一）输血反应

由于 ABO 血型抗原不相容的输血所引起的溶血反应。例如,将 A 型供血者的血液输给 B 型受血者,由于 A 型血的红细胞膜上有 A 抗原,B 型血的血清中有抗 A 抗体,两者结合,在补体的参与下引起溶血反应。

（二）新生儿溶血症

由于母子血型不同引起,若母亲血型为 Rh 阴性（缺乏 D 抗原）,胎儿为 Rh 阳性（具有 D 抗原）,分娩时胎盘剥离出血,胎儿红细胞进入母体,其 D 抗原能刺激母体产生抗 D 抗体（抗 Rh 抗体）。如果母亲再次怀孕,胎儿又是 Rh 阳性时,上述母体产生抗 D 抗体（为 IgG）,可通过胎盘进入胎儿体内,与胎儿红细胞上的 D 抗原结合,再激活补体,导致胎儿红细胞溶解。新生儿溶血症也可发生在母子 ABO 血型不符时,但严重性比 Rh 血型不符时轻。

（三）药物超敏反应性血细胞减少症

某些药物半抗原可与血液中的某些成分结合成完全抗原,刺激机体产生相应抗体。当同样药物再次进入血液吸附到血细胞上并与抗体结合后,可引起Ⅱ型超敏反应,表现为粒细胞减少症,血小板减少性紫癜等。

（四）自身免疫性溶血性贫血

因药物、病毒、支原体等的作用使红细胞表面抗原发生变构,从而刺激机体产生针对自身红细胞的抗体,引起Ⅱ型超敏反应,表现为自身溶血性贫血。

第三节　Ⅲ型超敏反应

Ⅲ型超敏反应又称免疫复合物型超敏反应,它的特点是抗原抗体结合成中等大小的免疫复合物沉积于血管壁等处所致的炎症反应。

一、发生机制

抗原抗体结合形成免疫复合物分子的大小,可因抗原与抗体比例不同而出现三种情况:① 当抗原与抗体比例适当时,形成较大分子的复合物,易被吞噬细胞清除;② 当抗原量远大于抗体量时,形成较小分子的复合物易通过肾小球滤出;③ 只有当抗原量略多于抗体量时,形成中等大小的免疫复合物既不易被清除也不易被滤过,而是长时间在血液中循环,并可沉积于血管壁。

免疫复合物能否沉积于血管壁,除了与其分子大小有关外,还取决于血管壁通透性的增加。一般认为免疫复合物可激活补体,活化嗜碱性粒细胞释放活性介质,也可使血小板聚集释放活性介质,增加血管通透性。

在上述条件下,免疫复合物在血管壁基底膜沉积,激活补体,其中 C3a、C5a、C 567能吸引中性粒细胞聚集于复合物周围并吞噬,在吞噬过程中又释放溶酶体酶等物质。这样,在清除免疫复合物的同时也损伤了基底膜及邻近组织,引起病变。此外,免疫复合物还可使血小板聚集,激活凝血过程,形成微血栓,甚至局部出血(见图 23-3)。

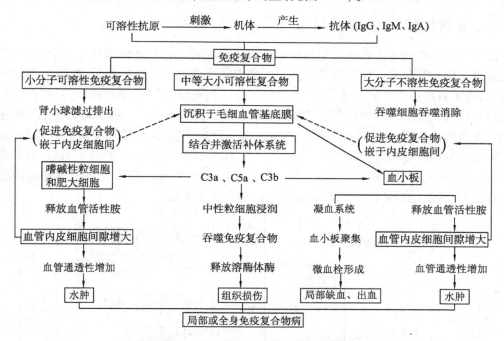

图 23-3　Ⅲ型超敏反应发生机制示意图

二、常见疾病

(一)血清病

初次大量注射含抗毒素的马血清后,如果抗马血清的抗体已经产生,而注入的马血清(抗原)尚未全部从体内排出,这时,两者相互结合就能引起全身性免疫复合物病。另外,大量使用青霉素或磺胺类药物,也能发生类似血清病的反应(发热、皮疹、淋巴结肿大等),其机制与血清病相似。

（二）链球菌感染后肾小球肾炎

一般发生于链球菌感染后 2～3 周，其他葡萄球菌、肺炎球菌或某些病毒、寄生虫感染也可引起类似疾病。当病原生物感染后刺激机体产生相应抗体，抗原抗体结合后所形成的免疫复合物随血流沉积于肾小球基底膜上，激活补体，引起肾小球基底膜损伤。

（三）类风湿关节炎和系统性红斑狼疮

类风湿关节炎患者体内有抗自身变性 IgG 的抗体（类风湿因子），系统性红斑狼疮患者体内有抗自身细胞核等自身抗体。这些自身抗体与其相应抗原结合形成免疫复合物后可沉积在肾小球、关节、皮肤和其他部位，引起Ⅲ型超敏反应。

第四节　Ⅳ型超敏反应

Ⅳ型超敏反应又称迟发型超敏反应，它的特点为无抗体或补体参与，是发生在细胞免疫过程中的超敏反应，反应发生较迟，约需 48～72h。

一、发生机制

此型超敏反应的发生机制与细胞免疫应答过程相同。当机体受某种抗原刺激时，T 细胞被致敏并增殖分化成大量致敏 T 细胞。当它们再次接触同样变应原时，致敏 T 细胞就继续增殖，除可直接杀伤特异的变应原（或携有变应原的靶细胞）外，还可释放多种淋巴因子，引起以单核细胞浸润为主的局部炎症反应，甚至坏死（见图 23-4）。当致敏 T 细胞与相应抗原结合并发生反应时，如果作用对象是入侵的微生物等异物，作用的后果对机体有利，这就是正常的细胞免疫；如果这种作用伤及机体组织、细胞，作用的后果对机体有害，这就是Ⅳ型超敏反应。事实上两者往往交织在一起，伴随出现，同时并存。临床上应用的结核菌素试验，就是借局部迟发型超敏反应来检测机体的细胞免疫能力。

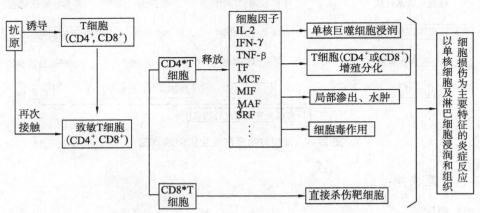

图 23-4　Ⅳ型超敏反应发生机制示意图

二、常见疾病

(一)传染性超敏反应

结核、麻风、布氏等胞内寄生菌以及大部分病毒,在传染过程中引起以细胞免疫为主的Ⅳ型超敏反应。引起这种超敏反应的抗原是上述微生物或其代谢产物。机体在清除这些病原生物时,造成了局部组织的损伤,且反应发生于传染过程中,故名传染性超敏反应。另外,对异体移植物排斥反应也属Ⅳ型超敏反应。

(二)接触性皮炎

变应原为某些小分子化学物质,如药物、染料、油漆、农药、化妆品等。某些个体皮肤与这些化学物质接触24h后,发生皮炎,48～72h后达高峰,局部皮肤出现红肿、硬结、水泡等病变,重症者可出现剥脱性皮炎。其发生机制为:这些小分子物质与皮肤角质蛋白结合形成完全抗原,刺激T细胞致敏,再次接触后,在局部诱发Ⅳ型超敏反应。病变局限于接触部位,除去病因后,一周左右恢复。超敏反应的机制十分复杂,主要内容见表23-1。还应指出,临床实践中遇到的超敏反应往往不属于单一类型,而常是混合型,但表现时总是以某一型为主。例如青霉素过敏,最常见的为Ⅰ型,其次为Ⅲ,而Ⅱ、Ⅳ型很少见,偶见Ⅰ、Ⅲ和Ⅰ、Ⅳ混合型。这与病人体质、用药方式都有关系。

表23-1　4种类型超敏反应比较

型别	特异性免疫物质	其他成分	作用机制
Ⅰ型 (速发型)	$IgE(IgC_4)$	肥大细胞、嗜碱性粒细胞,嗜酸性粒细胞	① IgE吸附于肥大细胞及嗜碱性粒细胞上 ② 变应原与细胞表面的IgE结合 ③ 细胞脱颗粒释放活性介质 ④ 介质作用于靶器官产生效应
Ⅱ型	IgG,IgM	补体,巨噬细胞,NK细胞	① 抗体与细胞表面的抗原结合或免疫复合物吸附细胞表面 ② 激活补体引起细胞溶解 ③ 吸引吞噬细胞吞噬杀伤靶细胞 ④ 触发NK细胞的ADCC效应杀伤靶细胞
Ⅲ型	IgG,IgM	补体,中性粒细胞,嗜碱性粒细胞,血小板	① 中等大小的免疫复合物沉积在血管壁基底膜上 ② 激活补体、吸引中性粒细胞,引起炎症反应 ③ 使血小板聚集引起的血栓、缺血、出血
Ⅳ型 (迟发型)	致敏T细胞	淋巴因子,巨噬细胞	① 致敏T细胞再次与抗原相遇 ② 直接杀伤或产生淋巴因子,引起炎症反应

思考题

1. 什么叫超敏反应?
2. 以豚鼠实验性过敏反应为例说明Ⅰ型超敏反应的发病机理。
3. 哪些疾病属于Ⅱ型和Ⅲ型超敏反应?各以一种疾病说明其发病机理。
4. 以传染性超敏反应为例,说明Ⅳ型超敏反应的发病机理。

(黄静芳)

第二十四章　免疫学防治

学习目标
- 掌握免疫预防的概念
- 掌握人工主动免疫与人工被动免疫的区别
- 熟悉常见的人工主动免疫与人工被动免疫的制剂

机体的免疫性可按其来源不同分为固有免疫和适应性免疫。前者是机体的遗传性非特异性防御功能；后者是机体在其生命过程中获得的非遗传性的特异性防御功能，其获得方式可以分为如下不同类型（见表24-1）。

表 24-1　特异性免疫获得方式

获得方式	实　例
自然主动免疫	通过感染（显性或隐性）
人工主动免疫	接种抗原物质（疫苗、类毒素等）
自然被动免疫力	通过胎盘、初乳从母体获得抗体
人工被动免疫力	输入抗体制剂（抗毒素、免疫球蛋白）

免疫学防治是指应用某些生物制剂或药物来建立、增强或抑制机体的免疫应答，达到预防和治疗某些疾病的目的。除传染病外，免疫学防治的应用已经扩大到某些非传染性疾病，如超敏反应性疾病、免疫缺陷病、自身免疫病、移植排斥反应和肿瘤等。

免疫学防治所应用的抗原或抗体制剂、细胞制剂、细胞因子制剂以及检验工作用的诊断菌液、诊断血清等统称为生物制品。

第一节　免疫预防

免疫预防是依据特异性免疫的原理，用人工方法给机体接种抗原或抗体制剂，使机体获得免疫力以达到预防疾病的目的。

根据给机体接种制剂性质的不同，又可将人工免疫分成人工主动免疫和人工被动免疫两大类。

人工主动免疫是指用人工方法给机体接种疫苗、类毒素等抗原物质，进而刺激机体产生针对该抗原的特异性免疫力。由于在接种抗原制剂后需经 1～4 周的诱导期才能建立免疫，所以生效时间缓慢，但免疫性一经建立，可维持半年至数年，所以主要用于预防传染性疾病。

　　人工被动免疫是指用人工方法给机体输入抗毒素、免疫球蛋白等抗体制剂,使机体被动获得相应的免疫力。由于所输入的是现成的免疫物质,能在输入后立即生效,但免疫力仅能维持2~3周,所以主要用于某些传染性疾病的紧急预防或治疗(见表24-2)。

表 24-2　人工主动免疫和人工被动免疫的比较

	人工主动免疫	人工被动免疫
接种物质	抗原(疫苗、类毒素)	抗体(抗毒素、免疫球蛋白)
接种次数	1~3次	1次
生效时间	1~4周	立即
维持时间	6个月~数年	2~3周
主要用途	预防	紧急预防或治疗

一、人工主动免疫制剂

(一)疫苗

　　用细菌、病毒、螺旋体等微生物制成的生物制剂统称为疫苗。将培养增殖的标准微生物株灭活后制成的制剂称为死疫苗,如伤寒疫苗、乙型脑炎疫苗等;用人工变异或直接从自然界筛选出来的弱毒或无毒的活病原体制成的制剂称为活疫苗,如卡介苗、脊髓灰质炎疫苗等。死疫苗与活疫苗的特点比较见表24-3。

表 24-3　死疫苗与活疫苗的特点比较

	死疫苗	活疫苗
制剂特点	死病原体,强毒株	活病原体,无毒或弱毒株
接种量及次数	量较大,2~3次	量较小,1次
疫苗保存	容易,有效期1年	不易,4℃数周失效
免疫效果	较差,维持数月至1年	较好,维持3~5年

(二)类毒素

　　用甲醛处理外毒素,使其失去毒性但仍保留免疫原性,即成为类毒素,如破伤风类毒素、白喉类毒素等。

(三)其他新疫苗

　　为了使疫苗更为高效、安全、价廉,近30年来又研制了一些新疫苗。

　　1. 亚单位疫苗　去除病原微生物中有害和对机体保护性免疫无用的成分,保留其有效免疫原成分所制成的疫苗称亚单位疫苗。例如,用HBsAg为免疫原制成的乙型肝炎亚单位疫苗、用流感病毒血凝素和神经氨酸酶制成的流感病毒亚单位疫苗、用霍乱弧菌毒素B亚单位制成的霍乱弧菌亚单位疫苗等。

　　2. 合成疫苗　用人工合成多肽抗原(含有能诱导保护性免疫的相应免疫原),连接适当载体与佐剂而制成的疫苗,称为合成疫苗,如HBsAg的各种合成类似物。

　　3. 基因工程疫苗　借助载体将编码免疫原的基因转至另一生物体基因组中,再通过该生物体表达产生相应的基因产物,即所需的免疫原,此即基因工程疫苗。例如,将编码HBsAg的基因插入酵母菌基因组中,进而制成HBsAg疫苗。还可将HBsAg基因或流感病毒血凝素基因、单纯疱疹病毒基因插入牛痘基因组中,由牛痘疫苗表达上述有关抗原。

二、人工被动免疫制剂

（一）抗毒素

抗毒素是将类毒素多次免疫动物（大多用马）后，再将其血清提取纯化而制成的抗体制剂。主要有白喉抗毒素、破伤风抗毒素、肉毒抗毒素、气性坏疽多价抗毒素等，可用于上述相应外毒素所致疾病的紧急预防或治疗。

（二）胎盘球蛋白和人丙种球蛋白

胎盘球蛋白和人丙种球蛋白分别由健康产妇胎盘和血及正常人血浆提取所得的丙种球蛋白。由于成人大多数都有过麻疹、脊髓灰质炎、甲型肝炎的显性感染或隐性感染，体液中含有相应抗体，所以此类制剂可用做上述病原体感染的紧急预防或潜伏期的治疗。此外，还可用于治疗丙种球蛋白缺乏症。

（三）抗 Rh 球蛋白

抗 Rh 球蛋白用于预防 Rh 型新生儿溶血症。

第二节　免疫治疗

免疫治疗是指用生物制剂或药物来增强或抑制机体的免疫应答、调节免疫功能，达到治疗疾病的目的，包括人工被动免疫、过继免疫以及免疫增强剂、免疫抑制剂的应用。

人工被动免疫已在上节介绍。过继免疫其实也是一种人工被动免疫，它是将供体免疫细胞（或细胞因子）转移给受体以增强其免疫功能。由于无关个体之间 HLA 型别的差异而容易发生移植排斥反应，所以还可将患者自身免疫细胞经体外培养、增殖、激活后再回输给患者（如 LAK 疗法）。过继免疫法主要试用于恶性肿瘤和细胞免疫缺陷的治疗。以下分别简介免疫增强剂和免疫抑制剂。

一、免疫增强剂

免疫增强剂是增强、促进和调节机体免疫功能的生物制剂或药物。这种调节作用常常是对机体的正常免疫功能不产生影响，对异常免疫功能起调节作用，而且这种免疫调节具有双向性，即在一定浓度范围内，对过低的免疫应答起促进作用，对过高的免疫应答起抑制作用，所以又称免疫调节剂。

（一）胸腺素

胸腺素是从小牛等动物胸腺中提取的一组多肽类混合物，能促进 T 细胞的分化、成熟及其细胞免疫功能。目前主要用于免疫缺陷病和某些肿瘤的治疗。

（二）转移因子

转移因子是外周血、扁桃体、脾等部位白细胞反复冻融后的提取物。有特异性和非特异性两类制剂，前者来自某些疾病康复者的淋巴细胞，后者来自正常人的淋巴细胞，两者均能增强受者的细胞免疫功能。主要用于细胞免疫功能低下所致的病毒、真菌、细菌等慢性感染和某些肿瘤的辅助治疗。

（三）干扰素

干扰素是有关生物细胞在干扰素诱生剂作用下产生的一组蛋白质，也可用基因工程生产。

干扰素能抑制多种病毒在细胞内的复制,提高多种免疫细胞的活性,还能诱导 IL-1 和 IL-2 的产生,因此具有抗病毒、抗肿瘤和免疫调节作用。目前主要用于病毒感染和肿瘤的治疗。

(四) 白细胞介素 2(IL-2)

IL-2 是由活化的 Th 细胞所产生的一种具有多种生物学效应的淋巴因子,它能促进多种免疫细胞的增殖、分化。目前已用于肿瘤、病毒感染、自身免疫病和免疫缺陷病的治疗。

LAK 细胞是外周血淋巴细胞或脾细胞与 IL-2 共同作用一定时间后所形成的一种新的杀伤细胞,这种淋巴因子活化的杀伤细胞(LAK 细胞)不仅能杀伤对 NK 敏感的靶细胞,还能溶解对 NK 细胞不敏感的各种自体或同种异体的新鲜瘤细胞。单独应用 LAK 细胞或与 IL-2 联合应用,在治疗肿瘤方面已取得重大进展。

(五) 微生物制剂

卡介苗(BCG)、短小棒状杆菌、胞壁酰二肽、细菌脂多糖等都具有增强、调节免疫的作用。

(六) 其他药物

左旋咪唑等化学制剂。

二、免疫抑制剂

免疫抑制剂是一类能抑制机体免疫功能的制剂,常用于治疗一些免疫性疾病和预防器官移植排斥反应。

(一) 抗淋巴细胞丙种球蛋白

用人胸腺细胞或胸导管淋巴细胞免疫动物,然后分离动物血清、提取其球蛋白而制成,主要用于抑制移植排斥反应。

(二) 抗人 T 细胞及其亚群的单克隆抗体(McAb)

McAb 是针对人 T 细胞多种表面标志的单克隆抗体制剂,有抗全 T 细胞(抗 CD_3)、抗 CD_4、抗 CD_8 等 McAb。它们可以杀伤相应类别的 T 细胞,达到选择性免疫抑制的效果,已用于移植排斥反应的防治。

(三) 免疫毒素

免疫毒素是由具有导向能力的载体(如 McAb)和具有杀细胞能力的毒素(如蓖麻毒素、白喉毒素、绿脓杆菌外毒素)偶联而成的杂交分子制剂。它犹如"生物导弹",注入机体后,载体把毒素带到靶细胞表面发挥细胞毒作用,而其他无关细胞不受影响。可试用于肿瘤等的治疗。

(四) 其他药物

环磷酰胺、硫唑嘌呤、环胞霉素 A、肾上腺皮质激素类药物都属免疫抑制剂。

应该特别指出,上述大多数生物制品,如疫苗、类毒素、抗毒素、抗菌血清、抗病毒血清等,都是由国家专门机构生产和供应,使用时应严格按照制品使用说明或在有关部门指导下进行。另一些正在试用的新制品,更应在充分了解制品的适应症、使用方法、使用后反应、禁忌症等情况下有指导地审慎应用,同时还应严密观察、及时总结。

思考题

1. 比较人工主动免疫和人工被动免疫的不同,并分别举出其常用的免疫制剂。
2. 举出 4~5 种免疫调节剂的名称,并概要说明其用途。

(黄加忠)

《微生物与免疫学基础》实验室规则及紧急处理办法

一、实验室规则

1. 进入实验室前必须穿好白大衣,离室后脱下、反折。必要时配戴口罩。白大衣要勤洗换。

2. 书包和衣物等不得带入实验室,必要的用具放在指定的位置。

3. 实验室内严禁吸烟、饮食,以免感染。

4. 保持实验室内安静,不得高声谈笑或随便走动,以利集中精力完成实验操作。

5. 实验操作时,若不慎将传染标本、菌液等污染桌面,发生污染衣物、书本、手指及地面等意外事故,应立即报告带教老师,及时做出处理。

6. 用过的吸管、滴管、试管和玻片等应放在指定的污物缸或盛有消毒液的搪瓷缸内,不得放在桌面上或水槽内,不得随便冲洗。

7. 养成人人爱护公物之美德。正确使用实验仪器,不得随意拨动电器开关等;节约实验材料,如损伤仪器或器材,应及时报告带教老师进行登记。

8. 实验完毕后清理桌面,将需要培养的物品放入指定的培养箱或温室中。显微镜擦干净后方可归还显微镜室,用过物品归还原处(如接种环、染色液、擦镜纸、香柏油、火柴等),并清洁和消毒桌面;双手应在消毒液中浸泡 5 min 消毒后,再用肥皂和清水冲洗干净。值日生要认真清扫实验室,关闭门、窗、水、电后方可离开实验室。

二、实验室意外的紧急处理办法

1. 皮肤破损　先除去异物,用蒸馏水或生理盐水洗净后,涂 2% 红汞或 2% 碘酒。

2. 烧伤　局部涂凡士林、5% 鞣酸或苦味酸。

3. 化学药品腐蚀伤　若为强酸,先用大量清水冲洗,再以 5% 碳酸氢钠溶液中和;强碱腐蚀伤时先以大量清水冲洗,再以 5% 硼酸溶液中和。若受伤处是眼部,经过上述步骤处理后,再滴入橄榄油或液体石蜡 1~2 滴。

4. 菌液误入口中　应立即吐入消毒容器内,用 1∶1000 高锰酸钾溶液或 3% 双氧水漱口,并根据菌种不同,服用抗菌药物预防感染。

5. 菌液流洒桌面　将适量 2%~3% 来苏儿或 0.1% 新洁尔灭倒于污染面,浸泡半小时后抹去。若手上有活菌,亦应浸泡于上述消毒液 3min,再用肥皂和水清洗。

6. 火警　如发生火警险情须沉着处理,切勿慌张,应立即关闭电闸和煤气阀门。如酒精、乙醚、汽油等有机溶液起火,切忌用水扑救,可用沙土等扑灭火苗。

（黄静芳）

实训一 细菌形态结构的检查

【目的要求】

1. 熟悉显微镜的结构、功能和使用方法。

2. 掌握油镜的正确使用法与保护。

3. 掌握细菌的基本形态和特殊结构。

【器材和试剂】

1. 显微镜

2. 细菌的基本形态和特殊结构的示教片。

4. 其他 载玻片、生理盐水、接种环、酒精灯等。

【方法和步骤】

一、油镜的使用及保护

1. 采光

2. 对光

3. 固定标本

4. 观察标本

5. 油镜的保护

二、细菌形态与结构观察

1. 细菌的基本形态

（1）球菌 革兰阳性球菌,如葡萄球菌,链球菌;革兰阴性球菌,如脑膜炎奈瑟菌,淋病奈瑟菌。

（2）杆菌 革兰阳性杆菌,如炭疽芽胞杆菌;革兰阴性杆菌,如大肠埃希菌。

（3）螺形菌 革兰阴性弧菌,如霍乱弧菌、水弧菌。

2. 细菌的特殊结构

（1）荚膜 肺炎球菌经革兰染色后,菌体染成紫色,呈矛头状成双排列的球菌,菌体四周有不着色的透明圈(即荚膜);用黑斯(Hiss)荚膜染色后,菌体呈紫色,菌体四周有一淡紫色的荚膜圈。

（2）鞭毛 变形杆菌经鞭毛染色后,菌体和周身鞭毛均呈红色(革兰染色法其鞭毛不着色)。

（3）芽胞 破伤风芽胞梭菌经革兰染色后,菌体呈紫色杆状,菌体顶端有一圆形不着色的芽胞,用芽胞特殊染色后,菌体呈蓝色,芽胞为红色。

【实验报告】

1. 比较各种细菌的形态及染色性并绘图。

2. 观察细菌的特殊结构并绘图。

（徐卫东）

164

实训二 革兰染色

【目的要求】

1. 掌握细菌涂片的制备。

2. 掌握革兰染色方法。

【器材和试剂】

1. 菌种 葡萄球菌,大肠埃希菌。

2. 试剂 革兰染液。① 结晶紫染液:称取结晶紫 14g,溶于 100mL 95% 酒精中,配成饱和液,再取饱和液 20mL 与 1% 草酸铵水溶液 80mL 混合即成。② 卢戈氏碘液:先溶碘化钾 2g 于 10mL 蒸馏水中,再加碘 1g,将碘全部溶解后,加蒸馏水 200mL 即成。③ 95% 酒精。④ 稀释石炭酸复红液:取石炭酸复红液 10mL 加入蒸馏水 90mL 即成。

3. 其他 载玻片,生理盐水。

【方法和步骤】

1. 细菌涂片标本的制作

（1）涂片

（2）干燥

（3）固定

2. 革兰染色法

（1）原理 等电点学说、化学学说、通透性学说

（2）方法

① 初染:滴加结晶紫染液 2～3 滴于涂片上,染色 1min,用细流水冲洗,甩去积水。

② 媒染:滴加卢戈碘液数滴,作用 1min 后用细流水冲洗,甩去积水。

③ 脱色:滴加 95% 酒精数滴,摇动玻片数秒钟,使均匀脱色,然后斜持玻片,再滴加酒精,直到流下的酒精无色为止(约 0.5min),用细流水冲洗,甩去积水。

④ 复染:滴加稀释石碳酸复红液数滴,染色 0.5min,用细流水冲洗,甩去积水。待标本片自干或用吸水纸吸干后,在玻片上滴加镜油,置油镜下观察。

（3）染色结果 葡萄球菌染成紫色,为革兰阳性菌,呈葡萄状排列;大肠埃希菌染成红色,为革兰阴性菌,呈散在的杆状。

【影响因素】

1. 操作因素 涂片太厚或太薄,固定时菌体过分受热以及脱色时间长短,都会影响染色结果。

2. 染色因素 所有染液应防止蒸发而改变浓度,特别是卢戈碘液久存或受光作用后易失去媒染作用;涂片积水过多会改变染液浓度,影响染色效果,如脱色用的乙醇以 95%

为宜。

3. 细菌因素　细菌的菌龄不同,革兰染色结果也有差异,一般以 18～24h 的培养物染色效果最好,菌龄过长影响细菌染色性。

【实验报告】

1. 叙述革兰染色的原理、方法和影响因素。

2. 绘图比较革兰阳性菌和革兰阴性菌。

（徐卫东）

实训三　基础培养基制备技术

【目的要求】

1. 掌握肉膏汤和营养琼脂、半固体培养基制备的基本过程。
2. 掌握培养基制备过程中的注意事项。

【器材和试剂】

1. 试剂　牛肉膏、氯化钠、蛋白胨、琼脂粉、磷酸氢二钾、磷酸二氢钠、葡萄糖、1 mol/L NaOH、1 mol/L HCl

2. 器材　锥形瓶、量筒、吸管、精密 pH 试纸、试管、硅胶塞、天平、高压蒸汽灭菌器、脱脂棉、滤纸、漏斗、无菌平皿。

【步骤与方法】

1. 培养基制备的一般程序　包括调配成分、溶化、矫正 pH、过滤澄清、分装、灭菌、检定和保存。

（1）调配成分　在锥形瓶中加定量蒸馏水,按培养基配方准确称取各种成分,使其充分混合。

（2）溶化　将调配好的混合物置电炉上加热溶解,并随时搅拌,如有琼脂成分更应注意防止外溢。溶解完毕,注意补足失去的水分。

（3）矫正 pH　最常用精密 pH 试纸矫正培养基的 pH。一般培养基须矫正 pH 至 7.4 ~7.6,高压灭菌后其 pH 约降 0.1 ~0.2。

（4）过滤澄清　培养基配成后通常有一些沉淀或混浊,需过滤使其澄清透明方可使用。液体或半固体培养基常用滤纸过滤,固体培养基在熔化后需趁热以两层纱布加脱脂棉过滤。

（5）分装　根据需要将培养基分装于不同容量的锥形瓶、试管等。

① 基础培养基:一般分装于 500mL 锥形瓶灭菌后备用,以便临时分装倾注平板或配制营养培养基等。

② 琼脂斜面:分装量为试管容量的 1/2,加塞后灭菌。趁热置成斜面,斜面长度约为试管长度的 2/3。

③ 半固体培养基:分装量约为试管长度的 1/3,加塞灭菌后趁热直立凝固。

④ 液体培养基:分装量约为试管长度的 1/3,加塞灭菌后直立备用。

（6）灭菌　不同成分、不同性质的培养基,可采用不同的灭菌方法。

① 高压蒸汽灭菌法:一般培养基少量分装时高压灭菌 121℃（0.103MPa/cm²）15min 即可,分装量较大时,可高压灭菌 30min;含糖的培养基高压灭菌 113℃（0.068 MPa/cm²）15min,以免糖类被破坏。

② 流通蒸汽灭菌法:凡不耐热的物质,如糖类、明胶、血清、牛乳及鸡蛋等培养基的灭

菌,可用此法。使温度达 80～100℃,维持 30min,每天一次,连续三天。

③血清凝固器灭菌:含血清、鸡蛋的培养基,可应用血清凝固器进行间歇灭菌,方法是将配制好的培养基摆放在血清凝固器内(一般做成斜面),第 1 天 75℃30min,第 2 天 80℃30min,第 3 天 85℃30min,三次灭菌之间均要把培养基取出放在 37℃恒温箱中培养,最后放冰箱中保存备用。

④滤过除菌法:可用于高营养液态的不耐热培养基,如糖溶液、尿素液、血清、腹水及细胞培养液等。

(7)检定(质量检验)　每批培养基制成后需做无菌试验和效果试验。检定时将培养基置 37℃恒温箱中培养 24h 后,证明无菌;同时用已知标准参考菌株接种于待检培养基上,检查细菌的生长繁殖及生化反应情况,符合要求者方可使用。

(8)保存　制好的培养基,不宜存放过久,以少量、勤做为宜。每批应注明名称、制作日期,试管培养基宜存放于 4℃冰箱内。琼脂平板应将底在上,盖在下,置于保鲜袋内,以减少水分蒸发。

【基础培养基配方】

一、肉膏汤

1. 成分　牛肉膏 3～5g,蛋白胨 10g,氯化钠 5g,蒸馏水 1000mL。

2. 制法

(1)于 1000mL 水中加入上述成分,混合加热溶解。

(2)矫正 pH 至 7.4～7.6,煮沸 3～5min,以滤纸过滤。

(3)分装于适当容器内,高压灭菌(0.103MPa/cm²)20min,置阴暗处贮存备用。

3. 用途　供一般细菌培养用,并可作无糖基础液。

二、营养琼脂(或称普通琼脂)

1. 成分　牛肉膏 3～5g,蛋白胨 10g,氯化钠 5g,琼脂 20～25g,蒸馏水 1000mL。

2. 制法

(1)于 1000mL 水中加入上述成分,加热煮沸促其溶解(须防止外溢),并补足由于蒸发失去的水分。

(2)趁热矫正 pH 至 7.6,以绒布过滤,分装于试管或烧瓶内,高压灭菌(0.103MPa/cm²)15min 后备用。

3. 用途　供一般细菌培养用,并可作无糖基础培养基。

三、半固体琼脂

1. 成分　肉浸液(pH 7.2～7.4)100mL,琼脂 0.25～0.5g。

2. 制法

(1)将琼脂加于肉浸液中,加热溶化。

(2)以绒布过滤并分装试管,每管约 2～3mL。

(3)高压灭菌(0.103MPa/cm²)20min 后直立放置,待凝固后备用。

3. 用途　供一般细菌培养用,并可观察细菌的动力。

四、血液琼脂

1. 成分　普通琼脂 100mL,无菌脱纤维羊血(或兔血)8～10mL。

2. 制法

（1）将已灭菌的普通琼脂（pH 7.6）隔水加热溶化。

（2）置冷至50℃左右，以无菌操作加入无菌脱纤维羊血（临用前置37℃水箱预温）8～10mL，轻轻摇匀（勿使有气泡），倾注入灭菌平皿内，每一平皿（直径9cm）13～15mL，或分装试管，制成斜面。

（3）待凝固后，抽样于37℃培养18～24h行无菌试验，如无菌生长置冰箱中贮存待用。

3. 用途　供一般标本的分离培养用。

【注意事项】

1. 培养基的调配溶解所用的器皿，最好是中性硬质玻璃器皿，也可用铝锅、搪瓷或不锈钢的容器，不可用铁、铜容器，以防铁、铜离子进入培养基。应先在锥形瓶内加入少量水，以防蛋白胨等成分粘附在瓶底。需在培养基中加染料、胆盐、指示剂等，应在矫正pH后加入。

2. 配制培养基所用的化学药品，均需化学纯以上纯度，各种成分需准确称量。

3. 商品干燥培养基按说明书准确称量，应先在容器中加水；不主张加热，即使加热，时间也不宜过长，温度不宜过高，以免破坏营养成分和影响其酸碱度；培养基加热煮沸后，应补足失去的水分。

4. 培养基的酸碱度，必须准确测定，对含有指示剂的培养基更应注意，否则每批培养基的颜色不一致，可能影响培养基反应的观察和细菌的生长。商品干燥培养基一般已矫正pH，用时须再验证，判断是否符合要求。培养基的酸碱度须于冷却后测定，因所含的成分不同，在热和冷时测定的酸碱度相差很大。

5. 培养基必须保持澄清才利于观察细菌生长情况，培养基分装时不宜超过容器的2/3，以免灭菌时溢出。

6. 使用高压蒸气灭菌时，应在排除灭菌器内的冷空气后，才可关闭排气阀，否则压力表所示压力与应达到的温度不符，导致灭菌不彻底。灭菌时间不宜过长，以防增加培养基的酸性反应和引起沉淀。灭菌完毕当压力表数降至零时才可打开灭菌器，谨慎将物品取出。此时灭菌物品仍然很烫，可戴上手套后再取出物体，以免被烫伤。装在铁丝筐中需要灭菌的培养基或空试管，应用牛皮纸将铁丝筐的上部进行包扎，防止水蒸气直接渗入试管塞，造成冷凝水过多而影响培养基的硬度。若空试管内有很多冷凝水也不适用。

7. 在倾注培养基时，切勿将皿盖全部启开，以免空气中尘埃及细菌落入。新制成的平板培养基表面水分较多，不利于细菌的分离，通常应将平皿倒扣搁置于37℃培养箱内约30min，待平板表面干燥后使用。

【实验报告】

1. 肉膏汤和营养琼脂培养基制备的基本过程。

2. 列出普通琼脂、肉膏汤、半固体培养基的配方。

（徐卫东）

实训四　生化培养基制备技术

【目的要求】

1. 掌握常用生化培养基的制备方法,如葡萄糖蛋白胨水,单糖发酵管(葡、乳),枸橼酸盐。

2. 学会血琼脂平板、SS 平板、伊红美蓝平板的配制方法及注意事项。

【器材和试剂】

1. 试剂　酵母浸膏,葡萄糖,乳糖,枸橼酸钠 3g,磷酸氢二钾,牛肉汤,0.5% 对氨苯甲酸,24.7% 硫酸镁,无菌脱纤维羊血,煌绿及中性红,伊红水溶液(灭菌),0.5% 美蓝水溶液(灭菌)。

2. 器材　锥形瓶、量筒、吸管、精密 pH 试纸、试管、硅胶塞、天平、高压蒸汽灭菌器、脱脂棉、滤纸、漏斗、无菌平皿。

【步骤与方法】

一、单糖发酵管(葡、乳)

1. 成分　蛋白胨水或肉膏汤(pH 7.4～7.6)100mL,所需糖、醇或苷类物质 0.5～1g,1.6% 溴甲酚紫乙醇溶液 0.1mL。

2. 制法

(1)取蛋白胨水(pH 7.4～7.6)100mL,加入糖或醇类 1g,加热溶解后再加入 1.6% 溴甲酚紫乙醇溶液 0.1mL 混匀。

(2)分装于 12mm×100mm 试管内,葡萄糖、乳糖发酵管每管分装 3mL,管内并装有倒置的发酵小管;其他糖发酵管内每管分装 2mL,可省去倒置的发酵小管。

(3)高压灭菌(0.055 MPa/cm^2)15min 后备用。

(4)用具有各种颜色的铝制试管塞(或在棉塞上涂上颜色)作为标记,如葡萄糖用红色;乳糖用黄色;麦芽糖用蓝色;甘露醇用白色;蔗糖用黑色。

3. 用途　观察细菌对糖、醇或苷发酵能力,用于鉴定细菌。

二、葡萄糖蛋白胨水

1. 成分　蛋白胨 0.5g,葡萄糖 0.5g,磷酸氢二钾(K_2HPO_4)0.5g,蒸馏水 100mL。

2. 制法

(1)将上述成分混合于蒸馏水中,加热溶解后矫正 pH 至 7.2,以滤纸过滤。

(2)分装于 12mm×100mm 试管中,每管约 2mL。

(3)高压灭菌(0.068 MPa/cm^2)20min 后备用。

三、枸橼酸盐琼脂

1. 成分　氯化钠 5g,硫酸镁 0.2g,磷酸二氢铵 1g,琼脂 20g,磷酸氢二钾 1g,枸橼酸钠

5g,水 1000mL,1% 溴麝香草酚蓝酒精溶液 10mL。

2．制法

（1）将上述各成分（溴麝香草酚蓝除外）加热溶解,矫正 pH 至 6.8,以绒布过滤。

（2）再加入溴麝香草酚蓝混匀,分装试管,每管约 2mL。

（3）高压灭菌($0.103MPa/cm^2$)15min 后趁热制成斜面,待用。

3．用途　作枸橼酸盐利用试验。

四、血琼脂平板,SS 平板、伊红美蓝平板的配制（示教）

【实验报告】

1．叙述葡萄糖蛋白胨水,单糖发酵管（葡、乳）,枸橼酸盐培养基的配制方法。

（胡生梅）

实训五 细菌的接种技术

【目的要求】

1. 掌握平板划线法、斜面、液体、半固体培养基等接种方法。
2. 熟悉接种细菌用具、接种细菌的环境和无菌操作要领。

【器材和试剂】

1. 菌种 葡萄球菌、大肠埃希菌、肺炎克雷伯菌、枯草芽胞杆菌、乙型溶血性链球菌。
2. 培养基 琼脂斜面、肉汤管、血清肉汤、半固体、普通琼脂平板、血液琼脂平板。
3. 其他 接种环、接种针、酒精灯、1mL 无菌吸管。

【步骤与方法】

1. 无菌技术 在进行细菌培养检验过程中,无论是标本的采集或培养操作等,均需严格执行无菌操作技术。无菌技术是防止微生物进入物品和机体,同时防止被检物中可能存在的病原微生物污染周围环境及工作人员的规范化操作技术。

(1) 所有用具、培养基及动物接种的器具等必须经严格灭菌,使用过程中不得与外界未经消毒的物品接触,如已接触应立即换用,切忌长时间暴露于空气中,有盖的应迅速盖上。

(2) 自病人或动物身上采血,或做穿刺接种等,局部必须进行消毒。

(3) 细菌检验的整个过程中均须在无菌室、超净工作台或接种罩内进行操作(特殊情况例外)。

(4) 灭菌的试管、玻瓶在打开盖后关闭前,口部应在火焰上通过 1~2 次,以杀灭可能从空气中落入的杂菌。

(5) 接种环或接种针于每次使用前后,均应在火焰上彻底烧灼灭菌,金属棒部分亦须转动着通过火焰 3 次。

(6) 皮肤表面及口腔内常存在有大量杂菌,故在检验时切忌用手接触标本及灭菌的器材内部,也勿用嘴吹。吸管上端也应塞以棉花,以避免操作过程中其他杂菌混入培养基中。

(7) 打开瓶塞及试管塞时,应将棉塞(或硅胶塞)夹持于手指间适当的位置,不得随意放置别处。

2. 接种工具 接种细菌应用接种环(针)来沾取细菌标本,进行接种。

3. 接种方法 在使用接种环时一般用右手以持笔式较为方便,左手可持培养基进行配合。其接种程序可分为:灭菌接种环→俟冷→沾取细菌标本→进行接种(包括:启盖或塞、接种划线、加盖或塞)→进行接种环灭菌等 5 个程序。根据待检标本性质、培养目的和所用培养基的性质采取不同的接种方法。

(1) 平板划线分离培养法

① 分区划线分离法

② 连续划线分离法

（2）琼脂斜面接种法

（3）液体接种法

（4）半固体穿刺接种法

（5）倾注培养法

（6）涂布接种法

【实验报告】

1．叙述各种接种方法的步骤及注意事项。

（胡生梅）

实训六　细菌的生长现象及生化接种试验

【目的要求】

1. 初步学会观察细菌菌落的方法。

2. 学会观察细菌在液体、半固体培养基的生长现象及意义。

3. 学会常用细菌生化反应的接种方法。

【器材和试剂】

1. 菌种　金黄色葡萄球菌、大肠埃希菌、肺炎克雷伯菌、枯草芽胞杆菌、乙型溶血性链球菌、铜绿假单胞菌、普通变形杆菌、阴沟肠杆菌。

2. 培养基　营养琼脂斜面、肉汤管、血清肉汤、半固体琼脂、普通琼脂平板、血琼脂平板、葡萄糖发酵管、乳糖发酵管、蛋白胨水、葡萄糖蛋白胨水、枸橼酸盐培养基、尿素培养基。

【步骤和方法】

一、细菌的生长现象

1. 接种细菌

（1）将金黄色葡萄球菌分别用分区划线法接种于普通琼脂平板和血琼脂平板。

（2）将大肠埃希菌、铜绿假单胞菌分别接种于营养琼脂斜面上。

（3）将大肠埃希菌、肺炎克雷伯菌分别用穿刺法接种于半固体琼脂。

（4）将金黄色葡萄球菌、枯草芽胞杆菌分别接种于肉膏汤；将乙型溶血性链球菌接种于血清肉汤培养基中。

2. 将上述接种细菌的培养基置35℃培养18～24h观察结果。

3. 观察细菌的生长现象

（1）**固体培养基**　观察菌落和菌苔特征。观察菌落特征时应注意其大小、形状、色素、表面、边缘、透明度、湿润度、粘稠度、溶血现象等，这些特征会因细菌的种类和所用的培养基不同而异，菌落的这些特点是识别细菌的重要依据之一。尤其要观察金黄色葡萄球菌的溶血作用和脂溶性色素。当细菌在固体培养基表面密集生长时，多个菌落融合在一起，称为菌苔。不同的细菌所形成的菌苔也有差异。注意观察铜绿假单胞菌的水溶性色素。

（2）**半固体培养基**　观察细菌在半固体培养基中的生长现象时，应注意观察穿刺线是否清晰及培养基的混浊程度。若穿刺线清晰，细菌沿穿刺线生长，培养基透明无变化，表示细菌动力试验阴性，无鞭毛（如肺炎克雷伯菌）；若除沿穿刺线生长外，在穿刺线两侧也可见羽毛状或树根状生长，培养基变混浊，表示细菌动力试验阳性，有鞭毛（如大肠埃希菌）。

（3）**液体培养基**　在观察时应注意液体培养基的透明度，管底是否有沉淀，表面是否有菌膜。细菌在液体培养基中有三种生

菌膜　　混浊　　沉淀

长现象：大多数细菌呈均匀混浊生长（如金黄色葡萄球菌）；少数细菌呈沉淀生长（如乙型溶血性链球菌）；专性需氧菌呈表面生长，常形成菌膜（如枯草芽胞杆菌）。

二、细菌的生化接种

1．将大肠杆菌和阴沟肠杆菌分别接种在糖发酵管、葡萄糖蛋白胨水、蛋白胨水、尿素培养基、枸橼酸盐培养基、含硫半固体培养基上。

2．将上述接种细菌的培养基置35℃培养18～24h待观察结果。

【实验报告】

1．叙述细菌在固体、半固体和液体培养基上的生长现象。

2．写出不同生化实验的接种方法。

（黄静芳）

实训七 生化反应结果观察

【目的要求】

1. 鉴别细菌常用生化反应的原理和结果判定。

2. 熟悉鉴别细菌常用生化反应的培养基、方法和意义。

【器材和试剂】

1. 菌种 大肠埃希菌、伤寒沙门菌、肺炎克雷伯菌、普通变形杆菌、阴沟肠杆菌。

2. 培养基 葡萄糖发酵管、乳糖发酵管、蛋白胨水、葡萄糖蛋白胨水、枸橼酸盐培养基、尿素培养基。

3. 试剂 靛基质试剂,甲基红试剂,VP 试验甲液、乙液。

【步骤和方法】

1. 糖发酵试验

(1) 原理 不同的细菌含有不同的发酵糖(苷、醇)的酶,因而发酵糖(苷、醇)的能力各不相同。有的不发酵,有的能发酵某些糖(苷、醇),但其产物亦不同,如有的产酸产气,有的产酸不产气。可根据这些特点来鉴别细菌。

(2) 方法 将大肠埃希菌、伤寒沙门菌分别接种于葡萄糖、乳糖发酵管,35℃培养 18 ~ 24h 观察结果。

(3) 结果 观察结果时,首先确定细菌是否生长,细菌生长者培养基呈混浊,再确定细菌对糖的发酵情况,有三种情况:① 不分解糖,培养基颜色与接种前相比无变化,记录时以"－"表示;② 分解糖产酸不产气,培养基中的指示剂(如溴甲酚紫)由紫色变为黄色,记录时以"＋"表示;③ 分解糖产酸产气,除培养基中的指示剂变化外,液体培养基的小倒管中还有气泡,记录时以"⊕"表示。大肠埃希菌分解葡萄糖和乳糖产酸产气,伤寒沙门菌分解葡萄糖产酸不产气,不分解乳糖。

2. 甲基红试验

(1) 原理 某些细菌,如大肠埃希菌等分解葡萄糖产生丙酮酸,丙酮酸可进一步分解为甲酸、乙酸、乳酸等,使培养基的 pH 降低到 4.5 以下,加入甲基红指示剂后呈红色(阳性)。有些细菌分解葡萄糖产生的酸进一步转化为醇、酮等非酸性物质,使培养基 pH 在 6.2 以上,加入甲基红指示剂呈黄色(阴性)。

(2) 方法 将大肠埃希菌和产气肠杆菌分别接种在葡萄糖蛋白胨水培养基中,35℃培养 24h,观察结果。

(3) 结果 在培养基中加入甲基红指示剂 2 ~ 3 滴,立即观察,红色为阳性,黄色为阴性。本实验中大肠埃希菌阳性,产气肠杆菌阴性。

3. VP 试验

（1）原理　某些细菌分解葡萄糖产生丙酮酸,丙酮酸可进一步脱羧生成乙酰甲基甲醇,乙酰甲基甲醇在碱性环境下被氧化成二乙酰,二乙酰与蛋白胨中的精氨酸所含的胍基发生反应,生成红色的化合物,为 VP 试验阳性。若培养基中胍基含量少,加入少量的含胍基的化合物如肌酸肌酐,以加速其反应。

（2）方法（贝立脱氏法,Barritt）　将大肠埃希菌和产气肠杆菌分别接种于葡萄糖蛋白胨水培养基中,35℃培养 24～48h,于培养基中加入 VP 试验甲液 1mL 和乙液 0.4mL,充分摇动试管,观察结果。

（3）结果　如立即或数分钟内出现红色反应者为阳性;若为阴性应将试管置 35℃培养箱中 4h 后再进行观察,仍无红色者为阴性。

（4）用途　本试验常与甲基红试验一起使用。前者为阳性的细菌,后者常为阴性,反之亦如此。大肠埃希菌甲基红试验阳性,而 VP 试验阴性;产气肠杆菌甲基红试验阴性,而 VP 试验阳性。

（5）VP 试验试剂的配制　VP 试验甲液:6% α-奈酚酒精溶液;VP 试验乙液:40% 氢氧化钾溶液。

（6）注意事项　Barritt 氏法加试剂的顺序不能颠倒,必须先加 α-奈酚,再加 KOH,否则会出现弱阳性或假阴性结果。加入 KOH 的量必须准确,如加入过多,则 KOH 可与 α-奈酚反应出现古铜色,而使试验弱阳性反应不易检出。

4. 吲哚（indole）试验（又称靛基质试验）

（1）原理　有些细菌具有色氨酸酶,能分解蛋白胨中的色氨酸产生吲哚（靛基质）,吲哚与试剂中的对位二甲基氨基苯甲醛结合,形成玫瑰吲哚而呈红色。

（2）方法　将大肠埃希菌和伤寒沙门菌分别接种于蛋白胨水培养基中,35℃培养 18～24h。

（3）结果　在培养物中沿管壁加入吲哚试剂数滴,静置半分钟,使成两层,上层呈玫瑰红色为吲哚试验阳性,不变者为阴性。大肠埃希菌为阳性,伤寒沙门菌为阴性。

（4）吲哚试验试剂配制　对位二甲基氨基苯甲醛 5g,95% 酒精 150mL,浓盐酸（AR）50mL。将对位二甲基氨基苯甲醛溶于酒精中,再徐徐加入浓盐酸即成,若酒精用丁醇或戊醇代替更好。

5. 硫化氢试验

（1）原理　某些细菌能分解含硫的氨基酸（胱氨酸、半胱氨酸等）,产生硫化氢,硫化氢与培养基中的铅盐或铁盐形成黑色沉淀硫化铅或硫化铁。

（2）方法　将大肠埃希菌和普通变形杆菌分别以接种针穿刺到醋酸铅或双糖铁的培养基中,35℃培养 18～24h,观察结果。

（3）结果　若有黑色出现者为阳性,不变为阴性。本实验中普通变形杆菌为阳性,大肠埃希菌为阴性。

6. 尿素酶试验

（1）原理　某些细菌具有尿素酶,因此,在含有尿素的培养基中,能分解尿素产生氨,氨在溶液中形成碳酸氨,使培养基呈碱性,与培养基中的酚红指示剂反应显红色。

（2）方法　将大肠埃希菌和普通变形杆菌分别接种于尿素固体斜面培养基上,35℃培养 24h。

（3）结果　培养基变红为阳性,不变色为阴性。本实验中普通变形杆菌为阳性,大肠埃希菌为阴性。

7. 枸橼酸盐利用试验

（1）原理　某些细菌能利用培养基中的枸橼酸钠为唯一碳源而获得能量,能利用枸橼酸盐的细菌,也能利用铵盐作为唯一氮源,分解后生成碳酸钠和氨,使培养基变为碱性。此时培养基中的溴麝香草酚蓝指示剂由绿色变为深蓝色。

（2）方法　将大肠埃希菌和产气肠杆菌接种到含有枸橼酸盐的西蒙氏琼脂斜面培养基上,35℃培养24h。

（3）结果　培养基变为深蓝色为阳性;培养基不变色,则继续培养7天,培养基仍不变色为阴性。本实验中产气肠杆菌为阳性,大肠埃希菌为阴性。

【实验报告】

1. 写出所观察的细菌生化反应的原理、结果。

（黄静芳）

实训八 细菌的分布试验

【目的要求】

证明和了解细菌在自然界和正常人体的广泛分布,以树立严格的消毒及无菌观念。

【器材和试剂】

1. 水样品 自来水、河水。

2. 培养基 普通琼脂平板、血琼脂平板、已灭菌的营养琼脂。

3. 其他 无菌吸管、无菌试管、无菌棉签、无菌生理盐水。

【步骤与方法】

1. 空气中细菌检查

(1) 取琼脂平板1块,平放在工作台上或室内其他地方,打开皿盖,使培养基面向上暴露在空气中10min。

(2) 盖上皿盖,于平板底面编上号码作为标记,放入35℃恒温箱内孵育24h后观察结果。记数平板上生长的菌落数,并观察不同的菌落形态。

2. 水中细菌检查

(1) 用无菌吸管分别吸取自来水和河水各1mL,分别放在两个无菌空平皿内。

(2) 将已融化并冷至45℃左右的营养琼脂培养基,倾入平皿内,立即将平皿紧贴桌面轻轻旋转摇动,使琼脂和水样混匀,静置桌面,待琼脂凝固。

(3) 平板底向上置于35℃恒温箱内孵育24h,取出观察结果。计算并比较自来水及河水内生长的菌落数。

3. 咽喉部细菌的检查

(1) 每人取无菌棉签一支,每两位同学相互于咽喉部涂抹采集标本。

(2) 将棉签标本以无菌操作涂于血平板一边缘,再用灭菌的接种环进行划线分离。

(3) 做上标记,置于35℃恒温箱内孵育24h,观察结果。观察菌落数量及种类特征。

【实验报告】

1. 叙述细菌的分布情况。

2. 记录空气中细菌检查、水中细菌检查、咽喉部细菌检查的实验结果。

(易丽娴)

实训九　外界因素对细菌的影响

【目的要求】
1. 掌握常用的物理灭菌方法。
2. 了解影响灭菌效果的因素。
3. 掌握化学消毒剂的杀菌作用。
4. 比较不同消毒剂对细菌作用的效果。

【器材和试剂】
1. 菌种　葡萄球菌、大肠埃希菌、枯草芽胞杆菌。
2. 培养基　普通琼脂平板、普通肉汤培养基。
3. 试剂　2.5%碘酒、75%酒精、2%红汞、2%龙胆紫、无菌生理盐水。
4. 其他　高压蒸气灭菌器、干热灭菌器、水浴锅、紫外灯;无菌棉签、无菌镊子、无菌5×5mm方形滤纸片。

【步骤与方法】
一、物理灭菌方法
1. 常用灭菌器材的使用(示教)
(1)高压蒸汽灭菌器
(2)干热灭菌器(干烤箱)
2. 煮沸消毒试验
(1)取4支普通肉汤培养基,编号1、2、3、4号。1、2号管接种大肠杆菌,3号管接种枯草芽胞杆菌,每管加菌液0.1mL,4号管不接种细菌作对照。
(2)将1、3号管放入已煮沸的消毒锅内煮沸5~10min。
(3)将4支肉汤管置35℃培养箱,培养18~24h取出,观察各管细菌生长情况。
3. 紫外线杀菌试验
(1)取一个普通琼脂平板,用接种环密集划线接种金黄色葡萄球菌。
(2)打开一半皿盖,置于紫外线灯下1m处,直接照射30min。
(3)盖上皿盖,置于35℃恒温箱内孵育18~24h,取出观察细菌生长情况。
二、化学消毒剂的杀菌作用
1. 化学消毒剂的抑菌作用
(1)用无菌棉签沾取葡萄球菌和大肠埃希菌肉汤培养物少许,分别均匀涂布于两块琼脂平板上。
(2)待菌液干后,用无菌镊子夹取滤纸片,分别浸于生理盐水、2.5%碘酒、2%红汞、2%龙胆紫中,将纸片与试管内壁接触以去除多余药液,轻轻贴在培养基表面勿移动,每张纸片的距离约为 2.5cm。

（3）将普通平板置于 35℃ 恒温箱内孵育 18～24h，观察纸片周围有无抑菌环。分别测量四周消毒剂抑菌环的直径，以毫米为单位记录结果。

2. 手指皮肤消毒前后的细菌学检查

（1）每两位同学取一只普通琼脂平板，用记号笔在平板底部划分为五格，注上 1、2、3、4、5 作为记号。

（2）两人分别用手指在培养基表面上轻轻地涂抹一下。

（3）取无菌棉签沾取碘酒或酒精将此手指皮肤进行消毒，待干后，再在培养基表面上轻轻地涂抹。

（4）将平板置培养箱孵育 18～24h 后观察结果。比较消毒前后细菌生长菌落数的多少。

【实验报告】

1. 说出常用的物理灭菌方法有哪些。

2. 记录上述实验的结果。

（易丽娴）

实训十　纸片扩散法药敏试验

【目的要求】

1. 掌握纸片扩散法(K-B法)的原理、操作方法、结果的判断及其临床意义。

2. 掌握纸片扩散法的质量控制。

【器材和试剂】

1. 菌种　金黄色葡萄球菌 ATCC25923、大肠埃希菌 ATCC25922、铜绿假单胞菌 ATCC27853。

2. 培养基　水解酪蛋白琼脂(MH琼脂)平板、MH肉汤培养基。

3. 试剂　无菌生理盐水、0.5麦氏标准比浊管、抗菌药物纸片:青霉素(PEN)、庆大霉素(GEN)、头胞拉啶(CAZ)、环丙沙星(CIP)、万古霉素(VAN)、克林霉素(CLI)、复方新诺明(SXT)。

4. 其他　无菌棉拭、眼科小镊子、毫米尺、接种环。

【步骤与方法】

1. 原理　将含有定量抗菌药物的纸片贴在已接种检测菌的琼脂平板上,纸片中所含的抗菌药物吸取琼脂中的水分溶解后便不断地向纸片周围区域扩散,形成递减的梯度浓度。在纸片周围抑菌浓度范围内检测菌的生长被抑制,从而形成透明的抑菌圈。抑菌圈的大小反映检测菌对测定药物的敏感程度,并与该药物对检测菌的最低抑菌浓度(MIC)呈负相关关系,即抑菌圈越大,MIC越小。

2. 方法

(1) 在已分纯的检测菌或质控菌的平板上挑取4~5个形态相同的菌落,接种于3~5mL MH肉汤中,35℃培养5h。

(2) 增菌后的对数生长期,菌液用无菌生理盐水校正浓度至0.5麦氏比浊标准。

(3) 用无菌棉拭子蘸取菌液,在管内壁将多余菌液旋转挤去后在 MH 琼脂平板表面均匀涂布接种3次,每次旋转平板60°,最后沿平板内缘涂抹1周。

(4) 平板置室温下干燥3~5min后用镊子将含药纸片紧贴于琼脂表面,各纸片中心相距应大于24mm,纸片距平板缘应大于15mm。置35℃培养16~18h,量取抑菌圈直径。

3. 结果

(1) 结果解释　用毫米尺量取抑菌圈直径,参照表《纸片法药敏试验抑菌圈直径与结果解释的标准》判读结果。按敏感(S)、中介(I)、耐药(R)报告。

(2) 质量控制　采用标准菌株是进行质量控制的主要措施,应从可靠的菌种保藏中心索购金黄色葡萄球菌 ATCC25923、大肠埃希菌 ATCC25922、铜绿假单胞杆菌 ATCC27853 用于对试验结果进行监测。标准菌株的抑菌圈应在表《质控标准菌株的抑菌圈预期值范围》

所示的预期范围内。如果超出该范围,应视为失控而不发报告,须及时查找原因,予以纠正。

(3)影响因素 培养基的质量、药敏纸片的质量、接种菌量、试验操作质量、培养条件、抑菌圈直径的测量工具及方法,均能影响纸片扩散法抗生素敏感试验结果的准确性和精密度。

【实验报告】

1. 写出纸片扩散法(K-B法)的原理、操作方法、结果的判断及其临床意义。

(孙中文)

参考文献

［1］ 刘运德:《微生物学检验》,人民卫生出版社,2006 年 6 月。

［2］ 吕世静:《免疫学检验》,人民卫生出版社,2006 年 8 月。

［3］ 任云青:《病原生物与免疫》,高等教育出版社,2009 年 5 月。

［4］ 刘荣臻:《病原生物与免疫学》,人民卫生出版社,2006 年 1 月。

［5］ 洪秀华:《临床微生物学和微生物检验实验指导》,人民卫生出版社,2003 年 8 月。

［6］ 甘晓玲:《微生物学检验》,人民卫生出版社,2010 年 7 月。

［7］ 唐珊熙:《微生物学》,中国医药科技出版社,1996 年 12 月。